国家卫生健康委员会"十四五"规划教材
全国中医药高职高专教育教材

U0292168

供护理、助产等专业用

儿 科 护 理

第 4 版

主　编　郑　蓉

副主编　杨　峰　赵　佳　周　密　邹　华

编　委　（按姓氏笔画排序）

王旭美（安徽中医药高等专科学校）　　张文玉（首都医科大学）

曲丽莉（山东医学高等专科学校）　　　张晓丽（滨州医学院）

许　颖（湖北中医药高等专科学校）　　周　密（重庆三峡医药高等专科学校）

杨　峰（南阳医学高等专科学校）　　　周弯弯（江西中医药高等专科学校）

何华云（重庆医科大学）　　　　　　　郑　蓉（湖北中医药高等专科学校）

邹　华（湖南中医药高等专科学校）　　赵　佳（保山中医药高等专科学校）

闵芬梅（四川护理职业学院）　　　　　戴京杰（黑龙江护理高等专科学校）

学术秘书　许　颖（兼）

人民卫生出版社
·北 京·

图书在版编目（CIP）数据

儿科护理/郑蓉主编. —4版. —北京：人民卫生出版社，2023.12

ISBN 978-7-117-34966-6

Ⅰ.①儿… Ⅱ.①郑… Ⅲ.①儿科学－护理学 Ⅳ.①R473.72

中国国家版本馆 CIP 数据核字（2023）第 233565 号

人卫智网	www.ipmph.com	医学教育、学术、考试、健康，
		购书智慧智能综合服务平台
人卫官网	www.pmph.com	人卫官方资讯发布平台

儿 科 护 理
Erke Huli
第 4 版

主　　编：郑　蓉
出版发行：人民卫生出版社（中继线 010-59780011）
地　　址：北京市朝阳区潘家园南里 19 号
邮　　编：100021
E - mail：pmph @ pmph.com
购书热线：010-59787592　010-59787584　010-65264830
印　　刷：天津市光明印务有限公司
经　　销：新华书店
开　　本：850×1168　1/16　印张：15
字　　数：423 千字
版　　次：2010 年 6 月第 1 版　　2023 年 12 月第 4 版
印　　次：2024 年 1 月第 1 次印刷
标准书号：ISBN 978-7-117-34966-6
定　　价：59.00 元
打击盗版举报电话：010-59787491　E-mail：WQ @ pmph.com
质量问题联系电话：010-59787234　E-mail：zhiliang @ pmph.com
数字融合服务电话：4001118166　E-mail：zengzhi @ pmph.com

《儿科护理》
数字增值服务编委会

主　编　郑　蓉　许　颖

副主编　杨　峰　赵　佳　周　密　邹　华

编　委（按姓氏笔画排序）

王旭美（安徽中医药高等专科学校）

曲丽莉（山东医学高等专科学校）

许　颖（湖北中医药高等专科学校）

杨　峰（南阳医学高等专科学校）

何华云（重庆医科大学）

邹　华（湖南中医药高等专科学校）

闵芬梅（四川护理职业学院）

张文玉（首都医科大学）

张晓丽（滨州医学院）

周　密（重庆三峡医药高等专科学校）

周弯弯（江西中医药高等专科学校）

郑　蓉（湖北中医药高等专科学校）

赵　佳（保山中医药高等专科学校）

戴京杰（黑龙江护理高等专科学校）

学术秘书　许　颖（兼）

修订说明

为了做好新一轮中医药职业教育教材建设工作，贯彻落实党的二十大精神和《中医药发展战略规划纲要（2016—2030年）》《教育部 国家卫生健康委 国家中医药管理局关于深化医教协同进一步推动中医药教育改革与高质量发展的实施意见》《教育部等八部门关于加快构建高校思想政治工作体系的意见》《职业教育提质培优行动计划（2020—2023年）》《职业院校教材管理办法》的要求，适应当前我国中医药职业教育教学改革发展的形势与中医药健康服务技术技能人才培养的需要，人民卫生出版社在教育部、国家卫生健康委员会、国家中医药管理局的领导下，组织和规划了第五轮全国中医药高职高专教育教材、国家卫生健康委员会"十四五"规划教材的编写和修订工作。

为做好第五轮教材的出版工作，我们成立了第五届全国中医药高职高专教育教材建设指导委员会和各专业教材评审委员会，以指导和组织教材的编写与评审工作；按照公开、公平、公正的原则，在全国1 800余位专家和学者申报的基础上，经中医药高职高专教育教材建设指导委员会审定批准，聘任了教材主编、副主编和编委；确立了本轮教材的指导思想和编写要求，全面修订全国中医药高职高专教育第四轮规划教材，即中医学、中药学、针灸推拿、护理、医疗美容技术、康复治疗技术6个专业共89种教材。

党的二十大报告指出，统筹职业教育、高等教育、继续教育协同创新，推进职普融通、产教融合、科教融汇，优化职业教育类型定位，再次明确了职业教育的发展方向。在二十大精神指引下，我们明确了教材修订编写的指导思想和基本原则，并及时推出了本轮教材。

第五轮全国中医药高职高专教育教材具有以下特色：

1. 立德树人，课程思政 教材以习近平新时代中国特色社会主义思想为引领，坚守"为党育人、为国育才"的初心和使命，培根铸魂、启智增慧，深化"三全育人"综合改革，落实"五育并举"的要求，充分发挥思想政治理论课立德树人的关键作用。根据不同专业人才培养特点和专业能力素质要求，科学合理地设计思政教育内容。教材中有机融入中医药文化元素和思想政治教育元素，形成专业课教学与思政理论教育、课程思政与专业思政紧密结合的教材建设格局。

2. 传承创新，突出特色 教材建设遵循中医药发展规律，传承精华，守正创新。本套教材是在中西医结合、中西药并用抗击新型冠状病毒感染疫情取得决定性胜利的时候，党的二十大报告指出促进中医药传承创新发展要求的背景下启动编写的，所以本套教材充分体现了中医药特色，将中医药领域成熟的新理论、新知识、新技术、新成果根据需要吸收到教材中来，在传承的基础上发展，在守正的基础上创新。

3. 目标明确，注重三基 教材的深度和广度符合各专业培养目标的要求和特定学制、特定对象、特定层次的培养目标，力求体现"专科特色、技能特点、时代特征"，强调各教材编写大纲一定要符合高职高专相关专业的培养目标与要求,注重基本理论、基本知识和基本技能的培养和全面素质的提高。

4. 能力为先,需求为本　教材编写以学生为中心,一方面提高学生的岗位适应能力,培养发展型、复合型、创新型技术技能人才;另一方面,培养支撑学生发展、适应时代需求的认知能力、合作能力、创新能力和职业能力,使学生得到全面、可持续发展。同时,以职业技能的培养为根本,满足岗位需要、学教需要、社会需要。

5. 规划科学,详略得当　全套教材严格界定职业教育教材与本科教育教材、毕业后教育教材的知识范畴,严格把握教材内容的深度、广度和侧重点,既体现职业性,又体现其高等教育性,突出应用型、技能型教育内容。基础课教材内容服务于专业课教材,以"必需、够用"为原则,强调基本技能的培养;专业课教材紧密围绕专业培养目标的需要进行选材。

6. 强调实用,避免脱节　教材贯彻现代职业教育理念,体现"以就业为导向,以能力为本位,以职业素养为核心"的职业教育理念。突出技能培养,提倡"做中学、学中做"的"理实一体化"思想,突出应用型、技能型教育内容。避免理论与实际脱节、教育与实践脱节、人才培养与社会需求脱节的倾向。

7. 针对岗位,学考结合　本套教材编写按照职业教育培养目标,将国家职业技能的相关标准和要求融入教材中,充分考虑学生考取相关职业资格证书、岗位证书的需要。与职业岗位证书相关的教材,其内容和实训项目的选取涵盖相关的考试内容,做到学考结合、教考融合,体现了职业教育的特点。

8. 纸数融合,坚持创新　新版教材进一步丰富了纸质教材和数字增值服务融合的教材服务体系。书中设有自主学习二维码,通过扫码,学生可对本套教材的数字增值服务内容进行自主学习,实现与教学要求匹配、与岗位需求对接、与执业考试接轨,打造优质、生动、立体的学习内容。教材编写充分体现与时代融合、与现代科技融合、与西医学融合的特色和理念,适度增加新进展、新技术、新方法,充分培养学生的探索精神、创新精神、人文素养;同时,将移动互联、网络增值、慕课、翻转课堂等新的教学理念、教学技术和学习方式融入教材建设之中,开发多媒体教材、数字教材等新媒体形式教材。

人民卫生出版社成立 70 年来,构建了中国特色的教材建设机制和模式,其规范的出版流程,成熟的出版经验和优良传统在本轮修订中得到了很好的传承。我们在中医药高职高专教育教材建设指导委员会和各专业教材评审委员会指导下,通过召开调研会议、论证会议、主编人会议、编写会议、审定稿会议等,确保了教材的科学性、先进性和适用性。参编本套教材的 1 000 余位专家来自全国 50 余所院校,希望在大家的共同努力下,本套教材能够担当全面推进中医药高职高专教育教材建设,切实服务于提升中医药教育质量、服务于中医药卫生人才培养的使命。谨此,向有关单位和个人表示衷心的感谢!为了保持教材内容的先进性,在本版教材使用过程中,我们力争做到教材纸质版内容不断勘误,数字内容与时俱进,实时更新。希望各院校在教材使用中及时提出宝贵意见或建议,以便不断修订和完善,为下一轮教材的修订工作奠定坚实的基础。

人民卫生出版社有限公司

2023 年 4 月

前　言

为了适应中医药职业教育教学改革发展需要，更好地推进中医药职业教育教材建设，全国中医药高职高专教育教材建设指导委员会和人民卫生出版社组织规划了第五轮教材的修订工作。我们在第 3 版《儿科护理》基础上，对教材内容进行新增、修改、调整，力求反映本专业学科的先进成果，以适应中医药高职高专护理和助产等专业教学需要，满足卫生事业发展对护理人才的需求。

《儿科护理》(第 4 版)继续遵循"三基六性"原则，以中医药高职高专人才培养目标为导向，以适应学科发展趋势、满足临床工作需要为目的，以儿科护理岗位的典型工作任务为导向，从整体护理观念出发，体现职业教育对人才的要求。本教材的修订紧扣教育部制定的高等卫生职业教育教学大纲和最新护士执业资格考试大纲，以实现学历证书和执业资格证书的相互融合，提升学生的就业竞争力。本教材的修订注重培养学生的创新能力和终身学习能力，适当介绍儿科护理的新知识、新内容、新技能和新进展，以适应护理及临床工作的快速发展。

在修订过程中，为落实立德树人的根本任务，本教材新增"思政元素"模块；根据护士执业资格考试大纲要求新增了部分内容，如"新生儿呼吸窘迫综合征"；基于近年来皮肤黏膜淋巴结综合征发病率上升的趋势，增加了"皮肤黏膜淋巴结综合征"内容；删除了"生长激素缺陷病""原发性免疫缺陷病"内容。为体现中医特色，附录继续保留儿童针灸常用穴位表、儿童推拿疗法等内容。本版教材保留了"知识链接"模块，引导学生对学科前沿趋势与发展动态及有关学科相关知识、相关领域研究热点等问题进行深层次思考。

本教材每章设有学习目标，使学生目标明确；书中保留自主学习二维码，通过扫码，可观看本章多媒体课件、案例分析参考答案及"扫一扫，测一测"练习题，培养学生自主学习的能力，还可获得本课程的教学大纲、模拟试卷及复习思考题答案要点等教学资源。

编写人员为高职高专相关院校的骨干教师和教学医院的临床一线专家，体现了职业特点；编写过程中得到了各编者单位领导和同仁的大力支持和帮助，在此致以诚挚的谢意。

由于时间仓促，编者水平有限，书中难免存在不足之处，恳请各兄弟院校同仁和广大读者批评指正。

《儿科护理》编委会

2023 年 3 月

目　录

第一章　绪论 ··· 1

第一节　儿科护理的任务与范围 ·· 1
一、儿科护理的任务 ·· 1
二、儿科护理的范围 ·· 1
第二节　儿科特点及儿科护理的一般原则 ··· 1
一、儿科特点 ·· 1
二、儿科护理的一般原则 ·· 2
第三节　儿童年龄分期 ·· 3
一、胎儿期 ·· 3
二、新生儿期 ·· 3
三、婴儿期 ·· 3
四、幼儿期 ·· 3
五、学龄前期 ·· 4
六、学龄期 ·· 4
七、青春期 ·· 4
第四节　儿科护士的角色与素质要求 ·· 4
一、儿科护士的角色 ·· 4
二、儿科护士的素质要求 ·· 5

第二章　生长发育 ··· 7

第一节　生长发育的规律及影响因素 ·· 7
一、生长发育的一般规律 ·· 7
二、影响生长发育的因素 ·· 8
第二节　儿童体格发育及评价 ·· 8
一、体格生长常用指标 ·· 8
二、骨骼和牙齿的发育 ··· 10
三、体格发育的评价 ··· 11
第三节　儿童神经心理发育及评价 ··· 11
一、神经系统的发育 ··· 11

二、感知觉的发育 ……………………………………………………12
三、运动功能的发育 ………………………………………………13
四、语言的发育 ……………………………………………………14
五、心理活动的发展 ………………………………………………14
六、神经心理发育的评价 …………………………………………15

第三章　儿童保健 ………………………………………………………17

第一节　各年龄期儿童的保健 ……………………………………………17
一、胎儿期保健 ……………………………………………………17
二、新生儿期保健 …………………………………………………17
三、婴儿期保健 ……………………………………………………18
四、幼儿期保健 ……………………………………………………19
五、学龄前期保健 …………………………………………………20
六、学龄期保健 ……………………………………………………20
七、青春期保健 ……………………………………………………21
第二节　体格锻炼 …………………………………………………………21
一、空气浴 …………………………………………………………21
二、日光浴 …………………………………………………………21
三、温水浴 …………………………………………………………22
第三节　计划免疫 …………………………………………………………22
一、计划免疫的种类 ………………………………………………22
二、免疫程序 ………………………………………………………22
三、预防接种操作步骤及要点 ……………………………………22
四、预防接种的反应及处理 ………………………………………25

第四章　患病儿童的护理 ………………………………………………26

第一节　儿童医疗机构的设置及护理管理 ………………………………26
一、儿科门诊 ………………………………………………………26
二、儿科急诊 ………………………………………………………27
三、儿科病房 ………………………………………………………27
第二节　儿童健康评估特点 ………………………………………………28
一、健康史 …………………………………………………………28
二、身体状况 ………………………………………………………29
三、心理、社会因素 ………………………………………………30
第三节　与患儿及家长的沟通 ……………………………………………30
一、与患儿的沟通 …………………………………………………30
二、与患儿家长的沟通 ……………………………………………32
第四节　患儿心理护理 ……………………………………………………32
一、不同年龄阶段患儿的心理护理 ………………………………32
二、临终患儿的心理护理 …………………………………………34

第五章　营养与营养障碍疾病患儿的护理⋯⋯⋯⋯⋯⋯⋯⋯⋯⋯⋯⋯⋯⋯35

第一节　能量与营养素的需要⋯⋯⋯⋯⋯⋯⋯⋯⋯⋯⋯⋯⋯⋯⋯⋯⋯35

一、能量的需要⋯⋯⋯⋯⋯⋯⋯⋯⋯⋯⋯⋯⋯⋯⋯⋯⋯⋯⋯⋯⋯35

二、营养素的需要⋯⋯⋯⋯⋯⋯⋯⋯⋯⋯⋯⋯⋯⋯⋯⋯⋯⋯⋯36

第二节　儿童喂养与膳食⋯⋯⋯⋯⋯⋯⋯⋯⋯⋯⋯⋯⋯⋯⋯⋯⋯⋯37

一、婴儿喂养⋯⋯⋯⋯⋯⋯⋯⋯⋯⋯⋯⋯⋯⋯⋯⋯⋯⋯⋯⋯⋯37

二、儿童膳食⋯⋯⋯⋯⋯⋯⋯⋯⋯⋯⋯⋯⋯⋯⋯⋯⋯⋯⋯⋯⋯41

第三节　蛋白质－能量营养不良⋯⋯⋯⋯⋯⋯⋯⋯⋯⋯⋯⋯⋯⋯⋯41

第四节　儿童单纯性肥胖症⋯⋯⋯⋯⋯⋯⋯⋯⋯⋯⋯⋯⋯⋯⋯⋯⋯44

第五节　维生素D缺乏性佝偻病⋯⋯⋯⋯⋯⋯⋯⋯⋯⋯⋯⋯⋯⋯⋯46

第六节　维生素D缺乏性手足搐搦症⋯⋯⋯⋯⋯⋯⋯⋯⋯⋯⋯⋯⋯51

第六章　新生儿与新生儿疾病患儿的护理⋯⋯⋯⋯⋯⋯⋯⋯⋯⋯⋯⋯⋯54

第一节　新生儿分类⋯⋯⋯⋯⋯⋯⋯⋯⋯⋯⋯⋯⋯⋯⋯⋯⋯⋯⋯⋯54

第二节　正常足月儿和早产儿的特点及护理⋯⋯⋯⋯⋯⋯⋯⋯⋯⋯55

一、正常足月儿的特点及护理⋯⋯⋯⋯⋯⋯⋯⋯⋯⋯⋯⋯⋯⋯55

二、早产儿的特点及护理⋯⋯⋯⋯⋯⋯⋯⋯⋯⋯⋯⋯⋯⋯⋯⋯58

第三节　新生儿窒息⋯⋯⋯⋯⋯⋯⋯⋯⋯⋯⋯⋯⋯⋯⋯⋯⋯⋯⋯⋯60

第四节　新生儿缺氧缺血性脑病⋯⋯⋯⋯⋯⋯⋯⋯⋯⋯⋯⋯⋯⋯⋯62

第五节　新生儿颅内出血⋯⋯⋯⋯⋯⋯⋯⋯⋯⋯⋯⋯⋯⋯⋯⋯⋯⋯63

第六节　新生儿呼吸窘迫综合征⋯⋯⋯⋯⋯⋯⋯⋯⋯⋯⋯⋯⋯⋯⋯65

第七节　新生儿黄疸⋯⋯⋯⋯⋯⋯⋯⋯⋯⋯⋯⋯⋯⋯⋯⋯⋯⋯⋯⋯68

一、概述⋯⋯⋯⋯⋯⋯⋯⋯⋯⋯⋯⋯⋯⋯⋯⋯⋯⋯⋯⋯⋯⋯⋯68

二、新生儿溶血病⋯⋯⋯⋯⋯⋯⋯⋯⋯⋯⋯⋯⋯⋯⋯⋯⋯⋯⋯69

三、新生儿病理性黄疸的护理⋯⋯⋯⋯⋯⋯⋯⋯⋯⋯⋯⋯⋯⋯70

第八节　新生儿脐炎⋯⋯⋯⋯⋯⋯⋯⋯⋯⋯⋯⋯⋯⋯⋯⋯⋯⋯⋯⋯71

第九节　新生儿败血症⋯⋯⋯⋯⋯⋯⋯⋯⋯⋯⋯⋯⋯⋯⋯⋯⋯⋯⋯71

第十节　新生儿寒冷损伤综合征⋯⋯⋯⋯⋯⋯⋯⋯⋯⋯⋯⋯⋯⋯⋯73

第十一节　新生儿低血糖⋯⋯⋯⋯⋯⋯⋯⋯⋯⋯⋯⋯⋯⋯⋯⋯⋯⋯75

第十二节　新生儿低钙血症⋯⋯⋯⋯⋯⋯⋯⋯⋯⋯⋯⋯⋯⋯⋯⋯⋯76

第七章　消化系统疾病患儿的护理⋯⋯⋯⋯⋯⋯⋯⋯⋯⋯⋯⋯⋯⋯⋯⋯79

第一节　儿童消化系统解剖生理特点⋯⋯⋯⋯⋯⋯⋯⋯⋯⋯⋯⋯⋯79

一、口腔⋯⋯⋯⋯⋯⋯⋯⋯⋯⋯⋯⋯⋯⋯⋯⋯⋯⋯⋯⋯⋯⋯⋯79

二、食管⋯⋯⋯⋯⋯⋯⋯⋯⋯⋯⋯⋯⋯⋯⋯⋯⋯⋯⋯⋯⋯⋯⋯79

三、胃⋯⋯⋯⋯⋯⋯⋯⋯⋯⋯⋯⋯⋯⋯⋯⋯⋯⋯⋯⋯⋯⋯⋯⋯79

四、肠⋯⋯⋯⋯⋯⋯⋯⋯⋯⋯⋯⋯⋯⋯⋯⋯⋯⋯⋯⋯⋯⋯⋯⋯79

五、肝⋯⋯⋯⋯⋯⋯⋯⋯⋯⋯⋯⋯⋯⋯⋯⋯⋯⋯⋯⋯⋯⋯⋯⋯80

六、胰腺⋯⋯⋯⋯⋯⋯⋯⋯⋯⋯⋯⋯⋯⋯⋯⋯⋯⋯⋯⋯⋯⋯⋯80

　　七、肠道细菌 ··· 80
　　八、粪便 ··· 80
第二节　口炎 ··· 81
　　一、鹅口疮 ··· 81
　　二、疱疹性口炎 ······································· 82
　　三、溃疡性口炎 ······································· 82
　　四、口炎护理 ··· 82
第三节　婴幼儿腹泻 ······································· 83
第四节　儿童液体疗法 ····································· 88
　　一、儿童体液平衡特点 ································· 88
　　二、水、电解质和酸碱平衡紊乱 ······················· 89
　　三、常用溶液及其配制 ································· 91
　　四、儿童液体疗法及护理 ······························· 92

第八章　呼吸系统疾病患儿的护理 ··························· 96

第一节　儿童呼吸系统解剖生理特点 ························· 96
　　一、解剖特点 ··· 96
　　二、生理特点 ··· 97
　　三、免疫特点 ··· 98
第二节　急性上呼吸道感染 ································· 98
第三节　急性感染性喉炎 ··································· 101
第四节　急性支气管炎 ····································· 102
第五节　肺炎 ··· 104

第九章　循环系统疾病患儿的护理 ··························· 111

第一节　儿童循环系统的特点 ······························· 111
　　一、心脏胚胎发育 ····································· 111
　　二、胎儿血液循环和出生后的改变 ····················· 111
　　三、心脏、心率、血压的特点 ··························· 112
第二节　先天性心脏病 ····································· 113
　　一、临床常见的先天性心脏病 ··························· 114
　　二、先天性心脏病患儿的护理 ··························· 118
第三节　病毒性心肌炎 ····································· 120
第四节　充血性心力衰竭 ··································· 122

第十章　泌尿系统疾病患儿的护理 ··························· 126

第一节　儿童泌尿系统的特点 ······························· 126
　　一、解剖特点 ··· 126
　　二、生理特点 ··· 126

　　　　三、排尿及尿液特点 ………………………………………………………………………… 126
　　第二节　急性肾小球肾炎 ………………………………………………………………………… 127
　　第三节　肾病综合征 ……………………………………………………………………………… 130
　　第四节　泌尿道感染 ……………………………………………………………………………… 133

第十一章　造血系统疾病患儿的护理 ……………………………………………………………… 136
　　第一节　儿童造血和血液特点 …………………………………………………………………… 136
　　　　一、造血特点 …………………………………………………………………………………… 136
　　　　二、血液特点 …………………………………………………………………………………… 137
　　第二节　儿童贫血 ………………………………………………………………………………… 137
　　　　一、概述 ………………………………………………………………………………………… 137
　　　　二、营养性缺铁性贫血患儿的护理 …………………………………………………………… 138
　　　　三、营养性巨幼细胞贫血 ……………………………………………………………………… 142
　　　　四、其他常见儿童贫血性疾病 ………………………………………………………………… 144

第十二章　神经系统疾病患儿的护理 ……………………………………………………………… 147
　　第一节　儿童神经系统常用检查方法 …………………………………………………………… 147
　　　　一、护理体查 …………………………………………………………………………………… 147
　　　　二、脑脊液检查 ………………………………………………………………………………… 148
　　第二节　化脓性脑膜炎 …………………………………………………………………………… 148
　　第三节　病毒性脑炎 ……………………………………………………………………………… 151
　　第四节　惊厥 ……………………………………………………………………………………… 153

第十三章　内分泌疾病患儿的护理 ………………………………………………………………… 157
　　第一节　儿童内分泌特点 ………………………………………………………………………… 157
　　　　一、儿童内分泌生理特点 ……………………………………………………………………… 157
　　　　二、疾病特点 …………………………………………………………………………………… 157
　　　　三、治疗特点 …………………………………………………………………………………… 157
　　第二节　先天性甲状腺功能减退症 ……………………………………………………………… 157
　　第三节　儿童糖尿病 ……………………………………………………………………………… 160

第十四章　免疫缺陷病和结缔组织病患儿的护理 ………………………………………………… 164
　　第一节　儿童免疫特点 …………………………………………………………………………… 164
　　　　一、儿童非特异性免疫 ………………………………………………………………………… 164
　　　　二、儿童特异性免疫 …………………………………………………………………………… 165
　　第二节　风湿热 …………………………………………………………………………………… 165
　　第三节　过敏性紫癜 ……………………………………………………………………………… 168
　　第四节　皮肤黏膜淋巴结综合征 ………………………………………………………………… 170

第十五章　结核病患儿的护理 173

第一节　概述 173
第二节　原发型肺结核 176
第三节　结核性脑膜炎 178

第十六章　儿科护理技术 181

第一节　给药法 181
　一、儿童药物剂量计算 181
　二、药物配制的原则 181
　三、儿童给药方法 182
第二节　体格测量 183
　一、体重测量法 183
　二、身高（身长）、坐高（顶臀长）测量法 184
　三、头围测量法 186
　四、胸围测量法 186
第三节　皮肤护理 187
　一、更换尿布法 187
　二、婴儿沐浴法 188
第四节　人工喂养 189
　一、管饲喂养 189
　二、奶瓶喂养 191
第五节　婴儿抚触 192
第六节　静脉输液 193
　一、头皮针静脉输液法 193
　二、留置针静脉输液法 194
第七节　股静脉穿刺法 196
第八节　婴幼儿灌肠法 197
第九节　温箱使用法 198
第十节　光照疗法 200
第十一节　换血疗法 202
第十二节　心肺复苏术 205

实训指导 209

实训一　儿童体格发育指标测量 209
实训二　儿科一般护理技术 210
实训三　协助诊断的护理技术 211
实训四　协助治疗的护理技术 211
实训五　营养与营养障碍疾病患儿的护理 212
实训六　新生儿与新生儿疾病患儿的护理 213

实训七　婴幼儿腹泻与液体疗法的护理 ································· 213
实训八　呼吸系统疾病患儿的护理 ································· 214
实训九　循环系统疾病患儿的护理 ································· 215
实训十　泌尿系统疾病患儿的护理 ································· 215
实训十一　神经系统疾病患儿的护理 ································· 216

附录 ··· 217
附录一　正常儿童临床检验参考值 ································· 217
附录二　儿童针灸常用穴位表 ································· 220
附录三　儿童推拿疗法 ································· 221

主要参考书目 ··· 225

第一章 绪 论

课件

学习目标

掌握儿童年龄分期及其保健要点。熟悉儿科护理的任务与范围;儿科特点与护理原则。了解儿科护士的角色与素质要求。能够按照不同年龄分期的保健要点指导家长开展护理。

知识导览

儿科护理(pediatric nursing)是从整体护理理念出发,研究儿童生长发育规律及其影响因素、儿童保健、疾病防治与护理,以促进儿童身心健康的一门专科护理。服务对象是从胎儿至青春期体格、智能、行为等方面处于不断发展中的儿童。

第一节 儿科护理的任务与范围

一、儿科护理的任务

儿科护理的任务是运用先进的医学、护理学及相关学科的知识和技术,对儿童进行整体护理,以保护和促进儿童健康、提高其生命质量、增强儿童体质、降低儿童发病率和病死率、保障和促进儿童健康、提高生命质量。

二、儿科护理的范围

儿科护理的范围包括正常儿童的身心保健、患病儿童的防治与护理。随着医学模式由生物医学模式转变为生物 - 心理 - 社会医学模式,儿科护理已由单纯的疾病护理发展为以"儿童及其家庭为中心"的身心整体护理;由单纯的西医护理模式发展为中西医结合护理模式;由单纯的儿童疾病护理扩展为包括所有儿童的生长发育、疾病防治与护理及促进儿童身心健康的研究;由单纯的医疗保健机构承担其任务发展为全社会都来承担儿童的预防、保健和护理工作。因此,儿科护理要达到保障和促进儿童健康的目的,必须将科学育儿知识普及到每个家庭,并取得学校及社会各界的支持。

第二节 儿科特点及儿科护理的一般原则

一、儿科特点

儿童处在不断发展之中,在解剖、生理、病理、免疫、疾病诊治、心理社会等各方面均与成人不同,且个体、性别和年龄差异都很大,因此儿科护理有其独特的需求与特色。

（一）解剖特点

儿童"生机勃勃，发育迅速"，出生后随着年龄的增加，身体各组织器官的体积逐渐增长，如体重、身高（长）、头围、胸围等的增长；骨骼的发育和身体各部分比例的改变，如颅骨缝及囟门的闭合、牙齿的萌出和更换均有一定的规律。只有掌握儿童正常发育规律，才能判断和识别异常，了解疾病发生的原因，更好地将儿童生长发育规律渗透在护理保健工作中。如新生儿和小婴儿头部相对较重，颈部肌肉和颈椎发育相对滞后，抱婴儿时应注意保护头部。

（二）生理特点

儿童犹如"草木之方萌，旭日之东升"，各组织器官功能发育尚未完善，生长发育快，代谢旺盛，对营养物质及能量的需要量相对比成人多，但消化功能尚未成熟，故易发生消化紊乱和营养缺乏。此外，不同年龄的儿童有不同的生理生化正常值，如心率、血压、呼吸、周围血象、体液成分等。因此，只有熟悉这些生理生化特点，才能做出正确的判断和处理。

（三）免疫特点

儿童"脏腑薄，藩篱疏，易于传变"，非特异性免疫、特异性免疫功能都不成熟，易患感染性疾病。胎儿时期可通过胎盘从母体获得 IgG（被动免疫），故生后 6 个月内患某些传染病的机会较少，但随着来自母体的 IgG 水平逐渐降低，6 个月后儿童患传染病的概率增加，一般须等到 6～7 岁时自行合成 IgG 的能力才达到成人水平。母体的 IgM 不能通过胎盘，故新生儿血清中 IgM 水平很低，易患革兰氏阴性菌感染。IgA 不能通过胎盘，婴幼儿自身生成也不足，故易患呼吸道及胃肠道感染；然而婴儿可以从母乳中获取分泌型 IgA（SIgA），故母乳喂养儿呼吸道和消化道感染的发病率较人工喂养儿低。

（四）病理特点

儿童发育不够成熟，对致病因素的反应和发病过程与成人有相当大的差异，即使同一致病因素在儿童与成人所引起的病理改变也不同，如肺炎链球菌所致的肺炎在婴幼儿常为支气管肺炎，而在年长儿和成人则多为大叶性肺炎；维生素 D 缺乏时婴幼儿表现为佝偻病，而成人则为骨软化症。

（五）疾病特点

儿童"发病容易，转变迅速"。儿童容易患病，且疾病来势凶猛、病情变化快。儿童疾病种类及临床表现与成人不同，而且不同年龄的儿童疾病谱也不完全相同。以小儿惊厥为例，发生于新生儿者多与产伤、窒息、颅内出血或先天异常有关；6 个月以内的小婴儿应考虑有无婴幼儿手足搐搦症或中枢神经系统感染；6 个月至 3 岁的小儿则以高热惊厥、中枢神经系统感染可能性大；3 岁以上小儿的惊厥则以癫痫为多。虽然儿童容易患病且病情变化快，但其生机蓬勃，自身的修复能力强，如若诊治、护理及时恰当，病情恢复快，且后遗症较少。

（六）疾病预防

很多儿科疾病是可以预防的，如大多数传染病、营养缺乏性疾病等，因此加强儿童预防保健管理，可大大降低儿童发病率和病死率。

二、儿科护理的一般原则

（一）以儿童及其家庭为中心

以儿童为中心的身心整体护理，是护士、患儿及其家长共同完成促进儿童身体、心理及社会适应能力健康的现代儿科护理模式。儿科护理工作者应自觉遵守法律和伦理道德规范，运用儿童心理学、社会学知识，关注儿童及其家庭成员的心理感受和服务需求，为儿童及其家庭提供预防保健、健康指导、疾病护理和家庭支持等服务。

（二）实施身心整体护理

儿科护理工作不应仅限于满足儿童的生理需求和维持已有的发育状况，还应包括维护和促进儿童心理行为的发展和精神心理的健康。除关心儿童机体各系统或各器官功能的协调平衡外,还应使儿童的生理、心理活动状态与社会环境相适应,并应重视外界环境对儿童的影响。护理人员应与儿童的父母、保育员、幼教工作者、学校教师等共同配合,保障和促进儿童身心都得以健康发展。

（三）以中西医结合理论为指导

中医儿科学荟萃了中华民族几千年来养育儿童和疾病防治的丰富经验。当今,随着生物 - 心理 - 社会医学模式的转变,以中西医结合理论为指导,开展儿科护理显得尤为重要。

第三节　儿童年龄分期

儿童处于连续不断的生长发育的动态变化中,随着各系统组织器官逐渐发育成熟,功能亦日趋完善,心理和社会行为也得到一定的发展。根据儿童生长发育不同阶段的特点,将儿童年龄划分为以下七个时期。

一、胎　儿　期

从卵子和精子结合到儿童出生统称为胎儿期。共 40 周,胎儿完全依赖母体,孕母的健康、营养、情绪等对胎儿的生长发育影响极大。孕母因吸烟酗酒、受理化因素刺激、缺乏营养、感染、心理创伤或由于胎盘和脐带的异常及其他原因引起的胎儿缺氧,均可使胎儿生长发育障碍,导致死胎、流产、早产或先天畸形等。

二、新 生 儿 期

自出生后脐带结扎至生后足 28 天称为新生儿期。此期儿童脱离母体开始独立生活,体内外环境发生巨大变化,由于其生理调节和适应能力不够成熟,易发生窒息、溶血、感染等疾病,此期发病率、病死率均高。

胎龄满 28 周至出生后足 7 天称为围生期,又称围产期。此期病死率最高。

三、婴　儿　期

自出生至满 1 周岁为婴儿期。此期为小儿出生后生长发育最迅速的阶段,对热能和营养素尤其是蛋白质的需要量相对较大,但此期小儿消化吸收功能尚未完善,易发生消化功能紊乱和营养不良。6 个月后,从胎盘获得的被动免疫逐渐消失,而自身免疫功能尚未成熟,故易患感染性疾病。

四、幼　儿　期

满 1 周岁到 3 周岁为幼儿期。此期小儿体格发育速度减慢,由于活动范围增大,接触外界较广,智能发育较为突出,语言、思维和社会适应能力增强,自主性和独立性不断发展,识别危险的能力不足,所以应注意防止意外创伤和中毒。因此期自身免疫力低,传染病发病率较高,疾病预防仍为保健的重点。该阶段幼儿乳牙逐渐出齐,饮食从乳汁逐渐过渡到成人饮食,故幼儿期应合理安排膳食,注意防止营养缺乏和消化功能紊乱。

五、学 龄 前 期

满3周岁到入小学前（6~7岁）为学龄前期。此期儿童体格发育速度减慢，而智能发育更趋完善，好奇、多问、好模仿，语言和思维能力进一步发展，自理能力增强。此期儿童可塑性较大，应继续监测生长发育，加强早期教育，培养良好的道德品质和生活自理能力，为入学做好准备。学龄前儿童防病能力有所增强，但因接触面广，仍可发生传染病和各种意外，易患急性肾炎、风湿热等免疫性疾病。

六、学 龄 期

从入小学起（6~7岁）到进入青春期（12~14岁）为止为学龄期。此期儿童体格呈稳步增长，除生殖系统外其他器官的发育到本期末已接近成人水平，脑的形态已基本与成人相同，机体的抵抗力增强，智能发育较以前更成熟，理解、分析、综合能力逐步增强。此期是长知识、学文化的重要时期，也是儿童心理发育上的一个重大转折时期，故应加强教育，促进其德、智、体、美、劳全面发展。该期发病率较低，但要注意预防近视和龋齿，端正坐、立、行姿势，安排有规律的生活、学习和锻炼，保证充足的营养和休息，预防精神、情绪和行为等方面的问题。

七、青 春 期

从第二性征出现到生殖功能基本发育成熟的时期称为青春期，一般女孩从11~12岁开始到17~18岁，男孩从13~14岁开始到18~20岁。此期是儿童过渡到成人的时期，其特点为生长发育明显加快，体重、身高增长幅度加大，第二性征逐渐明显，此时由于神经内分泌调节不够稳定，可出现良性甲状腺肿、痤疮、贫血，女孩出现月经不规则、痛经等。另一方面由于接触社会增多，外界环境对其影响越来越大，还可出现心理、行为和精神方面的问题，因此除了保证供给足够营养，加强体格锻炼和注意充分休息外，还应及时进行青春期生理、心理卫生和性知识教育，使之树立正确的人生观，培养良好的道德品质，建立健康的生活方式。青少年思想尚不稳定，容易受到外界不良因素的影响，因此需要接受系统的法制教育，树立法制观念，自觉抵御腐化堕落思想的影响。

第四节　儿科护士的角色与素质要求

随着护理学科的发展，护士的角色有了更大范围的扩展，儿科护士作为一个有专门知识的独立的实践者，被赋予多元化角色。

一、儿科护士的角色

（一）护理计划者
护士必须运用护理专业知识和技能，全面评估儿童的健康状况，找出其健康问题或潜在问题，并制订系统全面、切实可行的护理计划，采取有效的护理措施，以减轻儿童的痛苦。

（二）护理执行者
儿童生活不能自理或不能完全自理，儿科护士最重要的角色是在帮助儿童保持或恢复健康的过程中，提供各种护理照顾，以满足儿童的身心需要。

（三）健康教育者

在护理儿童的过程中，依据各年龄阶段儿童智能发展的水平，向他们有效地解释疾病治疗和护理过程，帮助他们建立自我保健意识，培养他们良好的生活习惯，纠正其不良行为。护士还应向儿童家长宣传科学喂养、育儿的知识。此外，护士要以身作则，自觉控制和调节自己的言谈举止，以良好的心态与行为教育儿童。

（四）健康协调者

护士需联系并协调与有关人员及机构之间的相互关系，维持一个有效的沟通网，使诊断、治疗、救助与儿童保健工作得以互相协调、配合。

（五）健康咨询者

护士通过倾听患儿及家长的内心感受，解答他们的问题，提供有关治疗的信息和健康指导，解答儿童及其家长对疾病的疑惑与健康育儿知识的缺如。

（六）患儿及其家长代言人

护士是儿童及其家庭权益的维护者，要保护儿童的安全，在儿童不会表达或表达不清自己的要求和意愿时，护士有责任解释并维护儿童的权益不受侵犯或损害。护士还需评估有碍儿童健康的问题和事件，提供给医院行政部门改进或提供给卫生行政单位作为拟定卫生政策的参考。

（七）护理研究者

护士应积极进行护理研究工作，通过研究来验证、扩展护理理论和知识，发展护理新技术，指导、改进护理工作，提高儿科护理质量，促进专业发展。

二、儿科护士的素质要求

（一）职业道德素质

儿科护士应热爱儿童、热爱护理专业，有高度的责任感和同情心，具有为儿童健康服务的奉献精神；有诚实的品格，较高的慎独修养，高尚的道德情操；要具有正视现实、面向未来的目光，能追求崇高的理想，忠于职守，救死扶伤，廉洁奉公，实行人道主义。

（二）专业能力素质

应具有合理的知识结构及比较系统完整的专业理论知识和较强的实践技能，操作准确、技术精湛、动作轻柔敏捷；具有敏锐的观察力和综合分析判断能力，树立整体的护理观念，能应用护理程序解决小儿的健康问题；具有开展护理教育和护理科研的能力，勇于创新进取；具有与儿童及家庭进行有效沟通的能力，同仁间相互尊重、取长补短、团结协作。

（三）科学文化素质

应具有一定的文化素养和自然科学、社会科学、人文科学等多学科知识，并能熟练应用于护理实践；掌握现代护理学发展的新理论、新技术。

（四）身体心理素质

应具有健康的身体和良好的言行举止；具有健康的心理，乐观、稳定的情绪，宽容豁达的胸怀；具有较强的适应能力，良好的忍耐力及自我控制力，善于应变，灵活敏捷。

思政元素

中国儿童发展纲要（2021—2030年）

党和国家始终重视儿童事业发展，把培养好少年儿童作为一项战略性、基础性工作，坚持儿童优先原则，大力发展儿童事业，保障儿童权利的法律法规政策体系进一步完善，先后制定实施三个周期的中国儿童发展纲要。2021年9月，国务院印发《中国儿童发展纲要（2021—2030年）》，从健康、安全、教育、福利、家庭、环境、法律保护7个领域共设置70项目标和89项策略措施,为儿童生存、发展、受保护和参与权利的实现提供了重要保障,是指导未来十年我国儿童和儿童事业发展的纲领性文件。其中在"儿童与健康"领域就降低儿童死亡率、提高健康素养和儿童体质、改善儿童健康服务公平性可及性,聚焦儿童健康服务体系、出生缺陷防治、营养和超重肥胖、近视、龋齿、体质健康、心理健康等重点问题提出目标并制定相应措施。

当前,我国正处于实现"两个一百年"奋斗目标的历史交汇期,站在新的历史起点上,需要广大儿科医护工作者为保障和促进儿童健康成长,为国家可持续发展提供宝贵资源和不竭动力,为建设社会主义现代化强国、实现中华民族伟大复兴中国梦做出应有的贡献。

（周　密）

扫一扫,测一测

? 复习思考题

1. 简述儿科护理的原则。
2. 简述儿童的免疫特点。
3. 简述儿童的年龄阶段划分。

第二章 生长发育

课件

学习目标

掌握生长发育的规律,体格生长常用指标、正常值、计算方法及临床意义。熟悉影响生长发育的因素以及儿童神经心理发育。了解体格生长发育及神经心理发育的评价。能对儿童进行体重、身高(长)、坐高(顶臀长)、头围、胸围和上臂围的测量。

知识导览

生长发育是指从受精卵到成人的成熟过程,是儿童区别于成人的重要特点。生长是指随年龄的增长,儿童身体各器官、系统的长大和形态变化,是"量"的改变;发育是指细胞、组织、器官的分化完善和功能的成熟,是"质"的改变。生长和发育两者紧密相关,同步发展,不可分割。监测和促进儿童生长发育是儿科护理工作的重要内容之一。

第一节 生长发育的规律及影响因素

一、生长发育的一般规律

(一)生长发育的连续性和阶段性

儿童生长发育是一个连续不断的过程,但各年龄阶段生长发育的速度不同,具有阶段性。体格的生长年龄越小增长越快,例如:在生后第一年生长很快,尤其在前3个月最快,出现第一个生长高峰;第二年以后生长速度逐渐减慢,至青春期又加快,出现第二个生长高峰。

(二)各系统器官发育不平衡

儿童各系统发育顺序不平衡,各有先后。如神经系统发育较早,生殖系统发育较晚;淋巴系统在儿童期发育迅速,于青春期前达高峰,以后逐渐降至成人水平;全身其他系统如心、肝、肾等的发育基本与体格生长平行(图2-1)。

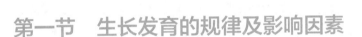

图2-1 生后主要系统的生长规律

(三)生长发育的顺序性

1. **由上到下** 先抬头,后抬胸,再会坐、立、行。

2. **由近到远** 先抬肩、伸臂,再双手握物;先控制腿,再控制脚的活动。

3. **由粗到细** 手拿物品先用全掌握持,以后发展到能以手指摘取。

4. **由简单到复杂** 先会画直线,后会画图、画人。

5. **由低级到高级** 先会看、听、感知事物,再发展到有记忆、思维、分析和判断。

（四）生长发育的个体差异

儿童的生长发育虽按一定规律发展，但在一定范围内机体受遗传、营养、环境等因素的影响存在较大的个体差异，每个人生长的"轨迹"不完全相同。因此，生长发育的正常值是相对的，必须考虑不同因素对个体发育的影响，并进行动态的观察，才能做出正确的判断。

二、影响生长发育的因素

遗传因素和环境因素是影响儿童生长发育的两个基本因素。遗传决定了儿童生长发育的潜力，这种潜力又受到一系列环境因素的作用和调节。两者相互作用，决定每个儿童的生长发育水平。

（一）遗传

细胞染色体所载基因是决定遗传的物质基础。儿童生长发育的特征、潜力、趋向等都受父母双方遗传因素的影响。种族、家庭遗传信息对其影响较大，如皮肤、头发的颜色，面型特征，身材高矮，性成熟的早晚及对疾病的易感性等都与遗传有关。遗传性疾病如染色体畸变或代谢性缺陷，均对儿童的生长发育有显著影响。

（二）环境

1. 营养　充足、合理的营养是保证儿童健康成长的物质基础。年龄越小受营养的影响越大。长期营养不足可影响体重、身高的增长，也使机体的免疫、内分泌、神经调节等功能低下，影响儿童智能、心理和社会适应能力的发展。

2. 疾病　对生长发育的阻扰作用十分明显。急性感染性疾病常使体重减轻；慢性疾病同时影响体重和身长；先天性疾病及遗传性疾病对儿童的体格和精神神经发育有不利影响；内分泌疾病会影响骨骼和神经系统发育。

3. 孕母情况　胎儿在宫内的发育受孕母的生活环境、营养、情绪、健康状况、疾病等多种因素的影响。孕母早期患风疹、带状疱疹、巨细胞病毒感染可导致胎儿先天性畸形；孕母的严重营养不良、高血压可导致流产、早产及胎儿发育迟缓；孕母受某些药物、放射线、环境毒物及精神创伤等因素作用，也可导致胎儿及出生后儿童生长发育迟缓。

4. 生活环境　良好的生活环境能促进儿童的生长发育。如家庭生活模式、亲子关系、父母育儿观念、父母婚姻质量等直接影响儿童的早期发展水平。健康的生活方式、科学的护理、正确的教养、适当的锻炼、完善的医疗保健服务、良好的教育体制都是促进儿童体格生长、神经心理发育达到最佳状态的重要因素。

5. 性别　男、女孩的生长发育有各自的特点。女孩青春期开始较男孩约早2年，此时身高、体重超过同龄男孩。男孩青春期开始虽然较女孩晚，但其延续时间较女孩长，最终体格发育明显超过女孩。因此，在评估儿童生长发育水平时应按男、女孩标准分别进行。

第二节　儿童体格发育及评价

一、体格生长常用指标

（一）体重

体重是指身体各器官、组织和体液的总重量。是衡量儿童生长发育、营养状况的重要指标，也是儿科临床计算药量、奶量和输液量的依据。正常新生儿出生时体重平均约为3.25kg，年龄越小，体重增长越快，前3个月每月增加0.6～1kg，4～6个月时每月增加0.5～0.6kg，7～12个月时平均每月增加 0.3~0.4kg。1 周岁约 10kg，2 岁 12~13kg。2 岁后到青春期前（2~12 岁）稳定增加，平均每年约增长 2kg。进入青春期，体格增长又加快，体重猛增加，呈现"第二次生长高峰"。当无条件测量体重时，为便于儿童药量和液体量的计算，可用以下公式估算体重。

1~6 个月：体重（kg）= 出生体重（kg）+ 月龄 × 0.7

7~12 个月：体重（kg）= 6 + 月龄 × 0.25

2 岁~青春期前：体重（kg）= 年龄 × 2 + 8

正常情况下，同年龄、同性别儿童体重存在个体差异，可在 ±10% 的正常范围内波动。

知识链接

生理性体重下降

新生儿出生后，因摄入不足，通过皮肤表面和呼吸蒸发身体部分水分，加上胎便和小便的排出，体重可暂时下降 5%~10%，在生后 3~4 天达到最低点，以后逐渐回升，常于 7~10 天恢复到出生时体重。

体重测量法

（二）身高（长）

身高（长）是指从头顶到足底的长度。身高（长）的增长规律与体重相似，年龄越小增长越快，也出现在婴儿期和青春期两个生长高峰。正常新生儿出生时平均身长约 50cm，第一年增长最快，约 25cm，1 周岁时身长约 75cm。第二年增长减慢，约 10cm，2 岁时身长约 87cm，2~12 岁身长稳步增长，平均每年增长 6~7cm，即年龄（岁）× 7 + 75。12 岁以后进入青春期，生长速度又加快，故其身高不能用公式推算。

身高（长）包括头部、躯干（脊柱）和下肢的长度。生后第 1 年头部发育最早，躯干次之，下肢发育较晚，因此，临床上需测量上部量（由头顶至耻骨联合上缘）和下部量（耻骨联合上缘至足底），以检测其比例关系。上部量与头和脊柱发育有关；下部量与下肢长骨发育有关。新生儿上部量大于下部量，中点在脐以上，2 岁时中点在脐下，6 岁时中点在脐与耻骨联合上缘之间，12 岁时中点在耻骨联合上缘，此时上部量与下部量相等（图 2-2）。故各年龄期儿童头、躯干和下肢所占身长的比例在生长进程中发生变化，头占身长的比例从婴幼儿的 1/4 减为成人的 1/8。

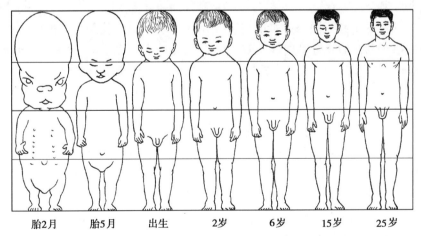

胎2月　　胎5月　　出生　　2岁　　6岁　　15岁　　25岁

图 2-2　胎儿时期至成人身体各部比例

身高（长）的增长与遗传、种族、内分泌、营养和疾病等因素有关。明显的身材异常往往由甲状腺功能减退、生长激素缺乏、长期严重营养不良、佝偻病等引起。短期的疾病与营养波动不会明显影响身高（长）。

身高（长）测量法

坐高指由头顶至坐骨结节的长度。坐高的增长代表头颅与脊柱的发育。

（三）体围

1. 头围 指眉弓上缘经枕骨结节绕头一周的长度，与脑发育和颅骨的生长密切相关。正常新生儿头围平均约为34cm，6个月时约为44cm，1周岁时约为46cm；2岁时约为48cm；15岁时54～58cm（与成人头围接近）。头围的测量在2岁内最有价值，头围过大见于脑积水、脑肿瘤，头围过小提示脑发育不全或小头畸形。

2. 胸围 指平乳头下缘经肩胛骨下缘绕胸一周的长度。胸围大小与肺、胸廓的发育密切相关。正常新生儿胸围平均小于头围2cm，约为32cm，1岁时胸围与头围相等，1岁以后胸围逐渐大于头围。1岁至青春期前胸围超过头围，公式为：胸围 = 头围 + 年龄 - 1cm。

3. 上臂围 经肩峰与尺骨鹰嘴连线中点水平绕臂一周为上臂围。其代表肌肉、骨骼、皮下脂肪和皮肤的生长。通常测量左上臂围来筛查1～5岁儿童的营养状况：>13.5cm为营养良好，12.5～13.5cm为营养中等，<12.5cm为营养不良。

头围测量法

胸围测量法

上臂围测量法

二、骨骼和牙齿的发育

（一）骨骼的发育

1. 颅骨 颅骨随脑的发育而增长，故其发育较面部骨骼如鼻骨、下颌骨发育早。可根据头围大小、骨缝及前、后囟门闭合情况来衡量颅骨及脑的发育。前囟（图2-3）为顶骨和额骨边缘形成的菱形间隙，其出生时为1.5～2.0cm（对边中点连线长度），6个月以后逐渐缩小，1～1.5岁时闭合。前囟检查在临床儿科护理中非常重要。前囟早闭或过小见于脑发育不良、小头畸形；迟闭或过大见于佝偻病、先天性甲状腺功能低下症；前囟饱满提示颅内压增高，见于脑炎、脑膜炎、脑积水等；前囟凹陷见于极度消瘦、脱水。后囟出生时很小或已闭合，最迟于生后6～8周闭合。颅骨缝最迟于3～4个月闭合。

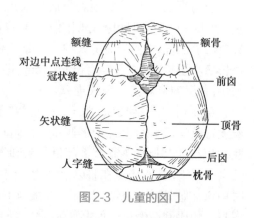

图2-3 儿童的囟门

2. 脊柱 脊柱的生长反映脊椎骨的发育。生后1岁以内增长最快。出生时脊柱仅轻微后凸；3个月左右抬头动作的发育出现颈椎前凸（抬头）；6个月后凸（坐），1岁左右开始行走，出现腰椎前凸。这样脊柱自然弯曲，至6～7岁时才为韧带所固定。因此生理弯曲的形成与直立姿势有关，是人类的特征。护理时应注意儿童的坐、立、走姿势，选择合适的桌椅，以保证儿童脊柱正常形态。

3. 长骨 长骨的生长主要依靠干骺端软骨骨化和骨膜下成骨作用使之增长、增粗，当其干骺端骨骼融合，标志长骨生长停止。随年龄的增长，长骨干骺端的骨化中心按一定的顺序和部位有规律地出现，骨化中心的出现可反映长骨的生长成熟程度。通过X线检查不同年龄儿童长骨干骺端骨化中心的出现时间、数目、形态变化，并将其标准化，即为骨龄。

出生时腕骨无骨化中心，股骨远端及胫骨近端的骨化中心已经出现，因此，判断长骨的生长，婴儿早期摄膝部骨片，年长儿摄腕部骨片。出生后腕部骨化中心出现次序：头状骨、钩骨（3个月左右）、下桡骨骺（约1岁）、三角骨（2～2.5岁）、月骨（3岁左右）、大小多角骨（3.5～5岁）、舟骨（5～6岁）、下尺骨骺（6～7岁）、豌豆骨（9～10岁）。10岁时出全，共10个，故1～9岁腕部骨化中心的数目约为其岁数加1。骨龄在临床上有重要诊断价值，如生长激素缺乏症、甲状腺功能减退症骨龄明显延迟；真性性早熟、先天性肾上腺皮质增生症骨龄超前。

（二）牙齿的发育

人一生有两副牙齿，即乳牙和恒牙。出生时乳牙已骨化，牙孢隐藏在颌骨中，生后4～10个月开始萌出，13个月未萌出者为乳牙萌出延迟，3岁前乳牙出齐，乳牙共20颗，2岁以内乳牙数为月龄减4～6。出牙顺序见图2-4。

6岁左右开始萌出第一颗恒牙，在第二乳磨牙之后；6～12岁乳牙逐个被同位恒牙替换，其中第1、2前磨牙代替第1、2乳磨牙；12岁左右萌出第二磨牙；17～18岁萌出第三磨牙（智齿），也有的终身不萌出第三磨牙。恒牙一般20～30岁时出齐，恒牙共28～32颗。出牙时个别儿童可出现流涎、低热、烦躁、睡眠不安等反应为生理现象。

牙齿的健康生长与蛋白质、钙、磷、氟、维生素A、维生素C、维生素D等营养素和甲状腺激素有关。食物的咀嚼有利于牙齿的生长。出牙延迟、牙釉质差见于较重的营养不良、佝偻病、甲状腺功能减退症、21-三体综合征等。

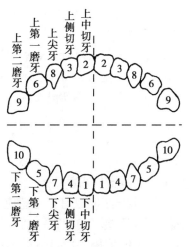

图2-4 乳牙出牙顺序
图中数字代表乳牙萌出顺序。

三、体格发育的评价

正确、客观地了解各阶段儿童生长发育情况，给予适当的指导和干预，对促进儿童的健康成长十分重要。必须选择一个正常儿童体格生长标准参考值作比较，并采用适当的体格生长评价方法，常用的体格生长评估方法有：

（一）均值离差法

均值离差法是最常见的统计方法之一。以均值为基值，标准差（SD）为离散距。一般认为均值加减2个标准差（含95.4%的总体）范围内被检儿童为正常儿。

（二）中位数百分位法

将一组变量按从小到大的顺序排列成100份，每份即代表一个百分位数。以第50个百分位数为中位数，其余百分位数为离散距，常用P3、P10、P25、P50、P75、P90、P97，一般P3～P97包含总体95%范围内被检儿童为正常。

（三）生长发育图法

生长发育图法是世界卫生组织（WHO）推荐的方法，将同性别、各年龄组儿童的某项体格生长指标画成曲线图（离差法或百分位法）。对个别儿童从出生至青春期进行全程动态监测，将定期连续测量的数据每月或每年标记于曲线图上作比较，以了解儿童目前所处水平，比较前后数次数据及发展趋势和生长速度，及时发现偏离，分析原因予以干预。

第三节 儿童神经心理发育及评价

一、神经系统的发育

胎儿时期神经系统发育最早，尤其是脑的发育最为迅速。出生时脑的重量已达到成人脑重的25%，神经细胞数目与成人相同，树突与轴突少而短。出生后脑重量的增加主要是神经细胞体积增大和树突的增多与加长，以及神经髓鞘的形成和发育。脑表面的沟回已形成，但较浅。大脑皮质较薄，细胞分化不全，但中脑、脑桥、延髓、脊髓发育已较好。3岁时神经细胞分化基本完成,8岁接近成人。神经纤维到4岁时才完成髓鞘化。故婴儿时期髓鞘形成不完善,当受到外界刺激而传入大脑时,因无髓鞘隔离,传导时波及邻近神经纤维,故传导不仅慢,而且易泛化,不易形成明显的兴奋灶。

初生婴儿即有觅食、吸吮、握持、拥抱等先天性反射,于出生后3～4个月消失,如婴儿不能引出这些先天反射或持续不消退则提示神经系统异常。3～4个月前儿童肌张力较高,克尼格征可为阳性;2岁以下儿童巴宾斯基征阳性亦可为生理现象。

二、感知觉的发育

视感知

(一)视觉(视感知)

新生儿出生时已有视觉感应功能,有瞳孔对光反射,但视觉不敏锐,在15～20cm范围内视觉最清晰,喜欢看类似人脸的图形,部分新生儿可出现一时性斜视和眼球震颤,3～4周自然消失;2个月起可协调注视物体,有初步头眼协调;3个月头眼协调较好,喜欢看自己的手;4～5个月开始能认识母亲,见到奶瓶表示喜悦,喜欢红色等鲜艳明亮的颜色;6～7个月时目光可随上下移动的物体垂直方向转动;8～9个月出现视深度的感觉,能看到小物体;18～24个月两眼调节好,已能区别各种形状,视力为0.5;2岁时可区别垂直线和横线;5岁时已能区别各种颜色;6岁视力达1.0。视力在受外界刺激下,不断作用,反复练习才得以发展,应创造条件使儿童得到视力练习的机会。

听感知

(二)听觉(听感知)

新生儿出生时因中耳鼓室无空气及羊水潴留,听力较差,3～7天后有相当良好的听觉,声音可引起呼吸节律改变;3个月时头可转向声源(定向反应),听到悦耳声时会微笑;6个月可区别父母声音,唤其名字有反应;7～9个月能确定声源,区别语言的意义;1岁能听懂自己的名字;2岁能听懂简单的吩咐,区别高低声音;4岁听觉发育完善。

(三)味觉和嗅觉

新生儿出生后味觉和嗅觉已发育完善。对不同味道如酸、甜、苦等均有不同反应,对母乳香味可以辨识,会寻找乳头;3～4个月能区别好闻和难闻的气味;4～5个月对食物微小改变很敏感,故此时应合理添加各类辅食,使之适应不同味道的食物。

(四)皮肤感觉

皮肤感觉包括触觉、痛觉、温度觉和深感觉。新生儿的触觉已很敏感,尤以眼、口周、手掌、足底等部位最敏感。痛觉在出生时已存在,但较迟钝。温度觉也很灵敏,尤其对冷刺激可引起明显的反应。出生时离开母体环境,温度骤降就啼哭。2～3岁时可通过皮肤觉与手眼协调一致的活动区分物体的软、硬、冷、热等属性。触觉是引起儿童某些反射的基础,护理时动作轻柔细致可使儿童形成积极的皮肤觉条件反射,能产生愉快的情绪,促进身心发展。

🌐　　　　　　　　　　　知识链接

抚触有助大脑的发育

通过母亲或护理者的手良好、温和、适度地刺激皮肤的感觉器传达到儿童的大脑,促进婴儿生长发育、增强免疫力、增进亲子交流互动、减少哭闹、改善睡眠,更重要的是促进神经系统的发育。

(五)知觉

知觉是人类对事物各种属性的综合反应,知觉的发育与听、视、触等各种感觉的发育密切相关。5～6 个月时手眼的协调动作通过看、摸、闻、咬、敲击等活动逐步了解物体各方面属性。随语言的发展，儿童知觉开始在语言的调节下进行。儿童 1 岁末开始有空间和时间的知觉；3 岁能辨别上下；4 岁能辨别前后；4～5 岁开始有时间概念，能区分早晚、昨天、今天、明天等；5 岁能辨别以自身为中心的左右。

三、运动功能的发育

运动功能的发育是以脑的形态和功能发育为前提的。妊娠后期出现的胎动是儿童最初的运动形式，新生儿期的运动多属无意识不协调的。以后伴随着大脑的迅速发育，儿童运动功能日臻完善，儿童的运动发育规律是：①由上而下或由头至尾；②由近到远；③从不协调到协调，从泛化到集中；④从粗动作到细动作；⑤先有正面动作后会反面动作。粗动作发育过程可归纳为"二抬四翻六会坐，七滚八爬周会走"（数字代表月龄）。具体的运动功能发育过程见表 2-1。

大运动

细运动

表 2-1　儿童动作、语言和适应性能力的发育过程

年龄	粗细动作	语言	适应周围人物的能力与行为
新生儿	无规律、不协调动作；紧握拳	能哭叫	铃声使全身活动减少
2个月	直立位及俯卧位时能抬头	发出和谐的喉音	能微笑，有面部表情；眼随物件转动
3个月	仰卧位变为侧卧位；用手摸东西	咿呀发音	头可随看到的物品或听到的声音转动180°；注意自己的手
4个月	扶着髋部时能坐；可以在俯卧位时用两手支持抬起胸部；手能握持玩具	笑出声	抓面前物体；自己弄手玩；见食物表示喜悦；较有意识的哭和笑
5个月	扶腋下能站得直；两手各握一玩具	能喃喃地发出单调音节	伸手取物；能辨别人声；望镜中人笑
6个月	能独坐一会儿；用手摇玩具		认识熟人和陌生人；自拉衣服；自握足玩
7个月	会翻身；自己独坐很久；将玩具从一手换到另一手	能发出"爸爸、妈妈"等复音，但无意识	能听懂自己的名字；自握饼干吃
8个月	会爬；会自己坐起来，躺下去；会扶着栏杆站起来；会拍手	重复大人所发简单音节	注意观察大人的行动；开始认识物体；两手会传递玩具
9个月	试独站；会从抽屉中取出玩具	能懂几个较复杂的词句，如"再见"等	看见熟人会手伸出来要人抱；或与人合作游戏
10～11个月	能独站片刻；扶椅或推车能走几步；拇、示指对指拿东西	开始用单词，一个单词表示很多意义	能模仿成人的动作；招手"再见"；抱奶瓶自食
12个月	独走；弯腰拾东西；会将圆圈套在木棍上	能叫出物品名字，如灯、碗；指出自己的手、眼	对人和事物有喜憎之分；穿衣能合作，用杯喝水
15个月	走得好；能蹲着玩；能叠一块方木	能说出几个词和自己的名字	能表示同意或不同意
18个月	能爬台阶；有目标地扔皮球	能认识和指出身体各部分	会表示大小便；懂命令；会自己进食
2岁	能双脚跳；手的动作更准确；会用勺子吃饭	会说2～3字构成的句子	能完成简单的动作，如拾起地上的物品；能表达喜、怒、怕、懂

续表

年龄	粗细动作	语言	适应周围人物的能力与行为
3岁	能跑；会骑三轮车；会洗手、洗脸；脱、穿简单衣服	能说短歌谣，数几个数	能认识画上的东西；认识男女；自称"我"；表示自尊心，同情心，怕羞
4岁	能爬梯子；会穿鞋	能唱歌	能画人像；初步思考问题；记忆力强，好发问
5岁	能单腿跳；会系鞋带	开始识字	能分辨颜色；数10个数；知物品用途及性能
6～7岁	参加简单劳动，如扫地、擦桌子、剪纸、泥塑、结绳等	能讲故事；开始写字	能数几十个数；可简单加减；喜独立自主；形成性格

四、语言的发育

语言是人类特有的高级神经活动，是表达思维、观念等的心理过程，与智能有直接联系。要经过发音、理解和表达3个阶段。新生儿已会哭叫；1～2个月开始发喉音；2个月发"a""i"等元音；6个月出现辅音；7～8个月能发"爸爸、妈妈"；8～9个月喜欢模仿成人的口唇动作发音。良好的语言环境可促进语言的发育。各年龄语言发展见表2-1。

 知识链接

语言发育的关键时期

婴儿语言发育的关键时期是生后9～24个月，应多与婴儿"交谈"，因为人类的语言只能靠人类互相交谈才能发展。

五、心理活动的发展

人的心理活动包括感觉、记忆、思维、想象、情绪、性格等方面。儿童出生时不具有心理现象，待条件反射形成即标志着心理活动的开始，且随年龄增长，心理活动不断发展。了解不同年龄儿童的心理特征，对保证儿童心理活动的健康发展十分重要。

（一）注意的发展

婴儿期从无意注意开始，随年龄增长，语言、思维能力发展，逐渐出现有意注意。5～6岁后儿童才能较好控制自己的注意力。

（二）记忆的发展

5～6个月婴儿只有再认无重现，随年龄增长、思维、理解、分析能力的发展，重现能力增强。婴幼儿从机械记忆逐渐向有意识的逻辑记忆发展。

（三）思维的发展

婴幼儿的思维为直觉活动思维，即思维与客观物体及行动分不开，不能脱离人物和行动来主动思考。学龄前儿童则以具体形象思维为主。随年龄增长儿童逐渐学会综合、分析、分类、比较等抽象思维方法，使思维具有目的性、灵活性和判断性，并逐渐发展独立思考的能力。

（四）想象的发展

新生儿无想象能力；1～2岁开始萌芽；3岁后想象内容稍多，开始有了初步抽象概括性思维；6～11岁儿童有意想象和创造性想象迅速发展。

（五）意志的发展

新生儿无意志，婴幼儿随语言、思维的发展规律开始有意行动或抑制自己某些行动时就开始意志的萌芽。语言思维不断发展，社会交往增多，加上成人教育的影响，儿童意志逐渐形成和发展。

（六）情绪、情感的发展

新生儿因出生前后子宫内外环境改变，处于消极情绪中，表现不安、啼哭，而母亲的哺乳、抱、抚摸等可使情绪愉快。随年龄的增长，儿童对不愉快因素的耐受性逐渐增加，能够有意识地控制自己，情绪趋向稳定。同时儿童对客观事物的认识逐渐深化，情绪日益分化，产生信任感、安全感、同情感、友谊感、荣誉感、责任感等。

（七）性格的发展

幼儿期已能独立行走，表达自己的需要，自我控制大小便，故有一定自主感，但又未脱离对亲人的依赖，所以常违拗言行与依赖行为交替出现。学龄前期儿童生活基本能自理，自主增强，但主动行为失败时易出现失望和内疚。学龄儿童开始正规学习生活，重视自己勤奋学习的成就，如不能发现自己的学习潜力则产生自卑。青春期体格发育和性发育开始成熟，社交增多，心理适应能力加强但容易波动，在感情问题、伙伴问题、职业选择、道德评价和人生观等问题上处理不当时易发生性格变化。儿童性格的发展与外界环境和父母教育有重要关系。

（八）社会行为

儿童的社会行为是各年龄阶段心理行为发展的综合表现。其发展受外界环境的影响，包括家庭、学校、社会等各方面。智能的判断很多基于社会行为的成熟状况。儿童随着接触面的扩大，对周围人和事物及环境的反应能力日趋完善（表2-1）。

六、神经心理发育的评价

目前国内外采用的心理测验方法包括筛查性测验和诊断性测验两大类。儿童神经心理发育的水平表现在感知、运动、语言和心理过程等各种能力及性格方面，对这些能力和特征的检查称心理测试。如丹佛发育筛查测验（DDST）用于6岁以下儿童智能筛查，共105个项目，各以横条代表，分布于应人能、细动作-应物能、语言能、粗动作等4个发育方面。最后评定结果为正常、可疑、异常、无法测定。初测结果为后3项者，2～3周后复试，可疑或异常者应进一步做诊断性检查。诊断性测定方法如盖瑟尔发育量表，可测定出儿童的发育商。

📋 **案例分析**

1. 男孩，身长75cm，营养中等，头围与胸围相等，乳牙已萌出6颗，能听懂自己的名字，能说出简单的单词，两足能贴地独自站立数秒，不能独立行走。

分析：

（1）该小儿最可能的年龄是多少？

（2）如果出生时体重3kg，按照计算公式，请算出该小儿的体重应是多少？

（3）该小儿腕部摄片，可显示几个骨化中心？

2. 一健康小儿，体重7.2kg，身长65cm，头围41cm，前囟1.0cm×1.0cm，两个下中切齿正在萌出。

分析：

（1）该小儿最可能的年龄是多少？

（2）该小儿的语言、运动发育达到什么标准？

ER-2-12
案例分析
参考答案

（郑　蓉）

？复习思考题

1. 简述儿童生长发育的规律。

2. 列举影响儿童生长发育的因素。

3. 简述儿童颅骨发育的特点及临床意义。

4. 简述儿童牙齿的发育特点及出牙时机体反应。

第三章 儿 童 保 健

课件

学 习 目 标

　　掌握儿童计划免疫程序；预防接种的注意事项、不良反应的观察与处理。熟悉各年龄期儿童的保健要点。了解儿童体格锻炼方法。能制定出 1 岁以内儿童免疫规划实施程序，并能做好预防接种的宣教。

知识导览

第一节　各年龄期儿童的保健

　　儿童保健（child health care）属于儿科学与预防医学的分支，为两者的交叉学科，研究小儿各年龄期生长发育的规律及影响因素，从而采取有效预防措施，保证和促进儿童身心健康成长。

一、胎儿期保健

（一）预防遗传性疾病和先天畸形

　　大力提倡和普及婚前男女双方检查及遗传咨询，禁止近亲结婚；已孕者可做产前诊断预防，避免病毒感染和接触各类放射线、药物、烟酒、化学物质等；患有严重心、肝、肾疾病及糖尿病、甲状腺功能亢进或低下、结核病等慢性疾病者应在医生指导下治疗；高危孕妇定期产前检查，必要时终止妊娠。

（二）孕母饮食

　　孕母的饮食，应富有营养，尤应注意铁、锌、钙、维生素 D 等的补充，保证各种营养物质均衡、适量的摄入。

（三）孕母生活环境

　　孕妇应生活规律，心情愉快，睡眠充足，劳逸结合，避免精神创伤。

（四）预防感染

　　孕妇早期应该预防弓形虫、风疹病毒、巨细胞病毒及单纯疱疹病毒的感染，避免胎儿畸形及宫内发育不良；分娩时应预防产道感染对新生儿的影响。

（五）产时保健

　　产房温度保持在 22～24℃；及时清理新生儿口、鼻黏液，保证呼吸道通畅；加强皮肤、脐部护理；记录 Apgar 评分、体温、呼吸、心率、体重、身长等；设立母婴同室，尽早母乳喂养。

二、新生儿期保健

　　家庭访视包括新生儿出院后 1～2 天的初访，5～7 天的周访，10～14 天的半月访，27～28 天的满月访，建立新生儿健康管理卡和预防接种卡片。对早产儿、低出生体重儿、足月小样儿等需要增加访视的次数。每次访视根据新生儿及其家庭的具体情况进行有针对性的保健指导。具体护理及保健见第六章第二节内容。

三、婴儿期保健

（一）合理喂养

生后4~6个月内婴儿提倡母乳喂养，但仍需补充铁剂、维生素D等营养素，4个月后应及时合理添加辅食（具体见第五章第一、二节内容）。

（二）日常护理

1. 清洁卫生　有条件者可每日沐浴，夏季酌情增加沐浴次数。婴儿前囟形成污垢或痂皮，可涂植物油，24小时后用清水洗净，不可强行剥落。

2. 衣着　婴儿衣着应宽松，宜用带子束缚。婴儿颈短，上衣不宜有领，宜用和尚领或圆领；宜穿连衣裤或背带裤。尿布应透气以免发生尿布性皮炎。根据季节变化酌情增减衣物和被褥。

3. 睡眠　应从小培养良好的睡眠习惯，不含乳头入睡，3~4个月时逐渐停止夜间哺乳。睡眠前应避免过度兴奋，保持身体清洁、舒适和干爽。各种卧位均可，侧卧位时注意两侧经常更换，以免头部和面部变形。

4. 牙齿　乳牙萌出期间，婴儿可出现吸吮手指、咬东西、烦躁等生理现象，指导家长可用软布蘸水清洁牙龈和乳牙，提供饼干、馒头等食物进行咀嚼，以促进牙齿的发育。

5. 户外活动　婴儿1个月后可以根据具体情况酌情安排每日户外活动，进行日光浴、空气浴以预防佝偻病的发生和增强体质。

（三）早期教育

1. 大小便训练　随着食物性质的改变和消化功能的成熟，婴儿大便次数逐渐减少，至每日1~2次时，即开始训练定时大便。自6~7个月开始小便训练，先由白天不用尿布逐渐过渡至夜间也取消尿布。

2. 视、听能力训练　自3个月开始，在婴儿床上吊上颜色鲜艳、可发声的玩具，定时播放悦耳的音乐，经常与其说话、唱歌，均可促进视觉和听觉的发育。

3. 动作能力训练　自2个月时，可开始训练婴儿空腹俯卧，并逐渐延长俯卧的时间，培养婴儿俯卧抬头。自3~6个月的婴儿能够抓握细小的玩具，应用玩具练习婴儿的抓握能力以及训练翻身能力。自7~9个月，用能够滚动的、颜色鲜艳的软球等玩具逗引婴儿爬行，同时练习婴儿站立、坐下和迈步。自10~12个月，婴儿会玩"躲猫猫"的游戏，鼓励婴儿学走路。也在这一期间运用被动操、主动操进行动作能力训练。

4. 语言训练　婴儿语言发育的关键时期是生后9~24个月，应多与婴儿"交谈"。因为人类的语言只能靠人类互相交谈才能发展，千万别错过这个关键时期。家长应尽早尽可能与小儿进行语言交流，以促进婴儿的语言发育。

🌐 **知识链接**

婴儿被动操和主动操

婴儿被动操是指由成人给婴儿做四肢屈伸运动，可促进婴儿大运动发育、改善全身血液循环，适用于2~6个月的婴儿，每日1~2次为宜。

婴儿主动操是指7~9个月婴儿大运动开始发育，可训练婴儿爬、坐、仰卧起身、扶站、扶走、双手取物等动作。

（四）防止意外

指导家长防止婴儿意外发生，如异物吸入、窒息、中毒、触电、溺水、跌伤、烫伤等。

（五）预防疾病

按时预防接种,定期健康检查和体格测量,以预防佝偻病、营养不良、肥胖症和营养性缺铁性贫血等疾病的发生。

四、幼儿期保健

（一）合理饮食

幼儿生长发育速度仍较快,应注意供给足够的能量和优质蛋白。在 2～2.5 岁以前,乳牙尚未出齐,食物应细、烂、软、易咀嚼和消化,食品种类丰富多样,荤素搭配,制作时注意食物的色、香、味、美,增进幼儿食欲。

（二）日常护理

1. 衣着 幼儿衣着应宽松、保暖、轻便,利于自己穿脱与活动。3 岁开始逐渐学会自己穿脱衣服、整理用物。

2. 睡眠 幼儿的睡眠时间随年龄增长而逐渐减少,一般每晚可睡 10～12 小时,白天睡 1～2 小时。睡眠前不做剧烈活动或给幼儿阅读紧张的故事。

3. 口腔保健 3 岁后可在家长的指导下养成自己刷牙,饭后漱口的习惯,预防龋齿,定期做口腔检查。

（三）早期教育

1. 大小便训练 18～24 个月的幼儿可逐渐训练和养成定期大小便的习惯。

2. 动作发展 根据不同年龄选择不同类型的玩具。12～15 个月小儿选择球类、拖车、积木、滑梯等能够发展肌肉活动的玩具;2 岁后选择能发展注意力、想象力、思维能力的玩具,如积木、能拆装的玩具、图画大而且颜色鲜艳的图书等,在玩耍时家长应启发与引导幼儿,鼓励幼儿独自活动,以发展其动作的协调性。

3. 语言发展 幼儿有强烈的好奇心、求知欲和表现欲,喜欢问问题、唱简单的歌谣、翻看故事书或看动画片等。家长多与其交谈,通过游戏、讲故事、唱歌来促进语言发展,并借助广播、电视扩大词汇量,纠正其发音。

4. 卫生习惯 养成饭前便后洗手,食用清洁食物,不随地吐痰和大小便,不乱扔果皮纸屑等良好习惯。

5. 品德教育 成人应以身作则树立良好榜样,教育幼儿尊老爱幼、互助互爱,使用礼貌用语等。

（四）预防疾病和意外

继续加强预防接种和防病工作,每 3～6 个月为幼儿做健康检查一次,预防龋齿发生,筛查听力、视力异常,进行生长发育系统监测。指导家长防止意外发生,如异物吸入、烫伤、跌伤、中毒、电击伤等。

（五）防治常见的心理行为问题

幼儿常见的心理行为问题包括:违拗、发脾气和破坏性行为等,家长应针对原因采取有效措施进行预防或护理。

 课堂互动

幼儿个性初步形成,自我意识发展,3 岁左右开始出现自主行为,表现为不听话,对事物的评价带有极大的主观性。请你思考,如何正确对待幼儿的无理取闹和过失,应该如何指导父母做幼儿的表率?

高尔基说"游戏是儿童认识世界和改造世界的途径。"请你思考,如何指导家长在与幼儿互动的游戏中培养幼儿的社会交际、道德品质、自觉纪律、意志、性格和语言表达能力?

五、学龄前期保健

(一)合理营养

学龄前儿童饮食接近成人,食物品种要多样化,并做到粗、细、荤、素搭配,保证能量和蛋白质的摄入。注意培养儿童的饮食习惯和良好的进餐礼仪。

(二)日常护理

1.自理能力　学龄前儿童已有部分自理能力,但其动作缓慢、不协调,常需他人帮助,可能要花费比成人更多的时间和精力,此时仍应鼓励儿童自理,不能包办。

2.睡眠　学龄前儿童想象力极其丰富,可导致儿童怕黑、做噩梦等。儿童不敢一个人在卧室睡眠,常需成人陪伴。成人可在儿童入睡前与其进行一些轻松、愉快的活动,以减轻紧张情绪,卧室内可开一盏小灯。

(三)早期教育

培养儿童关心集体、遵守纪律、团结协作、热爱劳动等优秀品质。培养其良好的学习习惯、多方面的兴趣和想象、思维能力。

(四)预防疾病和意外

定期做健康检查,筛查与矫治近视、龋齿、缺铁性贫血等常见病。继续监测生长发育,加强预防接种。

(五)防治常见的心理行为问题

针对原因采取有效措施防治吮拇指、咬指甲、遗尿、攻击性行为和破坏性行为等心理问题。

六、学龄期保健

(一)合理营养

学龄期儿童膳食要求营养充分均衡。重视早餐和课间餐,以保证体格发育。学校应开设营养教育课程,进行营养卫生教育,纠正不良饮食习惯。

(二)体格锻炼

学龄期儿童可做系统的体育锻炼,如体操、赛跑、球类、游泳等活动。劳动可增强体质,促进生长发育,并可养成热爱劳动的良好思想品质。

(三)预防疾病

继续按时进行预防接种,定期健康检查,宣传常见传染病的知识,预防传染病,并对传染病做到早发现、早报告、早隔离、早治疗。注意培养儿童正确的坐、立、行、读书、写字姿势。

(四)防止意外事故

此期意外伤害包括车祸、溺水、创伤等。应对儿童进行法制教育,意外事故防范知识的教育,教会孩子自救。

(五)培养良好习惯

培养良好的社会公德,不吸烟、不饮酒、不随地吐痰。培养良好的学习习惯和性格,注重素质教育。

（六）防治常见的心理行为问题

常见的心理行为问题有焦虑、恐惧或拒绝上学。家长和学校要互相配合帮助儿童适应学校的生活。

七、青春期保健

（一）供给充足营养

青春期是生长发育的第二次高峰期，体格生长迅速，脑力劳动和体力运动消耗大，需要供给充足均衡的营养。因此，应指导青少年选择营养适当的食物和保持良好的饮食习惯。

（二）健康教育

提供适宜的教育环境，培养良好的个人卫生习惯，保证充足的睡眠，加强青春期的性教育，进行适当的体格锻炼。

（三）法制和品德教育

青少年易受外界的影响，故应给予系统的法制教育，加强政治思想教育，抵制腐化堕落思想的影响。

（四）预防疾病和意外

重点防治结核病、风湿病、沙眼、龋齿、肥胖、月经不调和脊柱弯曲等疾病。意外事故重点防止创伤、车祸、溺水、打架斗殴等。

（五）防治常见的心理行为问题

青少年常见出走、自杀、自我形象紊乱等心理问题，需得到家庭、社会、学校的重视并协助解决。

第二节　体格锻炼

体格锻炼是促进儿童生长发育、增强体质和促进健康的重要措施。生后2周就可开始锻炼，随年龄增长，锻炼的形式多样化，因年龄而循序渐进。

一、空气浴

利用空气的温度、湿度、气流、气压、散射的日光等物理因素对人体的作用以促进新陈代谢，健壮呼吸器官和增强心肺功能。先在室内进行，开始室温不低于20℃，逐渐减少衣服至只穿短裤，习惯后可移于户外。一般在饭后1~1.5小时进行较好，每日1~2次，每次由开始2~3分钟，增加至2~3小时（夏季）。一般3岁以下及体弱儿气温不低于15℃，3~7岁不低于12~14℃，学龄儿可降低至10~12℃。儿童脱衣后先用干毛巾擦全身皮肤至微红以作好准备，空气浴时要随时观察儿童反应，若有寒冷表现，如皮肤苍白、口唇发青等，应立即穿衣。

二、日光浴

日光中的红、紫外线可促进儿童心肺功能及生长发育，预防佝偻病。宜在气温22℃以上且无大风时进行。以早餐后1~1.5小时最佳。儿童应躺在树荫或凉棚下，头戴白帽，眼戴遮阳镜。先晒背部，再晒身体两侧，最后晒胸腹部。开始时每侧晒半分钟，以后逐渐增加，但每次日光浴时间不超过25~30分钟。日光浴时应避免日光直射，观察小儿的反应，若出现头晕、头痛、虚弱、出汗过多、脉搏增快等情况,应限制日光照射或停止进行。

三、温 水 浴

由于水的传热能力比空气强,可提高皮肤适应外界环境的能力,还可清洁皮肤,促进新陈代谢,增强食欲,同时有利于睡眠和生长发育。儿童可从擦浴开始,从手臂、脚、腿做向心性擦抹,至皮肤微红为止。新生儿在脐带脱落后即可进行温水浴,水温在37~37.5℃。冬春季每日1次,夏秋季可以每日2次,在水中的时间为7~12分钟。每次浴毕可用较凉的水(33~35℃)冲淋儿童,随即用干毛巾包裹,穿好衣服。冬季要注意室温、水温,做好温水浴前的准备工作,以减少体表能量散发。

第三节　计 划 免 疫

计划免疫是根据儿童的免疫特点和传染病发生的情况制定的免疫程序,通过有计划地进行预防接种,可以提高儿童的免疫水平,达到控制和消灭传染病的目的。

一、计划免疫的种类

(一)主动免疫

主动免疫是指给易感者接种特异性抗原,以刺激机体产生特异性抗体,从而产生主动免疫力。这是预防接种的主要内容,主动免疫制剂在接种后经过一定期限产生的抗体,在持续1~5年后逐渐减少,故还要适时安排加强免疫,巩固免疫效果。主动免疫制剂统称为疫苗,包括灭活、减毒、类毒素、分组疫苗和基因工程疫苗。

(二)被动免疫

未接受主动免疫的易感者在接触传染病后,可给予相应的抗体,而立即获得免疫力。由于抗体留在机体中的时间短暂(一般约3周),故主要用于应急预防。例如,给未注射麻疹疫苗的麻疹易感儿注射丙种球蛋白以预防麻疹;受伤时注射破伤风抗毒素以预防破伤风。被动免疫制剂包括特异性免疫球蛋白、抗毒素、抗血清。此类制剂来源于动物血清,对人体是一种异型蛋白,注射后容易引起过敏反应或血清病,特别是重复使用时更应注意。

二、免 疫 程 序

按照我国卫健委规定,小儿于1岁以内必须完成乙型肝炎病毒疫苗,卡介苗,脊髓灰质炎三价混合疫苗,百日咳、白喉、破伤风类毒素混合制剂,麻疹减毒疫苗接种的基础免疫(表3-1)。根据流行地区和季节,或根据家长的意愿,还可进行水痘疫苗、流感疫苗、肺炎疫苗和轮状病毒等有价疫苗的接种。

三、预防接种操作步骤及要点

(一)预防接种操作步骤

1. 环境准备　接种场所应光线明亮,空气流通,冬季室内应温暖。接种用品及急救用品摆放有序。

表3-1 国家免疫规划疫苗儿童免疫程序

可预防疾病	疫苗种类	接种途径	剂量	英文缩写	接种年龄														
					出生时	1月	2月	3月	4月	5月	6月	8月	9月	18月	2岁	3岁	4岁	5岁	6岁
乙型病毒肝炎	乙肝疫苗	肌内注射	10μg或20μg	HepB	1	2					3								
结核病[1]	卡介苗	皮内注射	0.1ml	BCG	1														
脊髓灰质炎	脊髓灰质炎灭活疫苗	肌内注射	0.5ml	IPV			1	2											
	脊灰减毒活疫苗	口服	1粒或2滴	bOPV					3								4		
百日咳、白喉、破伤风	百白破疫苗	肌内注射	0.5ml	DTaP				1	2	3				4					
	白破疫苗	肌内注射	0.5ml	DT															5
麻疹、风疹、流行性腮腺炎	麻腮风疫苗	皮下注射	0.5ml	MMR								1		2					
流行性乙型脑炎[2]	乙脑减毒活疫苗	皮下注射	0.5ml	JE-L								1			2				
	乙脑灭活疫苗	肌内注射	0.5ml	JE-I								1、2			3		4		
流行性脑脊髓膜炎	A群流脑多糖疫苗	皮下注射	0.5ml	MPSV-A							1		2						
	A群C群流脑多糖疫苗	皮下注射	0.5ml	MPSV-AC												3	4		
甲型病毒性肝炎[3]	甲肝减毒活疫苗	皮下注射	0.5ml或0.0ml	HePA-L										1					
	甲肝灭活疫苗	肌内注射	0.5ml	HePA-I										1	2				

注：1. 主要指结核性脑膜炎、粟粒性肺结核等。2. 选择乙脑减毒活疫苗接种时，采用两剂次接种程序。选择乙脑灭活疫苗接种时，采用四剂次接种程序；乙脑灭活疫苗第1、2剂间隔7～10天。
3. 选择甲肝减毒活疫苗接种时，采用一剂次接种程序。选择甲肝灭活疫苗接种时，采用两剂次接种程序。

2．制品准备　检查生物制品标签，包括名称、批号、有效期及生产单位，并做好登记；检查安瓿有无裂痕，药液有无发霉、异物、凝块、变色或冻结等；按照规定方法稀释、溶解、摇匀后使用。

3．心理准备　做好解释、宣传工作，消除紧张、恐惧心理，争取家长和儿童的合作。接种最好在饭后进行，以免晕针。

4．严格查对　仔细核对儿童姓名、年龄及疫苗名称；严格执行规定的接种剂量和途径；注意预防接种的次数，按使用说明完成全程和加强免疫；按各种制品要求的间隔时间接种，一般接种活疫苗后需间隔4周，接种死疫苗后需间隔2周，再接种其他活疫苗或死疫苗。

5．无菌操作　用2%碘酊及75%乙醇或0.5%碘伏消毒皮肤，待干后注射；接种活疫苗、菌苗时，只用75%乙醇消毒，因活疫苗、菌苗易被碘酊杀死，影响接种效果。要做到使用无菌注射器1人1针1管；抽吸后安瓿内如有剩余药液，需用无菌干纱布覆盖安瓿口，在空气中放置不超过2小时；接种后剩余药液应废弃，活菌苗应烧毁。

6．接种部位　疫苗接种途径常为口服、肌内注射、皮下注射。注射部位通常为上臂外侧三角肌处和大腿前外侧中部。当多种疫苗同时注射接种（包括肌内、皮下和皮内注射）时，可在左右上臂（大腿）分别接种，卡介苗选择上臂。

7．及时记录　保证接种及时、全程足量，避免重种、漏种，未接种者须注明原因，必要时进行补种。

8．备好抢救药物和用物。

（二）预防接种要点

见表3-2。

表 3-2　小儿各类疫苗接种要点

疫苗种类	不良反应	禁忌证	注意事项
卡介苗（BCG）	一般反应：接种部位红肿、脓包破裂、结痂形成小瘢痕。淋巴结炎，播散性结核感染罕见	低出生体重儿，免疫缺陷，全身性恶性疾病，正在接受免疫治疗	3月龄至3岁儿童需要做卡介菌蛋白衍生物（BCG-PPD）试验，阴性者应补种
乙肝疫苗（HepB）	一般反应：罕见和轻微，皮肤硬结、红肿、发热，1~2天自行缓解	疫苗成分过敏者，中、重度急性患者，危重症新生儿	母亲HBsAg阳性，婴儿应肌内注射乙型肝炎免疫球蛋白（HBIG）100U，同时接种HepB，阻断母婴传播，于出生后12小时内完成
脊髓灰质炎灭活疫苗（IPV）	一般反应：皮肤硬结红肿，发热	疫苗成分过敏者，发热，疾病急性期	小儿第一次接种应使用IPV；免疫缺陷疾病，正在使免疫抑制剂或免疫调节药物应接种IPV
百白破疫苗（DTaP）	一般反应：红、肿、痛、硬结，低热、腹痛、皮疹	疫苗成分过敏者，进行性神经系统疾病，癫痫发作期	初次接种DTaP后出现高热惊厥，权衡利弊后考虑是否按程序完成接种
麻腮风疫苗（MMR）	一般反应：6~11天可能出现发热和散在的皮疹，通常于2天内缓解	中度以上急性疾病，严重慢性病及急性发作期，免疫缺陷及免疫抑制剂治疗期间，惊厥史	注射免疫球蛋白者应间隔不小于3个月，接种后2周避免用免疫球蛋白

四、预防接种的反应及处理

（一）一般反应

1.局部反应 接种 24 小时左右，注射部位出现红、肿、热、痛等炎症反应，有时伴有淋巴结肿痛。

2.全身反应 24 小时内出现不同程度的体温升高，1～2 天即可消失，常伴有头晕、恶心、呕吐、腹泻、全身不适等反应。

一般反应时是正常免疫反应，无需任何处理，全身反应强烈需对症治疗。如局部反应扩大，高热持续不退，需至医院就诊。

（二）特殊反应

1.过敏性休克 于注射免疫制剂后数秒钟或数分钟内发生。表现为烦躁不安、面色苍白、口周青紫、四肢湿冷、呼吸困难、脉细数、恶心呕吐、惊厥、大小便失禁甚至昏迷。如不及时抢救，可在短期内危及生命。此时让患儿平卧，头稍低，注意保暖，吸氧，并立即皮下注射 1∶1 000 肾上腺素 0.5～1ml，必要时可重复注射。病情稍稳定后，应尽快转至医院抢救。

2.晕针 是由于注射刺激引起反射性周围血管扩张所致的一过性脑缺血。儿童在空腹、疲劳、室内闷热、紧张或恐惧等情况下，于接种时或几分钟内，出现头晕、心慌、面色苍白、出冷汗、手足冰凉、心跳加快等症状，重者心跳、呼吸减慢，血压下降，知觉丧失。此时应立即将患儿平卧，头稍低，保持安静，饮少量热开水或糖水，必要时可针刺人中、合谷穴，一般即可恢复正常。数分钟后不恢复正常者，皮下注射 1∶1 000 肾上腺素，每次 0.01～0.03ml/kg。

案例分析

男孩，3 个月，体重 6kg，出生后接种了卡介苗和乙肝疫苗。仰卧位时能抬头，听到声音会转头寻找。

分析：

（1）该小儿选择何种锻炼方式？

（2）本月该接种哪种疫苗？

ER-3-3
案例分析
参考答案

（赵 佳）

复习思考题

1. 简述儿童各年龄时期保健原则。

2. 某健康男婴，于 2022 年 10 月 1 日出生，按照规定为该小孩制订 1 岁以内的基础免疫程序。

ER-3-4

扫一扫，测一测

第四章　患病儿童的护理

第一节　儿童医疗机构的设置及护理管理

　　目前,我国儿童医疗机构主要有三类:儿童医院、各级妇幼保健院及综合医院的儿科。不同医疗机构的建筑设计和布局有所不同,其中儿童医院的设置最全面,也最符合儿童免疫力不够健全、安全意识薄弱、对诊疗护理措施恐惧等特点。

一、儿科门诊

(一)儿科门诊设置与特点

　　1. 预诊处　预诊是儿科就诊的第一个步骤,因此,预诊处通常设在医院内距大门最近处或儿科门诊的入口处。通过预诊可尽早发现传染病,并及时隔离,减少交叉感染;尽早发现危重患儿,赢得抢救时机,协助患儿家长选择就诊的科别,节省就诊时间。预诊主要采取简单扼要的病史询问和体格检查,力求在短时间内抓住关键病史、症状及体征,迅速做出判断。当遇有危重患儿时,由预诊护士负责护送至急诊室抢救。

　　2. 门诊部　设有体温测量处、挂号处、候诊室、诊查室、化验室、注射室、治疗室、处置室、饮水处、咨询处等。各室的布置应适合儿童心理特点,可在墙壁上布置儿童喜爱的装饰,以消除其紧张与不安情绪。

　　3. 传染病隔离门诊　分为呼吸道隔离门诊(发热门诊)和消化道隔离门诊(肠道门诊),隔离患儿的挂号、交费、取药均应在指定的区域内进行。诊室应备有一般隔离消毒设备,如紫外线灯、洗手设备、隔离衣、隔离纸等。

(二)儿科门诊的护理管理要求

　　儿科门诊的特点是人员的流动量较大,陪伴患儿就诊的人员多,一个患儿至少有1~2名家属陪伴,且患儿家长的焦急程度往往大于其他科别的就诊人员。根据这些特点,儿科门诊在护理管理上应做好以下几方面的工作。

　　1. 做好组织管理工作　安排经验丰富的工作人员进行分诊,做好家长及患儿的沟通协调工作,必要时派专人陪同家长及患儿到相应诊查室。同时,护理人员要做好诊查前的准备、诊查中的协助以及诊查后的解释工作。合理安排、组织及管理,缩短就诊等待时间,提高就诊质量。

　　2. 密切观察病情变化　患儿病情变化快,在预诊、候诊及整个诊治过程中,护理人员应经常巡视,注意观察患儿的病情变化,如呼吸、面色、神态等,一旦发现紧急情况及时联系医生并配合处理。

3. 预防院内交叉感染　制订并认真执行各项消毒隔离制度,严格遵守无菌技术操作要求。及时发现并隔离传染病患儿,预防院内感染发生。

4. 提供健康教育　利用患儿候诊时间有针对性地向患儿及家长进行科学育儿知识指导或根据不同季节易发生的疾病及其特点进行疾病护理知识的宣传,帮助家长掌握家庭护理常识,减少或避免影响儿童健康的不利因素。宣传的形式可采用宣传栏、集体指导、个别讲解、咨询答疑、电教等方式。

5. 防止差错事故发生　严格执行核对制度,工作认真、仔细,严防差错事故的发生。

二、儿 科 急 诊

(一)儿科急诊的设置

儿科急诊科一般设有诊查室、抢救室、治疗室、观察室(留观室)、收费处、化验室、药房,有条件的医院还有急症手术室、急诊ICU。

(二)儿科急诊的特点

1. 情况紧急,需立即处理　儿科急诊的特点是患儿起病急、来势凶、病情变化快,除危及患儿生命须争分夺秒抢救的危重症之外,还有一些需要紧急诊治的疾病,如高热惊厥、外伤缝合等。

2. 根据病情轻重适度调整就诊顺序　儿科有很多病症的表现不典型,需要快速评估和判断病情,并根据出现的严重情况进行紧急抢救。在抢救的同时,通过询问、仔细观察,进一步明确诊断。所以,对危重患儿的诊疗顺序可打破常规先抢救,后挂号;先用药,后交费。

3. 按照小儿疾病发病的规律性准备用物　根据儿科急症的发病规律、季节性与急诊的特点,准备好常用仪器设备及药品,以便及时、准确地进行抢救。

(三)儿科急诊的护理管理要求

1. 重视五要素,确保急诊抢救质量　人、医疗技术、药品、仪器设备及时间是影响急诊抢救的五个重要因素,缺一不可。其中,人是起主要作用的。急诊护士要求具备高度责任心、坚定的意志、良好的医德修养和较强的组织能力;还要具备丰富的专业知识、精湛的操作技术、灵活敏捷且临危不乱的素质。同时,种类齐全的药品、先进的仪器设备及争分夺秒的处置亦是保证救治成功的重要环节。

2. 执行急诊岗位责任制　急诊各岗位工作人员要求坚守岗位,各司其职,随时做好抢救准备。对抢救药品和设备的使用、保管、维护应有交接班制度。

3. 建立并执行儿科常见急诊的抢救流程和应急预案　护理人员应掌握常见疾病的抢救程序、要点,提高抢救效率。

4. 加强急诊文件管理　应有完整的病历资料,注明患儿急诊时间和治疗时间,遇有口头医嘱必须当面复述无误并经两人核对药物后方可执行,抢救后及时补记于病历上。用过的安瓿保留备查,督促医生开处方并补记录。

三、儿 科 病 房

(一)儿科病房的设置

一般每个病区以收治30~40名患儿为宜,房间安排一般有:

1. 病室　设有大、小两种病室,大病室容纳4~6张床,小病室放置1~2张床。每个床单位占地至少2m²,病床间距离为1m,病床与窗台的距离为1m,病室窗户外设有安全护栏;各病室间有玻璃间隔,作为观察、隔离之用。病室墙壁可装饰颜色鲜明、儿童喜爱的各种图案。每个病室均应设自来水洗手池,墙壁上设壁灯,室内水、电等设施应有安全防护措施。

2. 治疗室　分为内、外两小间。内间可进行各种穿刺、取血等，有利于无菌操作，外间用于各种注射及输液准备。

3. 护士站与医生办公室　设在病房的中部，以便对病儿观察和抢救。

4. 重症监护室　一般在护士站对面，室内备有各种抢救设备和监护设备。

此外，病房还有配膳间、游戏室、儿童浴室、厕所、库房、值班室、处置室、仪器室等。

（二）儿科病房的护理管理要求

1. 环境管理　病室布置应整洁、美观。窗帘、患儿衣被应选用色泽明快、图案活泼的布料制作。病室的温湿度适宜（表4-1），定时通风，避免对流风。

表4-1　不同年龄患儿病房的温、湿度

年龄	室温/℃	相对湿度/%
早产儿	24～26	55～65
足月新生儿	22～24	55～65
婴幼儿	20～22	55～65
年长儿	18～20	50～60

2. 生活管理　做好饮食管理，饮食既要符合治疗的要求，又要满足儿童生长发育的需要，每次用餐后食具应进行消毒。患儿的衣服由医院提供，经常换洗，保持清洁。根据患儿不同年龄，安排合理的作息时间，建立有规律的生活制度，帮助患儿消除或减轻因住院而出现的心理问题。

3. 安全管理　儿科病房安全管理范围广泛、内容繁杂。

（1）防跌伤：病房地面应保持干燥，不可乱扔果皮及杂物、各病室窗外装有护栏。儿童床脚采用全刹脚轮、有安全床档，离开床旁要随手拉上并扣牢床档；患儿在检查床或治疗台上时，必须有专人守护，以防坠床发生。

（2）防烫伤、电击伤、锐器伤：病房中的各种设备要有保护措施，如暖气要加罩、电插座应有保护装置、水温调节装置要符合防烫伤的安全要求。叮嘱患儿及家长住院期间不准携带刀、剪和其他锐器。

（3）防走失：病房大门应设有门禁；患儿外出必须由成人带领；交接班时应清点病区患儿人数。

（4）防误用药：在治疗和护理过程中要细心，严格执行核对制度，药柜上锁。

4. 预防感染　病房应明确清洁区、污染区。每天病房应定时通风，按时进行紫外线照射消毒及空气培养，地面定期消毒，重视手卫生，严格执行消毒隔离制度。做好陪伴家属及探视的管理工作。对新生儿、未成熟儿、肾病综合征、接受化疗及大面积烧伤的患儿更应实施保护性隔离。

第二节　儿童健康评估特点

一、健　康　史

健康史的采集可以从患儿、家长或其他照顾者的叙述获得，有时需与有关医护人员联系获取相关资料。

（一）一般情况

包括患儿姓名（乳名）、性别、年龄（记录实际年龄，新生儿记录日龄，婴儿记录月龄，1岁以上记录为几岁几个月，必要时记录注明出生年月日）、民族、入院时间、入院诊断，父母（抚养人）

的姓名、年龄、职业、文化程度、通信地址、联系电话等,必要时留下父母(抚养人)的电子邮箱及微信号。

(二)主诉

用儿童或其父母的语言简要概括主要症状或体征及其持续的时间。如"持续发热3天"。

(三)现病史

现病史即来院诊治的主要原因及发病经过。包括发病时间、起病过程、主要症状、病情发展、严重程度,以及接受过何种处理等。还有其他系统和全身的伴随症状,以及同时存在的疾病等。

(四)既往史

以往儿童健康状况、过敏史、日常活动等情况。

(五)个人史

包括出生史、喂养史、生长发育史、免疫接种史情况,青少年还应问月经史(女孩)、性行为等。询问时根据不同年龄及不同健康问题各有侧重。

1. 出生史　胎龄、胎次、产次、分娩方式及过程,母孕期情况,出生时体重、身长、有无窒息、产伤、Apgar 评分等。

2. 喂养史　婴幼儿及营养性疾病、消化系统疾病患儿要详细询问喂养史,喂养方式(母乳喂养及断奶时间,人工喂养以何种乳品为主、如何调配、喂哺次数及量,混合喂养)、辅助食品的添加情况。年长儿应询问有无挑食、偏食、吃零食等不良饮食习惯。

3. 生长发育史　了解患儿体重、身高、头围、胸围等体格发育指标增长情况,前囟闭合时间及牙齿萌出时间、数量,何时会抬头、翻身、坐、爬、站、走,语言发育情况,患儿性格是否开朗、活泼、好动或喜静、合群或孤僻、独立或依赖,年长儿在校学习情况、行为表现及与同伴关系等。

4. 免疫接种史　了解曾经接种疫苗的名称、时间、次数,接种后有无不良反应等。

二、身体状况

护理体格检查的目的是通过对身体状况进行全面检查,对患儿身心、社会方面的功能进行评估,为制订护理计划提供依据。

(一)一般项目

在询问健康史的过程中,可留心观察患儿发育与营养状况、精神状态、面部表情、皮肤颜色、哭声、语言应答、活动能力、反应能力、体位、行走姿势等。

(二)一般测量

除常规测量生命体征外,患儿还应测量体重、身高(长)、坐高(顶臀长)、头围、胸围、腹围、上臂围、前囟等。

(三)皮肤和皮下组织

观察皮肤颜色,注意有无苍白、潮红、黄疸、皮疹、出血点、紫癜、瘀斑等;观察毛发颜色、光泽、有无脱发;触摸皮肤温度、湿度、弹性、皮下脂肪厚度,有无脱水、水肿等。

(四)淋巴结

检查枕后、颈部、耳后、腋窝、腹股沟等处的淋巴结,注意大小、数量、质地及活动度。

(五)头部

检查头颅形状、大小,前囟大小及紧张度;观察有无特殊面容,如 21- 三体综合征面容;观察眼睑、眼球、结膜、巩膜、角膜、瞳孔有无异常;注意外耳道、鼻腔有无分泌物;观察口唇颜色、扁桃体是否肿大等。

(六)颈部

观察有无斜颈等畸形,甲状腺是否肿大,气管是否居中等。

（七）胸部

观察胸廓是否对称，有无畸形；肋间隙是否凹陷，有无"三凹征"等。

（八）腹部

新生儿注意脐部是否有分泌物、出血或炎症，有无脐疝；触诊腹壁的紧张度，有无压痛、反跳痛等。

（九）脊柱和四肢

观察脊柱有无畸形，如脊柱侧弯；四肢有无O形腿或X形腿；手指、足趾有无杵状指等畸形。

（十）肛门及外生殖器

观察有无畸形、肛裂，女孩阴道有无分泌物，男孩有无包皮过长、隐睾、腹股沟疝等。

（十一）神经系统

观察患儿神志、精神状态，检查肌张力和神经反射，有无脑膜刺激征。

儿童的语言表达能力有限，故临床观察在儿科护理诊断中显得尤为重要。体检尤应注意患儿生长发育情况，并应取得患儿及其家长的合作。同时根据患儿年龄的特点及耐受程度，对体检顺序进行适当的调整，如检查婴儿时，先听诊胸部和心脏，最后再查咽部；幼儿可检查四肢后再检查其他部分，婴幼儿可在其母亲怀中进行检查，以减少患儿恐惧感。

三、心理、社会因素

心理、社会因素是影响儿童身心健康的重要因素，是儿科健康评估的重要组成部分。

1. 患儿父母的年龄、职业、文化程度、健康状况，父母与患儿的互动方式，家庭经济状况，父母目前的婚姻状况、是否有离异或死亡；家族是否有遗传性疾病；如有遗传性疾病，应了解父母是否近亲结婚，同胞的健康状况等，同时应了解患儿对家庭危机事件的反应。

2. 家庭成员的职业及教育情况　父母的职业应包括目前从事的工作、工作强度、是否暴露于危险环境，家庭经济状况等。父母的教育状况指教育经历、所掌握的技能等。

3. 文化及宗教特色　主要侧重于文化和宗教对家庭育儿观念、保健态度、饮食习惯的影响。

4. 家庭及社区环境　家庭环境包括居住环境、面积、布局和安全性等方面。社区环境包括学校位置、游乐空间、潜在危险因素等。

第三节　与患儿及家长的沟通

沟通是儿科护理中的重要技能，通过沟通不仅能完成有效的护理评估，而且可以帮助建立良好的护患关系，解决患儿健康问题。但由于小儿年龄、生长发育水平及心理发展的不同特点，与患儿的沟通需采用一定的技巧，同时还应注意与小儿家长的交流。

一、与患儿的沟通

（一）与患儿沟通的特点

1. 语言表达能力差　不同年龄阶段的儿童，语言表达能力不同。婴儿期的语言发育尚未成熟，多用哭声表示自己的需要。1~2岁的小儿开始学习语言，常吐字不清楚，用词不准确，多用重复字表达，很难被理解。3岁以上儿童，可通过语言并借助肢体动作，形容、叙述某些事情，但容易夸大事实，掺杂个人想象，缺乏条理性、准确性。因此，婴幼儿时期往往不能或不能完全通过语言表达需要的情感，叙述自己的感受。

2. **认识、分析问题的能力差**　儿童的生活经验很少,对事物的了解、认识以及对语言的理解能力有限,想象、推理能力差。因此,在儿童的抽象思维尚未完全形成时,对问题的认识、理解、判断、分析的能力较成人差,与患儿沟通需要特殊的形式和方法。

（二）与患儿沟通的方法与技巧

1. **语言沟通**

（1）主动介绍:第一次接触儿童时,护士应做自我介绍,并询问儿童的乳名、年龄、学校或幼儿园等儿童熟悉的生活与事情,缩短儿童与护士间的距离。尤其对4～5岁以上的儿童,利用他们好奇心强,愿意提出问题的特点,鼓励其表达,防止将所有问题指向别人。

（2）方式适当:不同年龄阶段的儿童,语言表达及理解能力的发展阶段不同,护士在与儿童交谈中,应采用儿童熟悉的词句,并多采用肯定的方式,避免使用"不"字。如"用纸来折飞机"比"不能吃纸"更能使儿童接受。在查体需要脱下衣服时,可说"我们来听听你的胸部,需要你脱下衣服,要我帮忙吗?"而不用"你要不要脱下衣服?"因后者虽提出"要"与"不要"两种不同的选择方式,但实际上只有一种答案,前者则给予儿童行为上的解释与选择,使儿童能主动配合。

（3）真诚理解:由于儿童对事物的概念和分析与成人不同,有时甚至很幼稚可笑,护士不应取笑儿童或敷衍了事,应采取诚恳态度表示接受与理解。

（4）耐心倾听:由于儿童语言表达能力较差。同时受其思维的限制,有时会出现叙述事情不清,语句不连贯,与事实不符等问题。护士要认真倾听,并加以分析、了解其中的含义,如尚未弄清,可请儿童再重复一遍。

（5）语音适宜:护士应掌握谈话时语音的技巧,注意谈话的语气、顿挫、声调、音量、速度,以促进沟通的顺利进行。如他们能从母亲说话声调的提高或速度的加快而感到情绪紧张。因此,护士应掌握语言的技术。

2. **非语言沟通**　是指利用非语言行为进行的沟通,又称为身体语言。包括面部表情、姿态、手势、动作、抚摸等,通过无声的交流,使护患双方有效地分享信息。护士清洁整齐的着装、和蔼可亲的笑容、亲切诚恳的态度,都可使患儿产生安全感、信任感。对于婴幼儿来说,抚摸则是更有效的沟通形式,是婴幼儿的一种特殊天性需要。通过怀抱、抚摸可以使其消除紧张情绪,感到安全与舒适,得到情绪上的满足,有利于心理发展。

3. **游戏**　适当的游戏可发展儿童的想象力、创造力,促进儿童运动,在游戏中学习知识,认识世界,处理周围关系,适应社会要求,更可以帮助、教育儿童,缩短护患距离,融洽感情,使之心情愉快,促进相互了解。儿童通过游戏能表达他们对家庭、朋友及医护人员的感受,也能显示自己掌握的知识与技能,同时能发泄自己对某件事情的愤怒,护士可以通过治疗性的游戏,鼓励、帮助、教育患儿,使之消除不良情绪。

4. **绘画**　儿童图画有多种含义,多与个人熟悉的、体验到的事情息息相关。通过绘画,患儿可表达自己的愿望,宣泄感情。护士通过绘画与患儿进行交流,了解和发现存在的问题。绘画分为自发性与目标性两种,前者是让患儿按自己的兴趣、想象随意画;后者是患儿根据给出的内容、范围要求绘画,如绘人、风景等。

🌐 **知识链接**

治疗性游戏

治疗性游戏（therapeutic play）是指儿童生活专家或护士通过游戏的方式协助患儿表达对疾病、医院及医护人员、检查和治疗措施的感受、期望和需要,以应对患病和住院带来的生理和心理的变化。治疗性游戏可以分为三类:情绪宣泄性游戏、指导性游戏和生理健康促进性游戏。

护士首先要了解不同年龄阶段儿童的游戏发展、儿童在家中常进行的游戏以及儿童住院时的能力与限制，设计出安全、适合患儿的游戏。常见的游戏包括角色扮演、角色认同、团体游戏、讲故事与绘画等。

二、与患儿家长的沟通

与患儿家长进行有效的沟通，有助于护士取得患儿家长的信任，使医护人员获得正确的病史资料，正确评估患儿及家庭的个性化需求，以满足患儿生理、心理、社会等多方面的需要，使患儿得到更好的治疗，促进患儿早日康复。

1. 护士与患儿家长初次接触时，应积极热情，建立良好的第一印象；关心患儿的健康状况，耐心倾听患儿家长的观点和想法，了解患儿和患儿家庭面临的问题和困难；如果工作较忙，没有足够的时间进行充分的交流，应对患儿家长做出解释，避免家长感到被冷落和忽视。

2. 护士应尽量使用开放性问题鼓励家长交谈，注意倾听和观察语言和非语言信息，注意对谈话主题进行引导，避免与家长的交流偏离目标和主题。

3. 护士进行各项操作时应给予耐心解释，表现对患儿的关爱。患儿家长由于担忧患儿的病情，易产生怀疑，挑剔易怒，心情烦躁。护士应理解患儿家长的心情，针对家长的问题给予解答，不可搪塞应付。例如患儿头皮静脉穿刺失败时，护士应安慰患儿，表示歉意，争取家长谅解，沉着熟练的重新操作或寻求同事协助，以免让患儿家长产生不信任感。

第四节　患儿心理护理

疾病和住院对于儿童来说，无论是心理和生理上都会造成很大的影响。儿童来到一个陌生环境中，有限的活动空间与时间，接触的人与物和日常生活都与家中不同，更重要的是服药、注射等治疗使患儿感到痛苦，这一系列改变使儿童在住院期间需要一个适应的过程。护士应了解每一个住院患儿的心理反应，有的放矢地进行护理，帮助儿童尽快适应医院生活。

一、不同年龄阶段患儿的心理护理

患儿对住院的理解和反应，与其个人的年龄、疾病、病前的生活经历（入托或上学）有密切关系。

（一）婴儿期

婴儿期是儿童各期中身心发育最快的时期。5 个月以前的患儿，住院后要及时满足患儿的生理需要和解除病痛，应尽可能与患儿多接触、微笑、说话、抚摸，提供适当的玩具等，在护理中与患儿建立感情。6 个月以后患儿能意识到与父母或照顾者的分离，开始认生，所以住院后患儿产生分离性焦虑，常表现为拒绝与护士接触，哭闹不合作。

护理人员应尽量为住院婴儿的父母提供陪住的机会，以减少分离性焦虑带来的伤害；当分离不可避免时，护理人员及患儿家长应正确认识儿童分离性焦虑各阶段的表现及其对住院患儿的影响，从而采取有效措施降低焦虑的程度，减轻对儿童的伤害。护士应特别注意多与患儿接触，呼唤其乳名使之逐渐与护士熟悉并产生亲切感。向父母了解患儿生活习惯，在日常的护理中耐心主动，增加小儿的信任感，逐渐使小儿对护士表示友好。

知识链接

分离性焦虑

　　6个月婴儿至学龄前期的儿童,特别是6个月至2岁半的婴幼儿,与父母或照料者分开时所表现出来的一系列行为表现,称为分离性焦虑。分离性焦虑是儿童与亲人分离时的正常反应,分为三个阶段:反抗阶段、失望阶段、超然或否认阶段。反抗阶段表现为连续呼喊亲人,抓住父母不放;拒绝与陌生人接触,对陌生人进行语言攻击和身体攻击,甚至企图逃跑去找父母。失望阶段表现为停止哭泣和打闹,表现出抑郁、悲伤、沮丧,对周围的一切如环境、食物、游戏不感兴趣,可由于拒绝进水、进食、不活动而受到伤害。超然阶段的儿童表面上适应了与亲人分离,能够与陌生人接触、游戏,父母来探视和离开时表现得满不在乎,实际上是儿童把对父母的感情全部压抑下来,此阶段患儿更需要精神上的支持与抚慰,但却容易被忽略。

(二)幼儿期

　　由于幼儿期患儿对父母及其他亲人依恋程度更深,住院后产生的心理变化比婴儿期更强烈。认为住院是父母对自己的惩罚而产生疑虑;对陌生环境感到害怕;对限制自己活动感到不满,分离性焦虑的三个阶段的表现都很明显。有家人陪伴的患儿三个阶段的心理表现不突出,主要表现为拒绝医护人员,甚至刚到其床前,患儿就搂住母亲大哭不止,使查体、注射等治疗护理操作更加困难。护士可适当采取以下心理护理措施。

　　1.责任护理帮助患儿尽快适应　初次接触患儿应在父母在场的情况下,向父母了解患儿的生活习惯,在护理中尽量照顾患儿原来的生活习惯。尽量固定护士,让患儿对护士建立信任感、安全感和亲密感。组织患儿一同做游戏会帮助他们减轻陌生感,获得情感上的满足。

　　2.护患沟通促进患儿语言发育　向患儿父母了解患儿的习惯用语和特殊表达方式,鼓励患儿谈论自己喜欢的事情、为患儿讲故事都有助于预防儿童因住院引起语言发育延迟。

　　3.患儿自主性行为发展机会　允许患儿用哭闹、反抗等方式来发泄他们的不满情感,不要当面批评患儿的退行性行为。在病情允许时为患儿提供独立活动的机会,如自己洗手、吃饭等,尽量满足其独立行动的愿望。当患儿身体某部位的活动受限时,尽可能采用其他替代方式,如行走受限,可用童车或轮椅等助行。

(三)学龄前期

　　此阶段患儿有恐惧心理,对疾病与住院不理解,尤其惧怕因疾病或治疗破坏身体的完整性。其心理护理措施:

　　1.入院介绍　对病房的环境及同病室的其他小病友均应予以介绍,使之尽快熟悉环境、同伴,消除陌生感。

　　2.组织活动　根据病情采用做游戏、讲故事等方法,使他们参与愉快活动,克服焦虑情绪。可组织治疗性游戏,扮演医护的不同角色,模拟注射、手术等操作,使患儿在游戏的同时较好地理解所患疾病及治疗的必要性,也能表达或发泄自己的情感,并能促进患儿主动遵守各项制度,配合医护人员的工作。

　　3.自我照料　鼓励患儿力所能及地参与个人卫生活动和适当的自我照顾,使患儿发挥自己的作用并树立战胜疾病的信心。

(四)学龄期

　　此期患儿入院后的焦虑和不安主要来自于学校分离,其心理问题主要表现为:担心与学校及同学分离,感到孤独,怕耽误学习;关心自己的病情、最后的诊断、最近的情况等,恐怕病情恶化、死亡或成为残疾人;观察医护人员的动态,如表现、动作,查房时的讨论等,以此作为对自己病情的估计。学龄期的患儿对陌生人、陌生环境及治疗感到恐慌,但因其自尊心而表现得比较隐匿。

护理中应做到以下几个方面。

1. 交谈　在交谈中，通过小儿的叙述，纠正其中错误的概念，向患儿解释病因、住院原因及何时能治愈出院等。解除患儿的疑虑，取得患儿的信任，密切护患关系。

2. 关心患儿　注意听取患儿的意见，并尽量满足患儿的合理要求，耐心解释所提的问题，同时鼓励他们从事适当的自我护理。

3. 帮助患儿　保持与学校联系，鼓励患儿与同学发短信、打电话等，必要时建议其同学、老师多与患儿联系，介绍学校及学习情况，使患儿感到自己仍是集体同伴中的一员。

4. 组织学习活动，增强战胜疾病的信心　和患儿一起制订日常生活安排时间，组织学习让患儿了解疾病是可以治疗的，痊愈后还可回学校。

5. 将护理过程作为教育过程　在护理中应对患儿简要讲解治疗过程及特殊检查，使之确信不会受到伤害，争取其积极、主动地配合。

（五）青春期

青春期患儿的认知水平有很大提高，使青春期患儿能够理解疾病及治疗，但也易对疾病和治疗所导致的后果感到焦虑、恐惧。随着自我意识的增强，使青少年难以接受疾病造成的身体功能损害和外表改变。护理过程中可以鼓励青少年与朋友保持联系、鼓励朋友来访，允许表达恐惧和担忧。护士可以安排相同年龄阶段、病情相似的成功病例与其分享治疗和住院经历，缓解其焦虑情绪。

二、临终患儿的心理护理

1. 婴幼儿尚不能理解死亡，因此，应允许父母在其身边做些力所能及的照料，使患儿能在濒死时，有父母和最喜欢的玩具陪伴在其身边。

2. 学龄前患儿对死亡的概念不清楚，常与睡觉相混淆。而疼痛、呼吸困难等痛苦使他们难以忍受。护理中应尽量减轻其痛苦，操作应稳、准、快，对某些患儿的不耐烦、不合作，要耐心说服，尽量满足其心理、生理需要，父母的陪伴、搂抱、抚摸是给患儿最好的支持。

3. 学龄期患儿开始认识死亡是件非常可怕的大事，7～10 岁的患儿不理解死亡的真正意义，在解释死亡时，常用阴暗、厌恶、不好的事来理解其意义，并非常害怕死亡，但仍不能把死亡与自己直接联系起来。10 岁以后的患儿对死亡才有与成人相似的概念，即死亡是生命的终结，所有生物都会发生的事情，他们了解死亡是不可避免的、普遍的及不可逆的，任何人都会发生，自己也不例外。在回答学龄期患儿有关死亡问题时应真实，但因个人性格及疾病的不同，避免给予患儿预期的死亡时间，如可存活几天或几个月等。要及时了解患儿的情绪，鼓励他，给予临终关怀，使其从最爱的人那里得到支持和鼓励，帮助其安静地离去。

4. 当患儿去世后，要理解、同情、关心家长，允许家长在患儿身边停留一些时间，给予最后的照顾，安排一个安静环境，使其父母能有发泄的场所，并予以适当的劝解和安慰。

（戴京杰）

? 复习思考题

1. 简述我国儿科医疗机构的分类。

2. 简述儿科医疗机构设置预诊处的目的。

3. 分离性焦虑是儿童和亲人分离时的正常反应，分为哪三个阶段？

扫一扫，测一测

第五章　营养与营养障碍疾病患儿的护理

课件

ER-5-1

　　掌握婴儿喂养方法;常见营养障碍性疾病的临床表现、护理诊断和护理措施。熟悉儿童能量与营养素的需要;常见营养障碍性疾病的病因和治疗。了解儿童、少年的膳食安排;常见营养障碍性疾病的发病机制、实验室及其他检查。能指导家长进行婴儿喂养;学会奶瓶喂养技术;学会利用护理程序为营养障碍性疾病患儿提供整体护理。

知识导览

ER-5-2

　　营养是保证儿童健康成长的物质基础。营养素摄入不足可引起儿童生长发育障碍及各种营养素缺乏症,摄入过多又易发生肥胖症等疾病。因此,在饮食护理中应注意儿童营养均衡,以促进儿童健康成长。

第一节　能量与营养素的需要

一、能量的需要

　　儿童所需要的能量主要来自食物中的宏量营养素。宏量营养素在体内产能分别为:蛋白质16.8kJ/g(4kcal/g)、脂肪37.8kJ/g(9kcal/g)、碳水化合物16.8kJ/g(4kcal/g)。正常儿童能量的需要包括5个方面。

(一)基础代谢

　　基础代谢是指在清醒、安静、空腹的情况下,人体各种器官为了维持生命进行最基本的生理活动所消耗的能量。儿童基础代谢的能量需要量较成人高,且年龄越小相对越高,婴幼儿基础代谢的能量占总能量的50%~60%。

(二)食物的特殊动力作用

　　人体进食以后产热比进食前有所增加,这种通过食物刺激能量代谢的作用,称为食物的特殊动力作用。婴儿此项能量的消耗占总能量的7%~8%。

(三)活动消耗

　　儿童活动所需能量与身体大小、活动强度、活动持续时间、活动类型有关。

(四)生长所需

　　为儿童时期所特需。所需热量与生长速度成正比,婴儿生长最快,此项热量占总热量的25%~30%。6个月以内的婴儿所需热量相对较多,以后逐渐减少,至青春期又增加。

(五)排泄消耗

　　正常情况下未经消化吸收的食物排泄至体外所损失的能量占总能量的10%以内,当腹泻或消化功能紊乱时可增加。

　　以上五方面的总和即是儿童能量需要的总量。婴儿约需460kJ/(kg·d)[110kcal/(kg·d)],以后每增加3岁减去42kJ/(kg·d)[10kcal/(kg·d)],15岁时约250kJ/(kg·d)[60kcal/(kg·d)]。

二、营养素的需要

（一）宏量营养素

1. 蛋白质　是构成人体细胞和组织的基本成分,具有参与调节人体的生理活动、供给能量、输送各种小分子物质、促进生化反应、防御病原体侵入等功能。小儿不仅需要蛋白质补充细胞的损耗,而且还需用于构成和增长新的组织、维持正常的生长发育。因此,对蛋白质的需要量相对较多。人乳喂养婴儿,每日需要蛋白质2g/kg;牛乳喂养儿每日需要3.5g/kg;混合喂养者,每日约需4g/kg。蛋白质所供能量占每日总能量的10%～15%。

2. 脂类　具有供能和协助脂溶性维生素的吸收,防止散热,保护脏器的功能。婴儿每日所需脂肪4g/kg,脂肪所提供的能量约占每日总能量的45%(35%～50%)。长期缺乏脂肪可导致营养不良、脂溶性维生素缺乏;过多则可影响食欲,发生腹泻。

3. 碳水化合物　是人体最主要的供能来源。碳水化合物所提供的能量占总能量的50%～65%。小儿所需碳水化合物的量比成人相对较多,1岁以内婴儿每日需10～12g/kg,2岁以上者每日需8～10g/kg。当碳水化合物供给不足时,机体动用脂肪供能,可发生营养不良、水肿、酸中毒等。

（二）微量营养素

1. 矿物质

（1）常量元素:已发现人体有20余种必需的无机元素,占人体重量的4%～5%。每日膳食需要量在100mg以上称为常量元素。其中含量>5g的有钙、磷、镁、钠、氯、钾、硫7种(表5-1)。

（2）微量元素:某些体内含量少,需通过食物摄入,有一定生理功能的为微量元素。必需微量元素有碘、锌、硒、铜、钼、铬、钴、铁、锰、镍、硅、锡、钒、氟14种(表5-1)。

2. 维生素　维生素是维持人体正常生理功能所必需的一类有机物质,其主要功能是调节人体的新陈代谢,并不产生能量。按其溶解性分为脂溶性(维生素A、维生素D、维生素E、维生素K)和水溶性(B族维生素、维生素C)两大类。脂溶性维生素排泄缓慢,缺乏时症状出现较迟,过量易致中毒。水溶性维生素易溶于水,其多余部分可迅速从尿中排泄,不易储存,需每日供给;缺乏后迅速出现症状,过量一般不易发生中毒(表5-1)。

表5-1　维生素、主要矿物质的作用、来源

种类		作用	来源
脂溶性维生素	维生素A	促进生长发育和维持上皮细胞的完整性,增加皮肤黏膜的抵抗力,为形成视紫红质所必需的成分,促进免疫功能	肝、牛乳、鱼肝油、胡萝卜等
	维生素D	调节钙磷代谢,促进肠道对钙磷吸收,维持血液钙、磷浓度以及骨骼、牙齿的正常发育	肝、鱼肝油、蛋黄,紫外线照射皮肤合成
	维生素K	由肝脏利用,合成凝血酶原	肝、蛋、豆类、青菜,肠内细菌合成
	维生素E	促进细胞成熟与分化,是一种有效的抗氧化剂	麦胚油、豆类、蔬菜
水溶性维生素	维生素B$_1$	构成脱羧辅酶的主要成分,维持神经、心肌的活动功能,调节胃肠蠕动,促进生长发育	米糠、麦麸、豆类、花生、酵母
	维生素B$_2$	为黄酶的主要成分,参与机体氧化过程,维持皮肤、口腔和眼的健康	肝、蛋、鱼、乳类、蔬菜、酵母
	维生素B$_6$	为转氨酶和氨基酸脱羧酶的组成成分,参与神经、氨基酸及脂肪代谢	各种食物中,肠内细菌合成

续表

种类		作用	来源
水溶性维生素	维生素B$_{12}$	参与核酸的合成,促进四氢叶酸的形成,促进细胞及细胞核的成熟,对生血和神经组织代谢有重要作用	肝、肾、肉等动物食品
	叶酸	其活性形式四氢叶酸参与核苷酸的合成,有生血作用;胎儿期缺乏可引起神经管畸形	肝、肾、酵母、绿叶蔬菜较丰富
	维生素C	参与人体的羟化和还原过程,对胶原蛋白、细胞间黏合质、神经递质的合成与类固醇的羟化、氨基酸代谢、抗体及红细胞的生成等均有重要作用。增强抵抗力,并有解毒作用	各种水果、新鲜蔬菜
常量元素	钙	为凝血因子,能降低神经、肌肉的兴奋性,是构成骨骼、牙齿的主要成分	乳类、豆类、绿叶蔬菜
	磷	是骨骼、牙齿、细胞核蛋白、各种酶的主要成分,协助糖、脂肪及蛋白质的代谢,参与缓冲系统,维持酸碱平衡	肉类、豆类、五谷、乳类
	镁	是构成骨骼及牙齿的成分,激活糖代谢酶,与神经肌肉兴奋性有关,为细胞内阳离子,参与细胞代谢过程。常与钙同时缺乏,导致手足搐搦症	谷类、豆类、干果、肉、乳类
	钾	构成细胞质的要素,维持酸碱平衡,调节神经肌肉活动	果汁、紫菜、乳类、肉
	钠、氯	调节人体液体酸碱性,调节水分交换,保持渗透压平衡	食盐、新鲜食物、蛋类
微量元素	铁	是血红蛋白、肌红蛋白、细胞色素及其他酶系统的主要成分,帮助氧的运输	肝、蛋黄、血、豆类、肉类、绿色蔬菜
	铜	对制造红细胞、合成血红蛋白和铁的吸收起很大作用,与许多酶如细胞色素酶、氧化酶的关系密切,存在于人体红细胞、脑、肝等组织内。缺乏时引起贫血	肝、肉、鱼、豆类、全谷
	锌	为多种酶的组成部分,如与能量代谢有关的碳酸酐酶、与核酸代谢有关的酶;调节DNA的复制转录,促进蛋白质的合成,还参与和免疫有关酶的作用	鱼、蛋、肉、禽、麦胚、全谷
	碘	为甲状腺素T$_3$、T$_4$的主要成分,缺乏时引起单纯性甲状腺肿及地方性呆小病	海带、紫菜、海鱼等

（三）其他膳食成分

1. 膳食纤维　主要来自植物的细胞壁,为不被小肠酶消化的非淀粉多糖,膳食纤维有吸收大肠水分、软化大便,增加大便体积,促进肠蠕动等功能。婴幼儿可从谷类、新鲜蔬菜、水果中获得一定量的膳食纤维。

2. 水　是维持生命活动最基本的物质,水参与体内所有的新陈代谢和体温调节。儿童水的需要量与能量摄入、食物种类、肾功能成熟度、年龄等因素有关。婴儿新陈代谢旺盛,水的需要量相对较多,每日需水量为150ml/kg,以后每增长3岁递减25ml/kg,成人每日需水量40~45ml/kg。

第二节　儿童喂养与膳食

一、婴儿喂养

婴儿喂养的方式有母乳喂养、部分母乳喂养及人工喂养3种,但以母乳喂养为首选。

（一）母乳喂养

1. 各期母乳的主要成分

（1）初乳：产后 7 天内的乳汁，量少，含蛋白质高（主要为免疫球蛋白）而脂肪低，维生素 A、牛磺酸和矿物质的含量丰富。

（2）过渡乳：产后 7~14 天内的乳汁，量逐渐增多，脂肪多而蛋白质和矿物质逐渐减少。

（3）成熟乳：产后 14 天至 9 个月的乳汁，量达 700~1 000ml/d，营养成分适当。

（4）晚乳：产后 10 个月以后的乳汁，量逐渐减少，营养成分减少。

2. 母乳喂养的优点

（1）满足营养需求：母乳中蛋白质、脂肪、碳水化合物的比例适宜，为 1:3:6，母乳蛋白质以乳清蛋白为主，在胃内遇酸后形成的乳凝块小易消化吸收；脂肪中不饱和脂肪酸较多，颗粒小，并含脂肪酶，易消化吸收；母乳中乙型乳糖含量丰富，利于双歧杆菌和乳杆菌的生长，抑制大肠埃希菌的生长，减少腹泻的发生；母乳中含微量元素锌、铜、碘较多，尤以初乳中含量高，可促进生长；矿物质含量低，对肾脏负担小；钙磷比例适宜（2:1），易于吸收，较少发生低血钙；铁含量虽与牛乳相似，但其吸收率是牛乳的 5 倍，故母乳喂养儿较少发生缺铁性贫血。

（2）增强抗病能力：母乳中含有较多的免疫因子，如初乳中含有较多的分泌型 IgA（SIgA），可保护呼吸道及消化道，防止病原微生物的入侵；母乳中含有较多的乳铁蛋白，对铁有强大的螯合能力，能夺走大肠埃希菌和白念珠菌赖以生存的铁，从而抑制它们生长；母乳中还含有溶菌酶、双歧因子、巨噬细胞、补体等免疫活性物质，均可有效抵抗病原微生物的侵袭。

（3）喂养经济方便：母乳温度适宜，不易污染，省时、经济、方便。

（4）增进心理发育：母乳喂养时，婴儿与母亲皮肤直接接触，母亲抚摸、对视，增进母婴感情，使婴儿获得安全感、信任感和愉悦感，有利于婴儿心理和智能的发育。

（5）有益母亲健康：促进子宫收缩，加快子宫复原；可抑制排卵，减少受孕机会；降低母亲乳腺癌和卵巢癌的发生率。

（6）有利于婴儿健康：母乳喂养对婴儿早期健康生长发育和成年期慢性病风险具有保护效应。与配方奶相比，母乳喂养可降低远期肥胖风险。

3. 母乳喂养的护理

（1）产前准备：大力宣传母乳喂养的优点，做好孕妇产后哺喂的心理准备，保证孕母合理营养，睡眠充足、心情愉快。在妊娠后期每日用清水擦洗乳头，乳头内陷者用两手拇指从不同角度按捺乳头两侧并向周围牵拉，每日 1 次至数次。

（2）指导哺乳技巧

1）尽早开奶，按需哺乳：如果顺利分娩，母子健康状况良好，婴儿应尽快吸吮母亲乳头，刺激乳汁分泌并获得初乳。初乳对婴儿十分珍贵，含有丰富的营养和免疫活性物质。因此，应尽早开奶，产后 30 分钟即可喂奶。

2）促进乳汁分泌：婴儿出生后应尽早让其勤吸吮母乳（每侧乳头每隔 2~3 小时要吸吮一次），每次哺乳均应吸吮两侧乳房，先吸空一侧，再吸另一侧。

3）哺乳技术指导：哺乳前更换尿布，母亲洗手，清洁乳头。哺乳时一般采取坐位，哺乳一侧的脚下置一小凳子，抱婴儿于斜坐位，婴儿头、肩部枕于母亲哺乳侧手臂的肘弯部，使婴儿口含住乳头及其大部分乳晕，每次哺乳时间保持在每侧 10 分钟左右。喂乳后将婴儿抱起，头部靠在母亲肩上，轻拍背部，使空气排出，然后保持右侧卧位，以防溢乳。

4）保持心情愉悦：母亲产后要充分地休养身体，放松心情，愉悦身心，享受哺喂和亲子互动带来的快乐。

5）保证合理的营养：乳母膳食应富含蛋白质、维生素和矿物质，少量多餐，保证能量的供给。

（3）哺乳的注意事项：母亲感染人类免疫缺陷病毒（HIV）、患有严重疾病（如活动性肺结核、癌症、精神类疾病及重症心、肾疾病等）不宜哺乳。乙肝病毒携带者并非哺乳禁忌，但这类婴儿应在出生后24小时内给予特异性高效乙肝免疫球蛋白，继之接受乙肝疫苗免疫接种。母亲感染结核病，经治疗无临床症状时可继续哺乳。

4. 断乳　断乳指由完全依赖乳类喂养逐渐过渡到多元化食物的过程。婴儿6个月开始引入半固体食物，并逐渐减少哺乳次数，增加引入食物的量。WHO建议母乳喂养可持续到24个月及以上。

知识链接

《0~6月龄婴儿母乳喂养指南》

中国营养学会提出6月龄内婴儿母乳喂养指南，包括如下六条准则。

1. 母乳是婴儿最理想的食物，坚持6月龄内纯母乳喂养。

2. 生后1小时内开奶，重视尽早吸吮妈妈乳头。

3. 顺应喂养，建立良好的生活规律。

4. 适当补充维生素D，母乳喂养不需补钙。

5. 任何动摇母乳喂养的想法和举动，都必须咨询医生或其他专业人员，并由他们帮助做出决定。

6. 定期监测婴儿体格指标，保持健康生长。

（二）部分母乳喂养

部分母乳喂养又称混合喂养，是指母乳不足或乳母无法哺乳，选用母乳与配方乳或其他食物混合使用的一种喂养方法。具体方法有补授法和代授法两种。

1. 补授法　由于母乳不足或其他原因不能完全由母乳喂养时，先喂母乳，将两侧乳房排空，然后补充牛乳或代乳品的方法。

2. 代授法　母亲因故不能按时哺乳，可用配方乳或其他乳品每日1次至数次代替母乳。但母乳次数不应少于每日3次，以防母乳分泌迅速减少。

（三）人工喂养

人工喂养是指母亲因各种原因不能哺乳，完全用其他如配方奶或其他乳品喂养婴儿的方法。

1. 常用牛乳品及代乳品

（1）鲜牛乳：蛋白含量较人乳高，但以酪蛋白为主，在胃中形成较大凝块不易消化；脂肪含量与人乳相似，但含不饱和脂肪较少，缺乏乳脂酶，较难消化；乳糖含量少，且为甲型乳糖，有利于大肠埃希菌的生长，易患腹泻；矿物质较多，降低胃酸浓度，不利于消化且加重婴儿肾脏的负荷；钙磷比例不合适（1.2∶1），不易吸收。缺乏免疫因子，易受污染，故喂牛乳易患感染性疾病。牛乳与人乳主要成分比较见表5-2。

人工喂养

表5-2　牛乳与人乳主要成分比较（100ml）

	蛋白质/g	脂肪/g	乳糖/g	钙/mg	磷/mg	铁/mg
牛乳	3.3	4.0	5.0	125	99	0.1
人乳	1.5	3.7	6.9	33	15	0.15

1）鲜牛乳的配制：通过加糖、稀释、煮沸三个步骤可纠正牛乳的缺点。100ml牛乳中加糖5~8g。出生后不足2周的婴儿稀释成2∶1（即2份牛奶加1份水）、以后逐渐过渡到3∶1或4∶1，满月后给全奶。用文火煮沸3分钟。

2）婴儿奶量的计算：按8%糖牛乳100ml供能约418.4kJ（100kcal），婴儿每日需总能量460kJ/kg（110kcal/kg），婴儿每日总液量150ml/kg计算。

例如：8月龄男婴，体重8kg，其牛乳的计算方法如下：

每日所需总能量＝110kcal/kg×8kg＝880kcal

每100ml含8%糖牛乳所含能量为100kcal；每日所需8%糖牛乳总量是Xml：

$$100ml：100kcal＝Xml：880kcal$$

$$Xml＝880ml$$

$$每日所需总液体量＝150ml/kg×8kg＝1\,200ml$$

$$每日除牛乳外需水量＝1\,200ml－880ml＝320ml$$

将全天牛乳量分5次喂哺，两次喂奶之间可喂水。

（2）牛乳制品

1）全脂奶粉：由鲜牛奶经浓缩、喷雾、干燥制成，较鲜牛奶易消化，在喂哺时按重量1∶8（1g奶粉加8g水）或按容量1∶4（1匙奶粉加4匙水）计算冲调成全牛奶。

2）婴儿配方奶粉：以牛乳为基础改造的奶制品，提高乳清蛋白，降低酪蛋白，用不饱和脂肪酸代替饱和脂肪酸，提高乳糖含量，降低矿物质的含量，调整钙磷比例，补充适量的维生素和矿物质。使成分接近母乳。在不能母乳喂养时首选配方奶粉。不同月龄的婴儿，配方不同。婴儿能量需要量约为110kcal/（kg·d），一般市售婴儿配方奶粉100g供能约500kcal，故需婴儿配方奶粉约20g/（kg·d）。

（3）羊乳：成分与牛乳相似，但含乳清蛋白高，凝块小，易于吸收，缺点是叶酸和维生素B_{12}含量较低，长期食用易导致巨幼红细胞贫血。

2．人工喂养的护理

（1）选用适宜的奶嘴：奶嘴的软硬度与奶嘴孔的大小应适宜，孔的大小以奶瓶倒置时液体呈滴状连续滴出为宜。

（2）测试奶液的温度：喂哺前先将乳汁滴在成人手腕掌侧测试温度，若无过热感，则表明温度适宜。

（3）避免空气吸入：喂哺时持奶瓶呈斜位，使奶嘴及奶瓶的前半部充满乳汁，防止婴儿在吸奶的同时吸入空气。

（4）加强奶具卫生：在无冷藏条件下，乳液应分次配制，每次配乳所用奶具等应洗净、消毒。

（5）及时调整奶量：婴儿食量存在个体差异，在初次配乳后，要观察婴儿食欲、体重、粪便的性状，随时调整奶量。

（四）婴儿食物转换

婴儿6月龄后，随着生长发育的逐渐成熟，纯乳类喂养不能满足其需要，故需向固体食物转换，以保障婴儿的健康。此期为婴儿食物的过渡期，又称换乳期。

1．食物转换的原则　引入食物的质和量应循序渐进，由少到多、由稀到稠、由细到粗、由一种到多种，逐步过渡到固体食物。

2．食物转换的步骤和方法　见表5-3。

表5-3　换乳期食物的引入

月龄	食物性状	引入的食物	进食技能
6月龄	泥状食物	米汤、含铁配方米粉、蛋黄、菜泥、水果泥	适应勺喂
7～9月龄	末状食物	粥、烂面、饼干、馒头片、鱼泥、肝泥、肉末、菜末、全蛋	学用杯
10～12月龄	碎食物	稠粥、软饭、面条、馒头、碎肉、碎菜、蛋、鱼肉、豆制品	抓食、断奶瓶、自用勺

二、儿 童 膳 食

根据儿童时期生长发育快、代谢旺盛的特点,注意烹饪制作方法,满足机体的膳食需要。

(一)幼儿期的膳食

1岁以后儿童生长逐渐平稳,进食相对稳定,乳牙逐渐出齐,咀嚼和消化功能逐步成熟。食物选择种类逐渐多样化,从乳类为主变为以谷类为主。蛋白质应以优质蛋白为主,占 1/3～1/2。每日总热能供给 90～100kcal(400～420kJ)/kg。食物制作要细、软、碎,易于消化,逐渐增加食物花色品种。

(二)学龄前期儿童的膳食

学龄前期儿童骨骼、肌肉发育迅速,准备乳牙换恒牙,膳食基本接近成人,但应避免过于坚硬、辛辣、油腻的食品。此期也是视力、智力发育的关键时期,应供给充足的蛋白质、卵磷脂、脑磷脂、钙、磷、钾,维生素 A、维生素 D、维生素 B_2。每日总能量供给约 80kcal/kg(340kJ/kg),饮食应荤素搭配、粗细交替,注意色、香、味、美,促进儿童食欲,避免不良饮食习惯。

(三)学龄期儿童的膳食

学龄期儿童上午学习紧张,脑力和体力消耗较大,早餐吃饱吃好,上午第二节课后可加餐,如点心、牛奶或豆浆等。经常更换食物花色品种,避免看书、看电视时进餐,同时注意饮食卫生。

(四)青春发育期少年的膳食

青春期是生长发育的第二高峰期,尤其肌肉、骨骼的生长突飞猛进,能量消耗大,对能量、蛋白质、矿物质、维生素需要量增加,女孩每日供能 2 200～2 400kcal(9.20～1.9g/kg),优质蛋白质应占 40%～50%,供给适量的肉类、海产品和奶类,提供铁、锌、碘、钙等矿物质,以满足机体营养的需要。此外,女孩因月经期铁的流失,应增加铁的供给。

第三节　蛋白质-能量营养不良

蛋白质-能量营养不良(protein-energy malnutrition,PEM)是由于缺乏能量和/或蛋白质所致的一种营养缺乏症,主要见于 3 岁以下婴幼儿。临床上以体重明显减轻、皮下脂肪减少和皮下水肿为特征,常伴有各器官不同程度的功能紊乱。

【病因】

1. 长期摄入不足　喂养不当是导致营养不良的重要原因,如母乳不足而未及时添加其他含蛋白质的食品;奶粉配制过稀;突然断奶而未及时添加辅食;长期以淀粉类食品(粥、米粉、奶糕)喂养等。较大小儿的营养不良多为婴儿期营养不良的继续,或因不良的饮食习惯如偏食、挑食、吃零食过多、不吃早餐等引起。

2. 消化吸收不良　消化系统解剖或功能上的异常如唇裂、腭裂、幽门梗阻、迁延性腹泻、过敏性肠炎、肠吸收不良综合征等均可影响食物的消化和吸收。

3. 需要量增加　急慢性传染病(如麻疹、伤寒、肝炎、结核)的恢复期、生长发育快速阶段等均可因需要量增多而造成营养相对缺乏;糖尿病、大量蛋白尿、发热性疾病、甲状腺功能亢进、恶性肿瘤等均可使营养素的消耗量增多而导致营养不足。先天不足和生理功能低下如早产、双胎因生长更快而需要量增加可引起营养不良。

【临床表现】

体重不增是最早的症状,随后皮下脂肪逐渐减少或消失,体重下降,久之身高也低于正常。皮下脂肪层厚度是判断营养不良程度的重要指标之一。皮下脂肪减少或消失的顺序是:腹部→躯干→臀部→四肢→面部,严重者皮下脂肪消失。重度营养不良儿,体重较正常小儿轻40%以上,皮下脂肪消失,额部出现折皱,两颊下陷,颧骨突出,形如老人。皮肤苍白、干燥及无弹性,肌肉萎缩、肌张力低下。体温低于正常、脉搏减慢、心音低钝、血压偏低。血清蛋白降低时可出现低蛋白性水肿。临床上将营养不良分为三度,见表5-4。

表5-4　婴幼儿营养不良的临床特点

	Ⅰ度(轻)	Ⅱ度(中)	Ⅲ度(重)
体重低于正常均值 /%	15～25	25～40	>40
腹部皮下脂肪厚度 /cm	0.4～0.8	<0.4	消失
身高（长）	尚正常	低于正常	明显低于正常
消瘦	不明显	明显	皮包骨样
皮肤	尚正常	稍苍白、皮肤干燥	苍白、干皱,弹性消失
肌张力	基本正常	肌张力偏低	肌肉萎缩,肌张力低下
精神状态	基本正常	萎靡或烦躁不安	呆滞,反应低下,抑制与烦躁交替

注:腹部皮下脂肪厚度的测量方法:脐旁与乳头线的交点,左右旁开3cm与皮肤垂直,将皮肤捏起量其上缘。正常值>1cm。

【临床分型】
1. **消瘦型**　热能严重不足,表现为消瘦、皮下脂肪减少、皮肤弹性下降,身材矮小。
2. **水肿型**　蛋白质严重不足,表现为眼睑及身体低垂部位水肿,常伴腹泻。
3. **混合型**　介于两者之间。

【并发症】
1. **营养性贫血**　常伴有营养性缺铁性贫血、营养性巨幼红细胞贫血或两者兼有。
2. **感染**　易患各种感染,如上呼吸道感染、肺炎、鹅口疮、中耳炎、腹泻、尿路感染、皮肤感染、败血症等感染性疾病,以呼吸道和消化道感染最常见。
3. **多种维生素和微量营养素缺乏**　以维生素A缺乏最常见,还可伴维生素B、维生素C、维生素D及磷、镁、铜和硒缺乏,严重水肿型营养不良患儿约3/4缺锌。
4. **自发性低血糖**　可突然发生,表现为体温不升、面色灰白、神志不清、脉搏减慢、呼吸暂停等,若不及时诊治,可因呼吸麻痹而死亡。应立即静脉注射25%～50%的葡萄糖。

【实验室及其他检查】
1. **血清白蛋白测定**　血清白蛋白浓度降低是最突出的改变,但其半衰期较长(19～21天)故不够灵敏。胰岛素样生长因子Ⅰ(IGFⅠ)水平反应灵敏,且不受肝功能的影响,被认为是诊断PEM的较敏感指标。
2. **酶活性测定**　血清淀粉酶、脂肪酶、胆碱酯酶、转氨酶、碱性磷酸酶、胰酶活性降低,甚至丧失,经治疗后可迅速恢复正常。
3. **其他**　血脂、血胆固醇、微量元素及电解质水平均有不同程度的下降,血糖水平减低;生长激素分泌反而增多。

【治疗要点】
早发现,早治疗。采用综合治疗,包括祛除病因、治疗原发病、调整饮食、促进消化、增进食欲,治疗并发症及支持疗法等。

小儿营养不良的中医疗法

小儿蛋白质-能量营养不良属于中医疳证的范畴。疳证的病位在脾胃,病机为脾胃虚损,气液耗伤。本病以健脾益气为基本治疗原则。治疗方法有:

1．推拿疗法——捏脊法　两手沿着孩子的脊柱两侧由下而上连续捏提肌肤,从尾骨下端开始,直至低头时颈后隆起最高处下方;每次捏脊3～6遍,每天或隔日1次,6次为一疗程;可休息1周后再进行第二疗程的治疗。

2．食疗法

(1)山楂山药汤:山楂9g,山药15g,白糖25g,煎汤代茶,每日一剂,连服1周。本方适用于脾虚疳积症。

(2)参芪鸽肉汤:乳鸽1只,去杂毛及内脏,将党参10g、黄芪15g、白术9g打为粗末,布包后塞入鸽腹,隔水炖至烂熟,饮汤吃肉。3天炖服一剂,连服4～6剂。本方适用于气血两虚症。

【护理评估】

1．健康史　详细了解患儿的喂养史、饮食习惯以及生长发育情况,注意是否存在母乳不足、喂养不合理以及不良的饮食习惯;有无消化系统解剖或功能上的异常,有无急慢性传染病、消耗性疾病等,是否早产、双胎等。

2．身体状况　测量体重、身高(长)并与同年龄、同性别健康小儿正常标准比较,了解有无精神改变,判断有无营养不良及其程度;测量皮下脂肪厚度;检查有无肌张力下降;有无水肿甚至胸腔积液、腹水。分析血清总蛋白、白蛋白等浓度有无下降,血清酶的活性、血浆胆固醇水平是否降低,有无维生素和微量元素浓度下降。

3．心理、社会状况　了解患儿的心理个性发展情况,家庭亲子关系,家庭经济状况及父母角色是否称职;了解父母的育儿知识水平以及对疾病性质、发展、预后和防治的认识程度。

【护理诊断及合作性问题】

1．营养失调:低于机体需要量　与能量、蛋白质摄入不足和/或需要、消耗过多有关。

2．生长发育迟缓　与营养物质缺乏,不能满足生长发育的需要有关。

3．有感染的危险　与机体免疫力低下有关。

4．知识缺乏:患儿家长缺乏营养及育儿知识。

5．潜在并发症:营养性缺铁性贫血、维生素A缺乏症、感染、低血糖。

【护理措施】

1．一般护理

(1)环境和休息:提供舒适的环境,减少不良刺激,保证患儿精神愉快和充足的睡眠;对住院治疗的患儿,鼓励父母陪伴;及时纠正先天性畸形,进行适当的户外活动和体格锻炼,促进新陈代谢,利于生长发育。

(2)调整饮食,补充营养物质:根据患儿消化功能和病情来调整饮食。饮食调整原则为:循序渐进、逐渐补充,直至恢复正常饮食。

1)能量的供给:①轻度营养不良可从每日250～330kJ/kg(60～80kcal/kg)开始,以后逐渐递增。②中、重度可参考原来的饮食情况,从每日165～230kJ/kg(40～55kcal/kg)开始,逐步少量增加;若消化吸收能力较好,可逐渐增加到每日500～727kJ/kg(120～170kcal/kg),并按实际体重计算所需热能。待体重恢复,可供给正常生理需要量。

2）蛋白质的供给：蛋白质的供应从每日 1.5～2.0g/kg 逐渐增至每日 3.0～4.5g/kg。食品除乳制品外，可给予蛋类、肝泥、肉末、鱼粉等高蛋白食物。轻度营养不良患儿可从牛奶开始，逐渐过渡到带有肉末的食物；中、重度营养不良患儿可先喂稀释奶或脱脂奶，过渡到全奶，然后才能给带有肉末的食物。

3）维生素及微量元素的补充：食物中应富含维生素和微量元素，一般采用每日给予新鲜蔬菜和水果的方式，应从少量逐渐增多，以免引起腹泻。

4）尽量保证母乳喂养：对还能母乳喂养的儿童，要特别注意尽量母乳喂养。

5）选择合适的补充途径：如果胃肠道功能好，要尽量选择口服补充的方法；如果患儿食欲差、吞咽困难、吸吮力弱，可选择鼻胃管喂养；如果胃肠道功能严重障碍，则应选择静脉营养。

6）建立良好的饮食习惯：帮助患儿建立良好的饮食习惯，小学生早餐要吃饱，午餐应保证供给足够的能量和蛋白质。

2．对症护理

（1）用药护理：遵医嘱给予各种消化酶（胃蛋白酶、胰酶）和 B 族维生素口服，助消化；给予蛋白同化类固醇剂如苯丙酸诺龙肌内注射，以促进蛋白质合成和增进食欲；给予锌制剂，可提高味觉敏感度、增加食欲。

（2）病情观察：密切观察患儿尤其是重度营养不良患儿的病情变化。重度营养不良患儿在夜间或凌晨易发生自发性低血糖，一旦发现立即配合医生抢救，静脉输入 25%～50% 葡萄糖。治疗和护理开始后应每日记录进食情况及对食物的耐受情况，定期测量体重、身高及皮下脂肪的厚度，以判断治疗效果。

（3）预防感染：保持患儿皮肤清洁、干燥、防止皮肤破损；做好口腔护理，保持生活环境舒适卫生，注意做好保护性隔离，防止交叉感染。

【健康教育】

向患儿家长讲解营养不良的原因，强调母乳喂养的重要性，指导人工喂养、混合喂养配方奶的配制，介绍辅食添加的原则、顺序，纠正小儿偏食、挑食等不良饮食习惯；保证中小学生早、中餐吃好、吃饱；做好生长发育监测。

第四节　儿童单纯性肥胖症

儿童单纯性肥胖症（obesity）是由于长期能量摄入超过人体的消耗，导致体内脂肪过度积聚，体重超过一定范围的一种营养障碍性疾病。近年来，小儿单纯性肥胖症在我国呈逐步增多的趋势，目前占 5%～8%。肥胖不仅影响儿童的健康，且可延续至成人，易引起高血压、糖尿病、冠心病、胆石症、痛风等疾病。因此，儿童期肥胖症已成为我国儿童的严重健康问题和社会问题。对本病的防治应引起社会及家庭的重视。

【病因与发病机制】

单纯性肥胖症占肥胖小儿的 95%～97%，不伴有明显的内分泌、代谢性疾病，其发病与下列因素有关。

1．摄入过多　摄入的营养素超过机体代谢需要，多余的能量转化为脂肪贮存在体内，为本病的主要原因。

2．活动量过少　缺乏适当的活动和体育锻炼也是发生肥胖症的重要因素，即使摄食不多，也可引起肥胖。因患病需要减少活动的小儿也容易引起肥胖。肥胖儿大多不喜欢运动，形成恶性循环。

3．遗传因素　肥胖具有高度遗传性，目前认为与多基因遗传有关。双亲之一肥胖的后代发生肥胖者占 40%～50%，肥胖双亲的后代发生肥胖者高达 70%～80%，双亲正常的后代发生肥胖者仅 10%～14%。

4. 其他　如饱食中枢及饥饿中枢调节失衡而致多食；精神创伤（如亲人病故、学习成绩低下）以及心理异常等因素亦可致小儿过量进食而出现肥胖。

肥胖的主要病理改变是脂肪细胞的体积增大和 / 或数目增多。肥胖患儿可发生以下生理改变：①对环境温度变化的应激能力降低，有低温倾向；②血脂增高，成年后易并发动脉硬化、冠心病、高血压、胆石症等疾病；③嘌呤代谢异常，血尿酸增高，易发生痛风症；④内分泌改变，如男性患儿的雄激素水平可降低，女性患儿的雌激素水平可增高。

【临床表现】

肥胖症可发生于任何年龄，最常见于婴儿期、5～6 岁儿童和青春期。患儿食欲旺盛，食量大，喜食肥肉、甜食、油炸（煎）食物。因行动不便而不喜欢运动，而且动作笨拙。明显肥胖者常有疲劳感，用力时气短或腿痛。严重肥胖者由于脂肪过度堆积限制胸廓和膈肌的运动，使肺通气量不足，引起低氧血症，表现为气急、发绀、红细胞增多，严重时心脏扩大、心力衰竭甚至死亡，称肥胖低通气综合征（obesity hypoventilation syndrome）。

体格检查可见患儿皮下脂肪丰满，但分布均匀，腹部膨隆下垂。严重者因皮下脂肪过多，使胸腹、臀部及大腿皮肤出现皮纹；少数肥胖患儿因体重过重，走路时两下肢负荷过重可致膝外翻和扁平足。女性肥胖患儿胸部脂肪堆积应与乳房发育鉴别，后者可触到乳腺硬结。男性肥胖患儿因大腿内侧和会阴部脂肪堆积，阴茎可隐匿在阴阜脂肪垫中而被误诊为阴茎发育不良。肥胖小儿性发育常较早，故最终身高常略低于正常小儿。

患儿体重以同性别、同身高（长）小儿正常均值为标准，超过均值 20% 以上者为肥胖症，其中 20%～29% 者为轻度肥胖，30%～49% 者为中度肥胖，50% 以上者为重度肥胖。

由于怕被别人讥笑而不愿与其他小儿交往，故常有心理障碍，如自卑、胆怯、孤独等。智力良好。

【实验室及其他检查】

血清甘油三酯、胆固醇大多增高，严重肥胖患儿血清 β- 脂蛋白也增高；常有高胰岛素血症；血生长激素水平减低，生长激素刺激试验的峰值也较正常儿童低。

【治疗要点】

采取控制饮食，加强运动，消除心理障碍。饮食疗法和运动疗法是最主要的措施，其目的是减少热能性食物的摄入和增加机体对热能的消耗，使体内过剩的脂肪不断减少，体重逐渐下降。药物或外科手术均不宜用于儿童。

【护理评估】

1. 健康史　了解喂养史，详细询问饮食习惯、饮食量、每日运动量及时间，近期治疗史及其效果，有无肥胖家族史。

2. 身体状况　测量患儿体重、身高、皮下脂肪厚度及脂肪分布，外生殖器及智力发育情况，血压是否正常，有无呼吸、心脏受累的症状和体征。

3. 心理、社会因素　评估患儿有无因自身形象而出现孤独、自卑及胆怯等心理。

【护理诊断及合作性问题】

1. 营养失调：高于机体需要量　与摄入高能量食物过多和 / 或运动过少有关。

2. 社交障碍　与肥胖造成心理障碍有关。

3. 自我形象紊乱　与肥胖引起自身形体改变有关。

4. 知识缺乏：患儿家长缺乏合理营养知识。

【护理措施】

1. 一般护理　饮食管理是重点。选择低脂肪、低碳水化合物、高蛋白的食物，鼓励多吃萝卜、青菜、黄瓜、番茄、莴苣、苹果、柑橘、竹笋等含纤维素丰富的蔬菜水果。避免晚餐过饱,少吃或不吃油炸(煎)食品,细嚼慢咽等,培养良好的饮食习惯。

2．对症护理

(1) 运动疗法:增加运动量是减轻肥胖者体重的重要手段。药物治疗儿童不宜。应选择有效而又容易坚持的运动项目,如散步、慢跑、做操、游泳等,每日坚持运动1小时左右;循序渐进,以运动后轻松愉快、不感到疲劳为原则。如运动后出现疲惫不堪、心慌气促及食欲大增,提示活动量过量。鼓励家庭成员共同参与。

(2) 行为疗法和心理支持:行为疗法在控制体重方面效果显著。对肥胖患儿的行为治疗,家庭的参与至关重要。应经常鼓励患儿坚持控制饮食及加强锻炼,增强减肥信心。鼓励患儿多参加集体活动,改变其孤僻、自卑的心理,帮助患儿建立健康的生活方式,具备自我管理的能力。

【健康教育】

指导家长科学喂养,合理搭配饮食,培养患儿良好的饮食习惯,不偏食高能量的食物。鼓励患儿及家长树立信心,坚持配合饮食治疗,创造条件增加患儿活动量,鼓励患儿多参加社会活动,及时表扬患儿的进步,解除因肥胖带来的自卑心理,达到身心健康发展。

第五节　维生素 D 缺乏性佝偻病

维生素 D 缺乏性佝偻病(vitamin D deficiency rickets)是由于维生素 D 缺乏导致钙、磷代谢紊乱,产生以骨骼病变为特征的一种全身慢性营养性疾病。多见于2岁以内的婴幼儿,发病率我国北方高于南方。本病是我国儿童保健重点防治的"四病"之一。近年来,随着社会经济文化水平的提高,本病的发病率逐年降低,病情也趋于轻度。

【维生素 D 的来源、转化和生理功能】

1．来源　维生素 D 是一组具有生物活性的脂溶性类固醇衍生物。其来源有两种途径,内源途径是人体维生素 D 的主要来源,人和动物皮肤中 7- 脱氢胆固醇经日光中紫外线照射转变为胆骨化醇即维生素 D_3;外源途径是指从食物中摄入的维生素 D,包括动物性食物如肝、蛋、乳等所含的维生素 D_3 和植物性食物如植物油、蘑菇、酵母中的麦角固醇经紫外线照射变成的麦角骨化醇即维生素 D_2。

2．转化　维生素 D_3 和维生素 D_2 均无生物活性,被人体吸收进入血液循环后与血浆中的维生素 D 结合蛋白(DBP)运输到肝脏,经肝细胞微粒体和线粒体中的 25- 羟化酶作用转变为 25- 羟维生素 D[25-(OH)D],生物活性低,与 α- 球蛋白结合被运输到肾脏,经近端肾小管上皮细胞线粒体中的 1-α 羟化酶的作用转变为 1,25- 二羟维生素 D_3,即 1,25-$(OH)_2D_3$,具有很强的抗佝偻病生物活性。

3．生理功能　1,25-$(OH)_2D_3$ 主要通过作用于靶器官(肠、肾、骨)而发挥抗佝偻病的生理功能:①促进肠道钙磷吸收,促使骨钙沉积;②增加肾小管对钙、磷的重吸收,提高血磷浓度,有利于骨的矿化作用;③促进成骨细胞的增殖,使血中钙、磷向骨质生长部位沉积;④促进破骨细胞活动,使旧骨中骨盐溶解,使细胞外液中钙、磷浓度增高。

【病因与发病机制】

1．储存不足　母亲妊娠期,特别是妊娠后期维生素 D 摄入不足,如母亲严重营养不良、肝肾疾病、慢性腹泻,以及早产、双胎均可使婴儿体内维生素 D 不足。

2．日光照射不足　是本病的主要原因。冬季日光照射不足,紫外线不能透过玻璃窗,尤其北方冬季较长,日照时间短,而且儿童户外活动少;大城市高楼大厦可阻挡日光照射,大气污染如烟雾、尘埃亦会吸收部分紫外线,故北方儿童发病率高于南方,大城市儿童发病率高于农村。

3. 摄入不足　生后婴儿膳食中含维生素 D 量很少；虽然人乳中钙磷比例适宜,利于钙的吸收,但若母乳喂养儿缺少户外活动或不及时补充鱼肝油及蛋、肝等富含维生素 D 的辅食,则易发生佝偻病。牛乳喂养儿更甚。

4. 需要量增加　婴儿生长快,维生素 D 需要量增加,如早产儿、双胞胎体内储钙不足,生后生长速度较足月儿快,若未及时补充维生素 D 和钙,极易发生佝偻病。

5. 疾病因素　胃肠道或肝胆疾病可影响维生素 D 的吸收与利用,如慢性腹泻、肠结核、婴儿肝炎综合征、先天性胆道闭锁等;或肝肾疾病影响维生素 D 的羟化而引起佝偻病。

6. 药物影响　长期服用抗惊厥药物(如苯妥英钠、苯巴比妥)可使维生素 D 加速分解为无活性的代谢产物;服用糖皮质激素可对抗维生素 D 对钙转运的调节,也可致佝偻病。

维生素 D 缺乏性佝偻病可以看成机体为维持血钙水平而对骨骼造成的损害。发病机制见图 5-1。

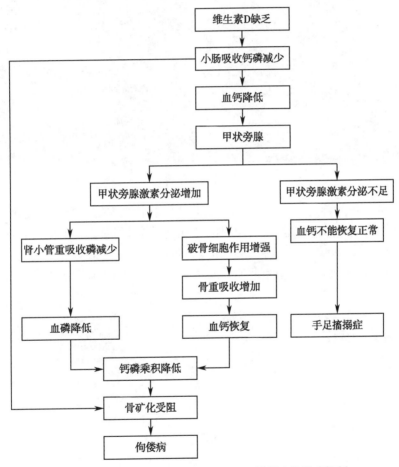

图 5-1　维生素 D 缺乏性佝偻病和手足搐搦症的发病机制

【临床表现】

本病多见于婴幼儿,特别 3 个月以内的小婴儿。主要表现为生长最快部位的骨骼改变,并可影响肌肉发育及神经兴奋性的改变。因此年龄不同,临床表现不同。佝偻病的骨骼改变常在维生素 D 缺乏一段时间后出现,围生期维生素 D 不足的婴儿佝偻病出现较早。儿童期发生佝偻病的较少。重症佝偻病患儿还可有消化和心肺功能障碍,并可影响行为发育和免疫功能。临床上分期如下。

1. 初期(早期)　多见于 6 个月以内,特别是 3 个月以内小婴儿。以神经兴奋性增高为主要表现,如易激惹、烦躁、睡眠不安、夜间啼哭。常伴与室温季节无关的多汗,尤其头部多汗而刺激头皮,致婴儿常摇头擦枕,出现枕秃。

2．激期(活动期)　早期维生素 D 缺乏的婴儿未经治疗,继续加重,患儿主要表现为骨骼改变、运动功能以及智力发育迟缓。

(1)骨骼改变

1)头部:6 个月以内的婴儿佝偻病以颅骨软化为主,前囟闭合延迟,颅骨薄,检查者用双手固定婴儿头部,指尖稍用力压迫枕骨或顶骨的后部,按压如乒乓球样的感觉。额骨和顶骨中心部分常常逐渐增厚,至 7~8 个月时,变成"方盒样"头型,即方颅(从上向下看),头围增大,出牙延迟,囟门晚闭(图 5-2)。

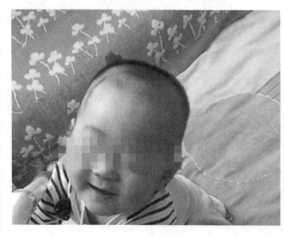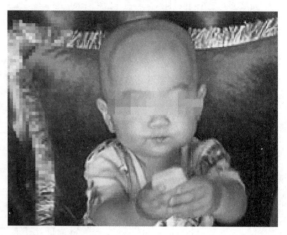

图 5-2　方颅

2)胸部:骨骺端因骨样组织堆积而膨大,肋骨与肋软骨交界处可及圆形隆起,从上至下如串珠样突起,称佝偻病串珠,以两侧第 7~10 肋骨最明显;膈肌附着部位的肋骨长期受膈肌牵拉而内陷,形成一条沿肋骨走向的横沟,称为肋膈沟(又叫哈里森沟);第 7、8、9 肋与胸骨相连处软化内陷,致胸骨柄前突,形成鸡胸;如胸骨剑突部凹陷,可形成漏斗胸(图 5-3)。这些胸廓病变均会影响呼吸功能。

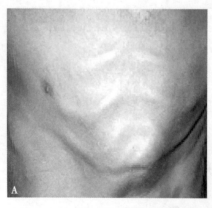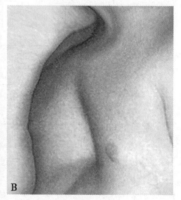

图 5-3　佝偻病鸡胸、漏斗胸
A．鸡胸;B．漏斗胸。

3)四肢:6 个月以上小儿手腕、足踝部肥厚的骨骺呈钝圆形环状隆起,称佝偻病手镯(图 5-4)、足镯。小儿开始站立与行走后,由于骨质软化与肌肉关节松弛,双下肢负重可出现股骨、胫骨、腓骨弯曲,形成膝内翻(O 形腿)或膝外翻(X 形腿)畸形(图 5-5、图 5-6)。

4)脊柱:婴幼儿会坐或站立后,因韧带松弛可致脊柱后凸或侧凸畸形。

5)骨盆:严重者可致骨盆畸形,形成扁平骨盆,成年后女性可致难产。

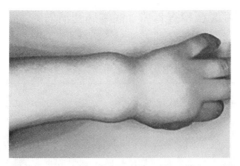

图 5-4　佝偻病手镯

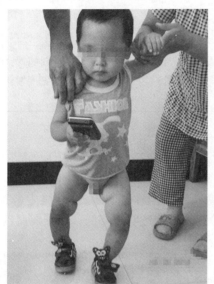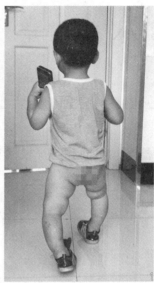

图 5-5　佝偻病 O 形腿

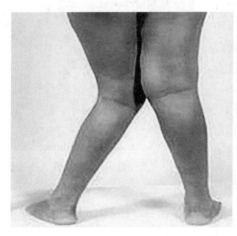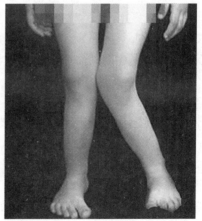

图 5-6　佝偻病 X 形腿

（2）运动功能发育迟缓：由于血磷降低，患儿肌肉发育不良，肌张力低下，韧带松弛，表现为头颈软弱无力，坐、立、行等运动功能落后。腹肌张力下降，腹部膨隆如蛙腹。

（3）神经、精神发育迟缓：重症患儿条件反射形成缓慢，表情淡漠，语言发育迟缓，免疫功能低下，常并发感染及贫血。

3.恢复期　患儿经日光照射或治疗后，临床症状和体征逐渐减轻或消失。

4.后遗症期　多见于 2 岁以后的儿童。因婴幼儿期严重佝偻病，残留不同程度的骨骼畸形。

无任何临床症状,血生化正常,X线检查骨骼干骺端病变消失。

维生素D缺乏性佝偻病四期的特点见表5-5。

表5-5　维生素D缺乏性佝偻病四期的特点

	初期	激期	恢复期	后遗症期
发病年龄	3个月左右	>3个月		>2岁
症状	神经兴奋性增高	骨骼改变、运动功能发育迟缓	症状减轻或接近消失	症状消失
体征	枕秃	生长发育最快部位骨骼改变	一般无	正常
血钙	正常或稍低	稍降低	数天恢复正常	正常
血磷	降低	明显降低	数天恢复正常	正常
碱性磷酸酶	升高或正常	明显升高	1~2个月后逐渐正常	正常
骨X线	多正常	骨骺端钙化带消失,严重时呈杯口状、毛刷状;骨骺软骨带增宽、骨质疏松、骨皮质变薄	长骨干骺端临时钙化带重现增宽、密度增加	干骺端病变消失

【实验室及其他检查】

1.血液生化检查　初期血钙正常或稍低(正常值2.25~2.75mmol/L)、血磷降低(正常值1.3~1.8mmol/L)、钙磷乘积降低,碱性磷酸酶正常或稍高(金氏正常值106~213U/L)。活动期血钙、磷均降低,以血磷降低明显,碱性磷酸酶明显增高。若有条件,血清25-羟维生素D[25-(OH)D]水平测定是最可靠的诊断标准,血清25-(OH)D在早期已明显降低。恢复期血钙和血磷逐渐恢复正常,钙磷乘积正常,碱性磷酸酶开始下降,1~2个月降至正常。后遗症期血生化检查正常。

2.X线检查　初期骨骺多正常或钙化带稍模糊。活动期长骨端X线显示钙化带消失,干骺端呈毛刷样、杯口状改变;骨骺软骨盘增宽(>2mm);骨密度减低,骨皮质变薄(图5-7);可有骨干弯曲畸形或青枝骨折,骨折可无临床症状。恢复期骨骼病变逐渐改善。后遗症期骨骼干骺端X线检查正常。

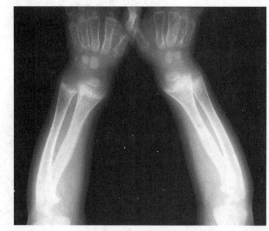

图5-7　佝偻病X线表现

【治疗要点】

治疗目的在于控制病情活动,防止骨骼畸形。主要是补充维生素D,同时补充适量的钙剂;后遗症期可考虑外科手术矫正。

【护理评估】

1.健康史　评估母亲妊娠后期有无严重营养不良、肝肾疾病、慢性腹泻等;患儿是否早产、双胎和出生季节、居住环境及日光照射情况,有无及时添加辅食及口服鱼肝油,有无生长过快和既往有无胃肠道、肝肾疾病及用药情况。

2.身体状况　在护理评估中应根据患儿年龄不同,重点检查该年龄阶段易出现的骨骼变化。根据血生化及X线检查,评估患儿所处的疾病阶段。

3.心理、社会状况　评估患儿父母对合理喂养、户外活动必要性的了解程度,日常照顾小儿有无困难,对患儿出现的骨骼变化有无焦虑。

【护理诊断及合作性问题】

1.营养失调:低于机体需要量　与维生素D摄入不足有关。

2．潜在并发症：维生素 D 过量引起中毒。

3．有感染的危险　与免疫功能降低有关。

4．知识缺乏：患儿家长缺乏佝偻病的预防和护理知识。

【护理措施】

1．一般护理

（1）户外活动：指导家长每日带患儿进行一定时间的户外活动，直接接受阳光照射。生后 2～3 周即可带婴儿户外活动，每次时间从数分钟增至 1 小时以上。

（2）饮食：合理喂养，按时引入换乳期食物，给予富含维生素 D、钙、磷和蛋白质的食物，如动物肝、蛋黄、奶油、乳类和海产品等。

2．对症护理

（1）补充维生素 D：①以口服维生素 D 制剂为佳，一般剂量为每日 2 000～4 000U，1 个月后改为预防量，每日 400～800U，重症或不能口服者可肌内注射维生素 D_3 30 万 U 或维生素 D_2 40 万 U 一次，2～3 个月后改为预防量口服。中重度佝偻病应在维生素 D 治疗的同时，口服葡萄糖酸钙，每日 1～3g，或服用其他钙剂。②严格按医嘱服用维生素 D，预防维生素 D 中毒。若发现患儿出现厌食、体重下降、烦躁、倦怠、嗜睡、低热、大便异常、夜尿增多等，及时通知医生，立即停药。

（2）加强生活护理，预防感染：保持室内空气新鲜，温、湿度适宜，阳光充足，避免交叉感染。

（3）预防骨骼畸形和骨折：小儿衣着柔软、宽松，床铺松软。避免早坐、站、行；避免久坐、久站，以防止发生骨骼畸形。严重佝偻病患儿肋骨、长骨易发生骨折，护理操作时动作要轻柔，不可用力过猛，以防止发生骨折。

（4）加强体格锻炼：对已有骨骼畸形者可采取主动和被动的方法矫正。如遗留胸廓畸形，可做俯卧位抬头展胸运动；下肢畸形可施行肌肉按摩，O 形腿按摩外侧肌，X 形腿按摩内侧肌，以增加肌张力，矫正畸形。

3．心理护理　护理人员面对患儿的睡眠不安、烦躁哭闹要有爱心和耐心，多抚摸患儿；对留有骨骼畸形并产生心理障碍的年长儿，多指导其矫正的方法，寻找其长处给予鼓励，找回自信，增强其应对受挫的能力。

【健康教育】

向患儿及家长讲解有关佝偻病的相关知识，鼓励家长带患儿到户外晒太阳，初生儿可在 2～3 周后开始，夏季气温太高，避免太阳直射，在阴凉处活动，尽量暴露皮肤。冬季室内活动时开窗，让紫外线能达室内，增加日光照射。提倡母乳喂养，及时添加辅食。

充足的日光照射即可保证体内的 25-（OH）D_3 和 1,25-（OH）$_2D_3$ 浓度正常。因此，孕妇应多做户外运动，饮食应含丰富的维生素 D、钙、磷和蛋白质等营养物质，防止胎儿宫内维生素 D 储存不足。

处于生长发育高峰的婴儿应采取综合性预防措施，即保证一定时间的户外运动和预防量的维生素 D 和钙剂，并及时添加辅食。新生儿生后 2 周应每日给予预防剂量维生素 D 10µg，至 2 岁；夏季日光充足、户外运动多，可暂停服用或减量。早产儿、低出生体重儿或双胎儿生后即应每天给予维生素 D 800～1 000U，3 个月后改预防剂量 400～800U/d。

第六节　维生素 D 缺乏性手足搐搦症

维生素 D 缺乏性手足搐搦症（tetany of vitamin D deficiency）又称佝偻病性低钙抽搐，多见于 6 个月以下的小婴儿。主要由于维生素 D 缺乏，血钙降低导致神经肌肉兴奋性增高，引起局部或全身抽搐。近年来，由于预防工作的普遍开展，本病已较少发生。

【病因及发病机制】

病因与佝偻病基本相同,血钙下降是本病的直接病因。因维生素 D 缺乏使血钙下降,而甲状旁腺分泌不足,不能促进骨钙动员和增加尿磷的排泄,致血钙进一步下降。当血钙浓度低于 $1.75\sim1.88$ mmol/L($7.0\sim7.5$ mg/dl)或游离钙浓度 <1.0 mmol/L(4 mg/dl)时,即可出现手足搐搦症。

诱发血钙降低的因素:①维生素 D 缺乏的早期,甲状旁腺调节反应迟钝,使血钙降低;②春夏季户外活动增多或近期补充大量维生素 D,大量钙沉积于骨骼,而肠道吸收钙相对不足,使血钙降低;③合并发热、感染、饥饿时,组织分解,磷从细胞内释放,使血磷增加,导致离子钙下降,可出现低钙抽搐。

【临床表现】

典型发作的临床表现为惊厥、喉痉挛和手足搐搦,并有程度不等的活动期佝偻病的表现。

1. 惊厥　最常见,多见于小婴儿。表现为突然发生四肢抽动,两眼上翻,面肌颤动,神志不清,发作时间可短至数秒钟,发作时间长者可伴口周发绀。发作停止后意识恢复,精神萎靡而入睡,醒后活泼如常,发作次数可数日 1 次或 1 日数次,甚至 1 日数十次。一般不发热,发作轻时仅有短暂的眼球上窜和面肌抽动,神志清楚。

2. 手足搐搦　最特有,多见于较大婴儿、幼儿,表现为突发手足痉挛,呈弓状,双手呈腕部屈曲状,手指伸直,拇指内收贴近掌心,强直痉挛;足部踝关节伸直,足趾同时向下弯曲呈"芭蕾舞足"。

3. 喉痉挛　最危险,婴儿多见,表现为喉部肌肉及声门突发痉挛,呼吸困难,有时可突然发生窒息,严重缺氧甚至死亡。

三种症状以无热惊厥最常见。

隐匿型没有典型发作的症状,但可通过刺激神经肌肉而引出体征。①面神经征:以手指尖或叩诊锤叩击患儿颧弓与口角间的面颊部(第 7 脑神经孔处),引起同侧眼睑和口角抽动为面神经征阳性,新生儿期可呈假阳性;②腓反射:以叩诊锤叩击膝下外侧腓骨头上方的腓神经,可引起足向外侧收缩者即为腓反射阳性;③陶瑟征:以血压计袖带包裹上臂,使血压维持在收缩压与舒张压之间,5 分钟之内该手出现痉挛症状为阳性。

【实验室及其他检查】

血钙降低,血磷正常或升高;尿钙阴性。

【治疗要点】

首先控制惊厥及喉痉挛,其次补充钙剂,最后补充维生素 D 制剂。

【护理评估】

1. 健康史　了解患儿喂养史及户外活动情况,近期是否使用维生素 D 等。

2. 身体状况　评估患儿是否存在佝偻病的早期表现,患儿的惊厥、手足搐搦等症状是否伴有发热,发作后神志是否清醒等。及时静脉抽血进行血钙、血磷测定。

3. 心理、社会因素　注意评估家长对病因、表现、预后及护理知识的了解程度及家长有无恐惧等。

【护理诊断及合作性问题】

1. 有窒息的危险　与惊厥、喉痉挛发作有关。

2. 有受伤的危险　与惊厥、手足搐搦有关。

3. 营养失调:低于机体需要量　与维生素 D 缺乏有关。

4. 知识缺乏:患儿家长缺乏手足搐搦症的预后和护理知识。

【护理措施】

1. 一般护理　提供安静的休息环境,避免刺激,预防外伤,如病床两侧加床栏防止坠床,抽搐时勿强力使用物品撬开紧咬的牙关,以免造成损伤。

2. 对症护理

（1）急救处理：惊厥发生时，立即吸氧，保持呼吸道通畅，控制惊厥与喉痉挛，可用地西泮每次 0.1～0.3mg/kg，肌内或静脉注射；或用 10% 水合氯醛每次 40～50mg/kg，保留灌肠。喉痉挛者需立即将舌头拉出口外，进行人工呼吸或加压给氧，必要时进行气管插管或气管切开。

（2）防止窒息：密切观察有无窒息的表现，一旦发现立即吸氧，同时将患儿舌尖轻轻拉出口外，头偏向一侧，清除口鼻分泌物，保持呼吸道通畅；已出牙的小儿，应在上下门齿间置牙垫，避免舌咬伤；必要时行气管内插管或气管切开，进行人工或机械呼吸。

（3）钙剂治疗：常用 10% 葡萄糖酸钙 5～10ml 加 10% 葡萄糖液 5～20ml 稀释后缓慢静脉注射（10～15 分钟）或静脉滴注，时间不得少于 10 分钟，若注射过快，可引起血钙骤升发生心搏骤停；避免药物外渗以免造成组织坏死。

（4）补充维生素：症状控制后按维生素 D 缺乏性佝偻病补充维生素 D，定期户外活动。

【健康教育】

向家长宣传坚持每日户外活动、合理喂养、每日补充生理需要量维生素 D 的重要性。讲解预防维生素 D 缺乏的相关知识。教会家长当患儿惊厥或喉痉挛发作时的处理方法，如就地抢救，使患儿平卧，松开衣领，头偏向一侧，颈部伸直，清除口鼻分泌物，保持呼吸道通畅；保持安静，减少刺激；针刺人中穴 2～3 分钟，同时通知医生或急送医院。

案例分析

患儿，男，7 个月，体重 8.1kg。因夜哭、多汗 1 个月，加剧 1 周于 2022 年 4 月 10 日上午 11 时入院。患儿 1 个月前开始出现烦躁、睡眠不安，夜间易惊醒、哭闹，且多汗，尤以头部明显，无发热、咳嗽，曾在当地医院治疗（具体不详），效果不佳。近 1 周来症状加重入院。查体：体温 36.5℃，脉搏 118 次/min，呼吸 36 次/min，可见枕秃，颅骨按之有乒乓球感。患儿生后一直未添加辅食，极少户外活动。

分析：

（1）该患儿可能的临床诊断是什么？依据有哪些？

（2）患儿存在哪些护理诊断/护理问题？

（3）对患儿应采取哪些护理措施？

案例分析
参考答案

（王旭美）

复习思考题

1. 简述母乳喂养的优点。

2. 儿童能量需求包括哪些方面？

3. 试述婴儿辅食添加的原则及顺序。

4. 营养不良的病因和并发症有哪些？

5. 维生素 D 缺乏性佝偻病的病因包括哪些？激期的主要表现是什么？如何对患儿家长进行健康指导？

扫一扫，测一测

课件

第六章　新生儿与新生儿疾病患儿的护理

ER-6-2
知识导览

学习目标

　　掌握新生儿的概念及分类；正常足月儿和早产儿的护理；新生儿常见疾病的临床表现、护理诊断及护理措施。熟悉正常足月儿和早产儿的特点；新生儿常见疾病的病因、治疗要点及健康教育。了解新生儿常见疾病的发病机制与实验室及其他检查。能运用护理程序，为正常足月儿、早产儿及新生儿疾病患儿提供整体护理。

第一节　新生儿分类

（一）根据胎龄分类

1. 足月儿　胎龄满 37 周、未满 42 周的新生儿。

2. 早产儿　胎龄 <37 周的新生儿。

3. 过期产儿　胎龄≥42 周的新生儿。

（二）根据出生体重分类

1. 正常出生体重儿　出生体重在 2 500～4 000g 的新生儿。

2. 低出生体重儿　出生体重 <2 500g，多为早产儿和小于胎龄儿，其中体重 <1 500g 者称为极低出生体重儿，<1 000g 者为超低出生体重儿。

3. 巨大儿　出生体重 >4 000g 者，包括正常和有疾病者。

（三）根据出生体重与胎龄关系分类（图 6-1）

1. 适于胎龄儿　出生体重在同胎龄儿平均体重的第 10～90 百分位者。

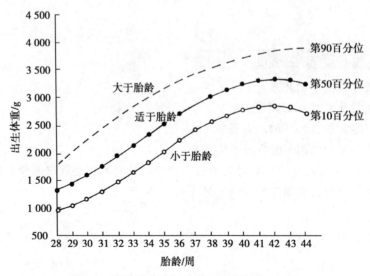

图6-1　新生儿命名与胎龄及出生体重的关系

2. 小于胎龄儿　出生体重在同胎龄儿平均体重的第 10 百分位以下者。胎龄已足月但体重 <2 500g 者称为足月小样儿,多由于宫内发育迟缓引起。

3. 大于胎龄儿　出生体重在同胎龄儿平均体重的第 90 百分位以上者。

(四)高危儿

高危儿是指已经发生或有可能发生危重情况而需要特殊监护的新生儿。常见于以下情况。

1. 孕母的社会经济因素　孕母 <16 岁或 >40 岁、吸烟、吸毒、酗酒等。

2. 异常妊娠史　孕母有糖尿病、高血压病史,孕期有阴道出血、感染史,母亲为 Rh 阴性血型,过去有死胎、早产、死产或性传播病史等。

3. 异常分娩史　各种难产、手术产,分娩时使用过量镇静、止痛药物等。

4. 出生时异常　如出生时 Apgar 评分低于 7 分、新生儿窒息、巨大儿、多胎儿、大于或小于胎龄儿、各种先天畸形等。

第二节　正常足月儿和早产儿的特点及护理

一、正常足月儿的特点及护理

正常足月儿(normal full-term infant)是指出生时胎龄满 37 周、未满 42 周,体重 >2 500g,身长 >47cm,无畸形和疾病的活产新生儿。

【正常足月儿的特点】

1. 外观　新生儿出生时全身皮肤覆盖有胎脂,有保护皮肤的作用,可自行吸收,不必强行洗去。新生儿皮肤薄嫩,血管丰富,易损伤感染,严重者可致败血症。正常足月儿与早产儿外观特点区别见表 6-1。

表 6-1　正常足月儿与早产儿外观特点鉴别表

鉴别点	早产儿	正常足月儿
哭声	轻弱	响亮
肌张力	低,四肢松弛	高,四肢呈屈曲状态
皮肤	鲜红发亮、水肿,胎毛多	红润、皮下脂肪丰满、胎毛少
头发	细而乱	分条清楚
耳壳	软、缺乏软骨、耳舟不清楚	软骨发育好、耳舟形成、直挺
指/趾甲	未达到指/趾端	达到或超过指/趾端
跖纹	足底纹少,足跟光滑	足底纹遍及整个足底
乳腺	乳晕不清,无结节或结节 <4mm	乳晕明显,结节 >4mm
外生殖器	男婴睾丸未降至阴囊、阴囊皱纹少 女婴大阴唇不能遮盖小阴唇	男婴睾丸已降至阴囊、阴囊皱纹多 女婴大阴唇可遮盖小阴唇

2. 体温调节　新生儿的体温调节中枢发育不完善,皮下脂肪薄,体表面积大,容易散热,体温易随环境温度变化。新生儿出生后体温明显下降,若环境温度适中,体温可逐渐回升,并波动在 36~37℃之间;若环境温度过高,进水少及散热不足,可致脱水、血液浓缩而发热(脱水热)。

适中温度

适中温度（又称"中性温度"）系指能维持正常体核及皮肤温度的最适宜的环境温度，在此温度下身体耗氧量最少，新陈代谢最低。新生儿适中温度与胎龄、日龄和出生体重有关，胎龄越小、日龄越低、出生体重越轻，则适中温度越高，否则反之。

3. 呼吸系统　新生儿呼吸中枢发育不成熟，呼吸肌弱，胸腔小，主要靠膈肌运动，故以腹式呼吸为主。新生儿呼吸浅表，频率较快，40～45 次/min。节律可不规则。

4. 循环系统　小儿出生后血液循环发生巨大变化（见第九章第一节）。新生儿心率较快，120～140 次/min，生后 1、2 天内心前区可有杂音，数天后自行消失。新生儿平均血压为 70/50mmHg（9.3/6.7kPa）。因血液多分布于躯干和内脏，四肢易出现冰冷及发绀。

5. 消化系统　新生儿胃呈水平位，容量小，贲门括约肌松弛，幽门括约肌紧张度较高，故新生儿易发生溢乳和呕吐。新生儿消化道面积相对较大，通透性高，有利于营养物质的吸收，但吸收毒素的机会也增加。新生儿在生后 12 小时内开始第一次排出胎便，为墨绿色、黏稠无臭，由肠黏膜脱落上皮细胞、羊水及消化液组成，2～3 天可排完。若生后 24 小时仍未排胎便，应检查是否有肛门闭锁等消化道畸形。

6. 血液系统　新生儿出生时红细胞数和血红蛋白量高，以后逐渐下降。白细胞计数较高，第 3 天开始下降。由于胎儿肝脏维生素 K 储存量少，凝血因子 II、VII、IX、X 活性低，生后需常规注射维生素 K_1，以防止新生儿出血症的发生。

7. 泌尿系统　新生儿多在生后 24 小时内排尿，如 48 小时仍无尿，需查明原因。新生儿肾浓缩功能差，易出现水肿或脱水症状。肾脏排磷功能较差，易致低钙血症。

8. 神经系统　新生儿脑相对较大，300～400g，占体重的 10%～12%（成人仅占 2%）。但大脑皮质和纹状体发育不完善，神经髓鞘未完全形成，易出现泛化现象。新生儿期具有先天性的神经反射，如吸吮、觅食、握持、拥抱和交叉伸腿反射等，正常情况下均于生后数月自然消失。新生儿时期巴宾斯基征、克尼格征、低钙击面征可阳性，而腹壁反射和提睾反射不稳定。

9. 免疫系统　新生儿特异性和非特异性免疫功能均弱，易患感染性疾病。故护理新生儿时预防感染十分重要。因从母体获得一定量的免疫球蛋白 IgG，可使新生儿对某些传染病（如麻疹）具有免疫力，而免疫球蛋白 IgA、IgM 缺乏，因此新生儿易患呼吸道、消化道感染和大肠埃希菌、金黄色葡萄球菌败血症。

10. 特殊生理状态

（1）生理性体重下降：新生儿生后由于进食少、水分丢失及胎粪排出导致体重下降，生后 3～4 天最低，但不超过 10%（一般 3%～9%），10 天左右恢复到出生时体重。

（2）生理性黄疸（见本章第七节）。

（3）"马牙"和"螳螂嘴"：新生儿上腭中线和齿龈切缘常有黄白色小斑点，称上皮珠，俗称"马牙"，系上皮细胞堆积或黏液腺分泌物积留所致，于生后数周至数月自行消失。新生儿两颊部有脂肪垫，俗称"螳螂嘴"，对吸乳有利，不应挑割，以免引起感染。

（4）假月经：妊娠后期由于胎儿从母体获得一定量的雌激素，生后突然中断，少数女婴生后 5～7 天有少量阴道血性分泌物，类似月经来潮，称"假月经"。可持续 1 周，一般不必处理。

（5）乳腺肿大：生后第 3～5 天，男、女新生儿均可发生乳腺肿大，切忌挤压，以免继发感染。一般生后 2～3 周内消退，无须特殊处理。

（6）粟粒疹：由于新生儿皮脂腺功能未成熟，生后 3 周内可见鼻尖、鼻翼、面颊部长出细小的、白色或黑色的、突出在皮肤表面的皮疹。脱皮后多自行消失，一般不必处理。

【护理诊断及合作性问题】

1. 有体温失调的危险 与体温调节中枢发育不完善、环境温度不良有关。

2. 有窒息的危险 与呛奶、呕吐物吸入有关。

3. 有感染的危险 与免疫功能不足有关。

【护理措施】

1. 一般护理

（1）病室环境：新生儿室应阳光充足，空气新鲜，避免对流风。保持环境在适中温度。正常足月儿在穿衣盖被的情况下，室内适中温度为22～24℃，相对湿度为55%～65%；要定期全面湿式清扫和消毒，每天紫外线照射30～60分钟；工作人员着清洁工作服、口罩、鞋帽，无传染病和急性感染。

（2）饮食：正常足月儿生后半小时即可开奶，尽早开奶可防止新生儿低血糖并有利于维持正常体温、刺激母乳的分泌。提倡母乳喂养，喂奶前可试喂糖水，排除消化道畸形。喂奶前宜先测体温，换尿布，按需哺乳；喂奶后应竖抱新生儿轻拍背部，然后取右侧卧位，防止溢乳和呕吐引起窒息。

知识链接

新生儿病房分级

根据医护水平及设备条件将新生儿病房分为三级。

1. Ⅰ级新生儿病房 即普通婴儿室，适合于健康新生儿，母婴同室，主要任务是指导父母的护理技能和方法、对新生儿常见遗传性疾病进行筛查。

2. Ⅱ级新生儿病房 即普通新生儿病房，适于胎龄>32周、出生体重>1 500g（发达国家胎龄>30周、出生体重>1 200g）的早产儿及各种疾病，但无需循环或呼吸支持及外科治疗的新生儿。

3. Ⅲ级新生儿病房 即新生儿重症监护室（NICU），适于危重新生儿的抢救和治疗，并负责接受Ⅰ级、Ⅱ级新生儿病房转送的危重新生儿，应具有较高急救水平的新生儿急救医护人员及新生儿急救转运系统。

2. 对症护理

（1）新生儿娩出后应迅速清除口、鼻腔的黏液和羊水，并立即擦干婴儿，结扎脐带，擦去身上的血迹，用预热好的毛毯包好（尤其是冬天）。出生后用纱布蘸温开水或消毒植物油拭去头皮、耳后、面、颈、腋下及其他皮肤皱褶处的血渍和胎脂。24小时后去除脐带夹，体温稳定后即可沐浴，每日1次。勤换尿布，每次大便后用温水清洗会阴及臀部，并用柔软毛巾吸干，保持清洁干燥，以防尿布性皮炎。衣服柔软、宽松，以无扣为宜。

（2）口腔不宜擦洗，喂奶前后宜喂温开水，以保持口腔清洁；可用1%硝酸银或用红霉素滴眼预防淋菌性眼炎。

（3）脐带在出生结扎后逐渐干燥，残端一般于1周内脱落。脐带脱落前应保持局部清洁、干燥。若有少许渗出物，可涂以75%乙醇或0.2%～0.5%碘伏。

（4）出生后24小时内接种乙肝疫苗，以后1个月、6个月时各接种1次。生后2～3天接种卡介苗。

（5）严密观察新生儿的哭声、面色、体温、呼吸、脉搏、奶量、大小便、体重、活动等，若有异常及时报告医生。

【健康教育】

提倡母婴同室和母乳喂养。宣传育儿保健知识，采用录像或示范的方式，教会家长新生儿日常护理方法，介绍新生儿日常观察内容及方法，若有异常情况能及早发现，及时就诊，为医治疾病赢得时间。

开展先天性遗传性疾病的筛查，及时发现先天性甲状腺功能减退症、苯丙酮尿症等新生儿遗传代谢病和听力障碍等疾病。

知识链接

新生儿疾病筛查

新生儿疾病筛查是指在新生儿期对严重危害新生儿健康的先天性、遗传性疾病施行专项检查，提供早期诊断和治疗的母婴保健技术。2009 年 2 月 16 日颁布的《新生儿疾病筛查管理办法》规定全国新生儿疾病筛查病种包括先天性甲状腺功能减退症、苯丙酮尿症等新生儿遗传代谢病和听力障碍。

二、早产儿的特点及护理

早产儿（preterm infant）又称未成熟儿，指胎龄小于 37 周，出生体重 <2 500g 的活产新生儿。

【早产儿的特点】

1. 外观　见表 6-1。

2. 体温　早产儿体温调节功能更不完善，棕色脂肪含量少，体表面积相对较大，皮下脂肪少，故产热少，散热多，更易发生低体温，甚至发生寒冷损伤综合征。而汗腺功能差，在高温环境中又易发热。

3. 呼吸系统　早产儿呼吸中枢不成熟，表现为呼吸浅快、不规则或呈周期性呼吸暂停［呼吸停止达 15～20 秒，伴心率减慢（<100 次 /min），青紫］。早产儿的肺发育不成熟，肺泡表面活性物质缺乏，易发生肺透明膜病。

4. 循环系统　早产儿心率快，血压较足月儿低，部分可有动脉导管未闭。

5. 消化系统　早产儿吸吮及吞咽能力差，胃容量更小，且贲门括约肌松弛，更易发生溢乳、呛奶而窒息；各种消化酶不足，胆酸分泌少，消化吸收功能差，故早产儿更易出现喂养困难和营养缺乏；因肝酶的活性低，所以生理性黄疸持续时间较长、程度较重；肝糖原储存少，蛋白质合成少，易发生低血糖和低蛋白血症。

6. 血液系统　早产儿由于维生素 K 及维生素 D 贮存较足月儿少，更易发生出血和佝偻病。因红细胞生成素水平低下、先天储铁不足，生理性贫血出现早，程度重。

7. 泌尿系统　早产儿肾浓缩功能更差，葡萄糖阈值低，肾小管排酸能力差，更易发生低钠血症、糖尿及代谢性酸中毒。

8. 神经系统　早产儿神经系统功能发育不完善，拥抱、握持、吸吮、觅食反射均不敏感。恶心、呕吐反射差，可因无力呕出呕吐物而窒息。易缺氧而发生缺氧缺血性脑病。

9. 免疫系统　早产儿的免疫功能比足月儿更差，极易发生各种感染，且病情重，预后较差。

【护理诊断及合作性问题】

1. 体温过低　与体温调节功能不完善，产热少散热多有关。

2. 不能维持自主呼吸　与呼吸中枢不成熟、肺发育不良、呼吸肌无力有关。

3. 营养失调：低于机体需要量　与吸吮、吞咽、消化、吸收功能差有关。

4. 有感染的危险　与免疫功能低下有关。

【护理措施】

1．一般护理　早产儿室温应保持在 24～26℃，相对湿度在 55%～65%。早产儿室除足月儿室条件外，室内还应配备婴儿暖箱、远红外辐射床、微量输液泵、吸引器和复苏抢救设备。工作人员进入病室前应更换清洁工作服、鞋，洗手，保持室内清洁、舒适、整齐、安全。

2．对症护理

（1）早产儿出生后置于适中温度的暖箱中，并加强体温监测，不同体重早产儿暖箱的温度见表 6-2。小早产儿在暖箱中仍不能保温时，可盖被戴帽等防止散热。如无暖箱设备，可因地制宜采用其他保暖方法，如远红外辐射床、袋鼠式护理等。

表6-2　不同体重早产儿暖箱的温度

体重 /kg	暖箱温度			
	35℃	34℃	33℃	32℃
1.0～1.499	初生 10 天内	10 天～3 周	3～5 周	5 周后
1.5～1.999	—	10 天内	10 天～4 周	4 周后
2.0～2.5	—	2 天内	2 天～3 周	3 周后
>2.5	—	—	2 天内	2 天后

（2）早产儿消化功能弱，易呕吐和溢乳，需耐心、细心喂养。尽量母乳喂养，无法母乳喂养者，宜用早产儿配方奶喂养。吞咽极差者可用滴管、胃管喂养或经静脉给高营养。早产儿喂奶量和间隔时间见表 6-3。

表6-3　早产儿喂奶量和间隔时间

出生体重 /kg	<1	1.0～1.499	1.5～1.999	2.0～2.499
开始量 /ml	1～2	3～4	5～10	10～15
每天隔次增加量 /ml	1	2	5～10	10～15
哺乳间隔时间 /h	1	2	3	3

（3）气急、发绀、呼吸暂停者，及时清除呼吸道分泌物，保持呼吸道通畅。给予间断低流量吸氧，以维持动脉血氧分压在 50～80mmHg（6.7～10.7kPa）或经皮血氧饱和度在 90%～95% 为宜。一般不超过 3 天。可常规用经皮测氧仪，随时调整氧浓度，一旦缺氧症状改善应立即停用，以免引发视网膜病变导致失明。呼吸暂停时可弹足底、拍背以刺激呼吸，必要时遵医嘱用呼吸兴奋剂或人工辅助呼吸。

（4）早产儿出生后应肌内注射维生素 K_1 0.5～1mg/d，连用 3 天，以预防出血。生后 2 周开始服浓鱼肝油滴剂，保证维生素 D 1 000U/d。还应补充维生素 A、维生素 C、维生素 E 及铁剂、叶酸等营养物质。

（5）严格执行消毒隔离制度，严格控制探视，室内物品定期更换消毒，以防交叉感染。加强皮肤、口腔、脐部护理，一旦发现微小病灶立即隔离治疗。

（6）随时观察和记录体温，皮肤有无硬肿；呼吸频率、节律，有无青紫和进行性呼吸困难；有无烦躁或反应低下、惊厥；有无脐部渗血、黑便；有无黄疸加深、抽搐，以及进奶量和大小便情况，发现异常及时报告医生。

3．心理护理　早产儿各器官系统发育不成熟，易发生多种并发症，病死率较高。护理人员应及时与家长进行有效沟通，了解他们的心理状态，告诉他们在护理早产儿时，千万不要急躁和过分紧张，要细心，多观察，只要科学护理，早产儿一定会健康成长。

【健康教育】

鼓励母乳喂养,向家长讲解保暖、喂养及预防感染等护理措施的重要性及注意事项。指导并示范保暖方法和体温监测。嘱早产儿出院后3、6、12个月做眼底检查;指导出生后2周开始使用维生素D制剂,2个月补充铁剂,预防佝偻病和贫血;按期预防接种。

第三节　新生儿窒息

新生儿窒息(neonatal asphyxia)是指胎儿娩出后1分钟,仅有心跳而无自主呼吸或未建立规律呼吸导致的低氧血症、高碳酸血症和混合性酸中毒,是引起新生儿死亡及伤残的主要原因之一。

【病因与发病机制】

1. 孕母因素　孕母有慢性或严重疾病,如心、肺功能不全;妊娠并发症,如妊娠期高血压疾病等。

2. 胎儿因素　胎儿吸入羊水、黏液致呼吸道阻塞,造成气体交换受阻;早产、肺发育不良、呼吸道畸形等。

3. 分娩因素　产妇在分娩过程中药物(麻醉剂、镇静剂)使用不当,抑制了呼吸中枢;头盆不称、胎头负压吸引、臀位抽出术、滞产、产钳术使胎儿长时间缺氧致呼吸中枢受到损害等。

【临床表现】

1. 胎儿宫内窘迫　胎儿缺氧早期为胎动增加,胎心率加快,≥160次/min;晚期为胎动减少或消失,胎心减慢或停搏,羊水被胎粪污染呈黄绿色或墨绿色。

2. 新生儿窒息　以Apgar评分(表6-4)为其指标,根据窒息程度分轻度窒息和重度窒息。轻度(青紫)窒息:Apgar评分4~7分。如果抢救治疗不及时,可转为重度窒息。重度(苍白)窒息:Apgar评分0~3分。如果不及时抢救可致死亡。

表6-4　新生儿Apgar评分法

体征	评分标准			评分	
	0分	1分	2分	1分钟	5分钟
皮肤颜色	青紫或苍白	躯干红,四肢青紫	全身红		
心率/(次·min⁻¹)	无	<100	>100		
弹足底或插鼻管反应	无反应	有些动作,如皱眉	哭,打喷嚏		
肌张力	松弛	四肢稍屈	四肢活动		
呼吸	无	浅慢,不规则	正常、哭声响		

知识链接

Apgar评分在新生儿窒息的诊断

近年来认为做脐带血血气分析可增加判断窒息的准确性,但该评分仍是新生儿窒息的诊断、分度及判断预后的主要指标。1分钟评分仅是窒息诊断分度的依据,5分钟评分有助于判断复苏效果及预后。评分越低,酸中毒和低氧血症越严重,如5分钟评分,仍低于6分者,神经系统受损较大。如5分钟的评分数<3分,则新生儿死亡率及日后发生神经系统后遗症的机会明显增加。

【实验室及其他检查】

1. 血气分析　有 $PaCO_2$ 升高，PaO_2 及 pH 降低。

2. 血清电解质检查　常有血清钾、钠、氯、钙、磷、镁和血糖的降低。

3. 头颅 B 超及 CT　能发现颅内病变及范围。

【治疗要点】

1. 早期预测　预防及积极治疗孕母疾病，分娩前作好充分的抢救准备工作。新生儿娩出后准确进行 Apgar 评分。

2. 及时复苏　采用国际公认的 ABCDE 复苏方案。

3. 复苏后处理　评估和监测呼吸、心率、血压、肤色、经皮氧饱和度及神经系统症状。

【护理评估】

1. 健康史　详细询问妊娠期孕母身体状况，产前的胎心和胎动以及破膜时间、胎盘脐带情况、胎位、产程长短、羊水情况等。

2. 身体状况　评估患儿皮肤颜色、呼吸情况、心率、四肢肌张力及对刺激的反应情况等。及时采血做血气分析，主要观察酸中毒及 $PaCO_2$、PaO_2、pH 等。

3. 心理、社会因素　新生儿窒息抢救后大多能恢复，但严重窒息者仍可遗留较严重的后遗症。应了解家长对小儿治疗预后的担忧和焦虑，后遗症康复护理知识与方法的了解程度。

【护理诊断及合作性问题】

1. 自主呼吸障碍　与呼吸功能不全、呼吸道梗阻有关。

2. 潜在并发症：呼吸衰竭、心力衰竭。

3. 有感染的危险　与免疫功能低下、羊水吸入等有关。

4. 焦虑（家长）　与病情危重、预后不良有关。

【护理措施】

1. 新生儿窒息复苏　积极配合医生按 A、B、C、D、E 程序进行复苏。其中 A 是根本，B 是关键，评价和保温贯穿于整个复苏过程。

（1）畅通气道（A）：此项要求在生后 15～20 秒内完成。①新生儿娩出后即置于远红外线或其他方法预热的保暖台上；②用预热干毛巾揩干头部及全身，减少散热；③摆好体位，患儿取仰卧位，肩部以布卷抬高 2～3cm，使颈部轻微伸仰；④立即吸净口、鼻、咽黏液，先吸口腔，再吸鼻腔，吸引时间不超过 10 秒。

（2）建立呼吸（B）：拍打或弹足底，也可摩擦患儿背部等给予触觉刺激，促使呼吸出现。如无自主呼吸和 / 或心率 <100 次 /min 者，应立即用复苏器加压给氧。面罩应密闭口、鼻，通气频率为 40～60 次 /min，其压力大小应根据患儿体重和肺部情况而定，吸呼比为 1:2，氧气流量应≥5L/min，通气有效可见胸廓起伏。30 秒后再评估，如心率 <100 次 /min，则进行气管插管正压通气。

（3）恢复循环（C）：气管插管正压通气 30 秒后，如心率 <60 次 /min，则进行胸外心脏按压，一般采用双拇指（环抱法）或中、示指法按压，操作者双拇指并排或重叠于患儿胸骨体下 1/3，其他手指围绕胸廓托在后背同时按压；或仅用中、示两手指并拢按压胸骨体下 1/3 处，频率为 120 次 /min，每按压 3 次，正压通气 1 次，双人配合，耗时约 2 秒。按压深度为胸廓压下 1.5～2cm。按压有效可摸到颈动脉和股动脉搏动。

（4）药物治疗（D）：建立有效的静脉通路。保证药物及时进入体内；胸外心脏按压不能恢复正常循环时，可给予静脉或气管内注入 1:1 000 肾上腺素；如有血容量不足，遵医嘱静脉输注全血、白蛋白或生理盐水等；如有休克症状者遵医嘱给予多巴胺或多巴酚丁胺。根据医嘱及时纠正酸中毒、扩容等。

（5）评价（E）：复苏过程中，及时评价患儿情况并准确记录。

2. 加强监护　患儿取侧卧位、床旁备吸引器等物品。监护的主要内容为神志、肌张力、体温、床温、呼吸、心率、血氧饱和度、血压、尿量和窒息所致各系统症状,注意喂养,合理给氧,观察用药反应,认真填写护理记录。

3. 保暖　贯穿于整个治疗护理过程中,可将患儿置于远红外辐射床,病情稳定后置暖箱中保暖或热水袋保暖,维持患儿肛温 36.5～37℃。

【健康教育】

耐心细致地解答病情,介绍有关的医学基础知识,取得家长理解,减轻家长的恐惧心理,得到家长的最佳配合。

第四节　新生儿缺氧缺血性脑病

新生儿缺氧缺血性脑病(hypoxic-ischemic encephalopathy, HIE)是由于各种围生期因素引起的缺氧和脑血流减少或暂停而导致胎儿和新生儿的脑损伤。是新生儿窒息后的严重并发症。

【病因与发病机制】

引起新生儿缺氧缺血性脑病的病因很多。①新生儿窒息:是导致本病的主要原因;②反复呼吸暂停及严重的呼吸系统疾病;③严重先天性心脏病;④严重颅内疾病;⑤心搏骤停或严重循环系统疾病。

缺氧缺血性脑病引起脑损伤的部位与胎龄有关。足月儿主要累及脑皮质、矢状窦旁区,早产儿则易发生脑室周围白质软化。

【临床表现】

意识改变及肌张力变化为临床常见的主要表现,严重者可伴有脑干功能障碍。临床根据病情的表现不同分为轻、中、重 3 度。

1. 轻度　主要表现为兴奋、激惹,肢体及下颌可出现颤动,拥抱反射活跃,肌张力正常,呼吸平稳,一般不出现惊厥。症状于 24 小时后逐渐减轻。

2. 中度　主要表现为嗜睡、反应迟钝,肌张力减低,肢体自发动作减少,病情较重者可出现惊厥。前囟张力正常或稍高,拥抱、吸吮反射减弱,瞳孔缩小,对光反射迟钝等。足月儿出现上肢肌张力减退较下肢重,而早产儿则表现为下肢肌张力减退比上肢重。

3. 重度　以抑制症状为主,表现为意识不清,常处于昏迷状态,肌张力低下,肢体自发动作消失,惊厥频繁发作,反复呼吸暂停,前囟张力明显增高,拥抱、吸吮反射消失,双侧瞳孔不等大、对光反射差,心率减慢等。重度死亡率高,存活者多有后遗症。

【实验室及其他检查】

1. 血气分析　显示酸中毒,pH 降低,$PaCO_2$ 升高,PaO_2 下降。

2. 头颅 B 超、CT 扫描或磁共振(MRI)检查　可帮助诊断病变部位、范围及有无颅内出血的情况;脑电图检查可显示病变范围、程度及预后。

3. 血清肌酸激酶同工酶(CK-BB)、神经元特异性烯醇化酶(NSE)　脑组织受损时升高,有利于对脑损伤程度及预后的判断。

【治疗要点】

本病以支持疗法、控制惊厥和治疗脑水肿为主。

1. 支持疗法　给氧、改善通气、纠正酸中毒、低血糖,维持血压稳定。

2. 控制惊厥　首选苯巴比妥,肝功能不全者改用苯妥英钠,顽固性抽搐者加用地西泮或水合氯醛。

3. 治疗脑水肿　控制入量,可用呋塞米(速尿)静脉注射,严重者可用 20% 甘露醇。亚低温治疗可在发病 6 小时内进行,仅适用于足月儿,早产儿不宜使用。

【护理评估】

1. 健康史　了解胎儿在母体内的发育情况,有无胎动异常、胎心率情况。出生时有无产程延长、羊水污染及新生儿 Apgar 评分和复苏经过。出生后有无心、肺、脑严重疾病。

2. 身体状况　评估患儿是兴奋或嗜睡、昏迷。肌张力有无减弱或松弛,并进行上下肢对比。观察有无原始反射活跃或消失。有无惊厥、呼吸减慢、呼吸暂停、瞳孔对光反射消失等。

3. 心理、社会因素　该病可能导致永久性神经损伤,家长大多非常恐惧和不知所措。应了解家长对小儿预后的担忧和焦虑,后遗症康复护理知识与方法的认识程度。

【护理诊断及合作性问题】

1. 低效性呼吸型态　与缺氧、缺血致呼吸中枢损害有关。

2. 潜在并发症:颅内压升高、呼吸衰竭。

3. 营养失调:低于机体需要量　与摄入不足有关。

4. 恐惧(家长)　与病情严重、预后不良有关。

【护理措施】

1. 保持呼吸道通畅　维持呼吸功能,患儿取侧卧位、床旁备吸引器等物品,合理给氧,耐心喂养。

2. 消毒隔离　严格执行无菌操作技术,勤洗手及加强环境管理,减少探视次数,防止交叉感染。

3. 加强监护　监护的主要内容为神志、肌张力、体温、呼吸、心率、血氧饱和度等。遵医嘱应用脱水药物,避免外渗,观察用药反应,认真填写护理记录。

【健康教育】

耐心细致地解答病情,介绍有关的医学基础知识,取得家长理解,减轻家长的恐惧心理,得到家长最佳的配合。

第五节　新生儿颅内出血

新生儿颅内出血(intracranial hemorrhage of newborn,ICH)是主要由缺氧或产伤引起的脑损伤,早产儿发病率较高。是新生儿死亡的重要原因之一,预后较差,存活者常留有神经系统后遗症。

【病因与发病机制】

1. 缺氧　早产儿多见。产前、产时或产后凡能引起胎儿或新生儿缺氧、缺血的因素如窒息、胎盘早剥、脐带绕颈等均可导致血管通透性增加,血液外渗,出现室管膜下出血、脑实质点状出血、蛛网膜下腔出血。

2. 产伤　足月儿多见。可因急产、胎头过大、头盆不称、高位产钳、臀牵引、胎头负压吸引助产等,使头部受挤压、牵引而引起颅内血管撕裂。

3. 其他　快速输入高渗液体、血压波动过大、机械通气不当、颅内先天性血管畸形或全身出血性疾病也可引起颅内出血。

【临床表现】

临床表现与出血部位和出血量有关。以神经兴奋和抑制相继出现为特征,多在生后 1～2 天内出现,其表现有:①意识改变,易激惹、过度兴奋或表情淡漠、嗜睡、昏迷等;②颅内压增高表现,呕吐、脑性尖叫、惊厥、前囟隆起等;③呼吸改变,呼吸增快或减慢、不规则,甚至呼吸暂停等;④眼部症状,凝视、斜视、眼球震颤等;⑤肌张力改变,早期增高,以后减低;⑥瞳孔改变,两侧瞳孔大小不等,对光反射减弱或消失;⑦黄疸和贫血。

【实验室及其他检查】

1. CT、头颅B超等检查　有助于诊断出血部位、出血量和范围，并判断预后。

2. 脑脊液检查　发现均匀血性或镜检有皱缩红细胞，有助于诊断蛛网膜下腔、脑室内出血。但病情严重或体重极低的早产儿不宜作穿刺检查。

【治疗要点】

1. 镇静、止痉　选用地西泮、苯巴比妥等。

2. 降低颅内压　有颅内高压者可用呋塞米，发生脑疝者，可慎用小剂量甘露醇。

3. 其他治疗　选用止血、恢复脑细胞功能的药物，处理合并症等。

【护理评估】

1. 健康史　了解患儿母亲在妊娠和分娩过程中有无缺氧或产伤的病史，生后有无输入高渗液体、机械通气不当等。

2. 身体状况　了解患儿生后不久是否有兴奋与抑制相继出现的症状与体征，脑脊液检查为均匀血性或镜检有皱缩红细胞对诊断脑室内出血很有帮助，但急性期腰椎穿刺操作要小心谨慎。头颅B超或CT检查结果可判断颅内出血的部位和出血量。头颅透照试验有助于硬膜下血肿和脑积水的诊断。

3. 心理、社会因素　评估家长对本病的严重性、预后认识程度，当患儿病情较重甚至出现严重的并发症时，家长会产生焦虑及恐惧心理，重点评估家长有无焦虑及其程度，以及对治疗的态度和承受能力。

【护理诊断及合作性问题】

1. 潜在并发症：颅内压增高。

2. 有窒息的危险　与惊厥、昏迷有关。

3. 营养失调：低于机体需要量　与摄入不足有关。

4. 恐惧（家长）　与病情严重、预后不良有关。

【护理措施】

1. 一般护理　保持病室温度在22～24℃，湿度在50%～60%。患儿绝对静卧至病情稳定，将患儿头肩部抬高15°～30°，不要随意搬动头部。护理人员操作尽量集中进行，动作要轻、准、稳，避免一切不必要的刺激。选用留置针头静脉输液，减少反复穿刺，防止加重颅内出血。

2. 对症护理　①根据患儿缺氧程度，选择用氧的方式和浓度，维持血氧饱和度在85%～95%。呼吸困难者，及时清除呼吸道分泌物，给予鼻前庭或面罩吸氧；呼吸暂停过频者，采用人工呼吸机辅助呼吸，并遵医嘱应用呼吸兴奋剂。②病重患儿可适当推迟喂乳时间，可延至生后72小时。禁食期间按医嘱静脉输液。总液量按每日60～80ml/kg计算。病情稳定后，可让患儿自行吸吮、滴管或鼻饲喂养，不能抱起患儿喂奶，以免加重出血。注意保暖，若条件允许，病初宜置于暖箱内（尤其早产儿），病情稳定出暖箱后仍需注意保暖。③严密观察呼吸、心率、体温、神志与反射，有无烦躁、兴奋、惊厥、昏迷及吸吮、觅食、握持反射减弱或消失；瞳孔大小及对光反射；囟门紧张度；肌张力改变等情况。发现异常及时报告医生，配合抢救，做好记录。

3. 心理护理　耐心解答家长所提出的问题，多与家长沟通，减轻他们的心理压力和焦虑程度，增强家庭的应对能力，做好心理护理。

【健康教育】

向家长解释新生儿颅内出血的严重性、预期病程、治疗效果及预后，保持安静、避免随意搬动或改变体位，尽量减少一切不必要的刺激。告知家长患儿可能的预后并予以安慰。若发生后遗症者，尽早指导功能训练，以减轻脑损伤的影响。

🌐　　　　　　　　　　　　　知识链接

新生儿颅内出血预后

新生儿颅内出血的预后主要与出血部位、出血量、胎龄及其他围生期因素有关。早产儿的发病率和死亡率均高；慢性缺氧、顶枕部脑实质出血预后差；脑室内出血伴脑室扩大和脑室内出血伴脑实质出血者 50% 以上死亡，幸存者常留有神经系统后遗症。

第六节　新生儿呼吸窘迫综合征

新生儿呼吸窘迫综合征（neonatal respiratory distress syndrome，NRDS）又称新生儿肺透明膜病（hyaline membrane disease of the newborn，HMD），多见于早产儿，由于缺乏肺表面活性物质（pulmonary surfactant，PS）所致，是新生儿期重要的呼吸系统疾病。

【病因与发病机制】

1. 病因　任何引起肺表面活性物质缺乏的因素都可能导致新生儿呼吸窘迫综合征。

（1）早产儿：早产儿肺发育未成熟，肺表面活性物质合成分泌不足。胎龄 24～25 周开始合成磷脂和肺表面活性物质相关蛋白质 B，以后肺表面活性物质合成量逐渐增多，到胎龄 35 周左右肺表面活性物质量迅速增多。因此，胎龄小于 35 周的早产儿易发生 NRDS。

（2）糖尿病母亲新生儿：母亲糖尿病时，胎儿血糖增高，胰岛素分泌相应增加，胰岛素可抑制糖皮质激素，而糖皮质激素能刺激肺表面活性物质的合成分泌，因此，糖尿病母亲即使分娩足月儿或巨大儿，仍可发生 NRDS。

（3）剖宫产婴儿：在分娩未发动之前行剖宫产，因未经正常宫缩，儿茶酚胺和肾上腺皮质激素的应激反应弱，肺表面活性物质合成分泌较少。

（4）围生期窒息：缺氧、酸中毒、低体温、低灌注，各种原因所致的胎儿血流量减少可导致急性肺损伤，抑制肺泡Ⅱ型上皮细胞产生肺表面活性物质。

2. 发病机制　肺表面活性物质由肺泡Ⅱ型上皮细胞合成和分泌，主要成分磷脂。生理活性为降低肺泡表面张力，保持功能残气量，防止呼气末肺泡萎陷，稳定肺泡内压和减少液体自毛细血管向肺泡渗出。肺表面活性物质在孕 18～20 周开始产生，缓慢增加，35～36 周迅速增加，故本病胎龄越小，发病率越高。肺表面活性物质缺乏使肺泡壁表面张力增高，肺顺应性降低。呼气时功能残气量明显降低，肺泡易萎陷，吸气时肺泡难以充分扩张，潮气量和肺泡通气量减少，导致缺氧和 CO_2 潴留。由于肺泡通气量较少，而肺泡逐渐萎陷，导致通气不良，出现缺氧发绀。缺氧、酸中毒引起肺血管痉挛，阻力增加，导致动脉导管、卵圆孔开放发生右向左分流，青紫加重，缺氧明显，同时也可导致肺动脉高压。肺灌流量下降使肺组织缺氧更加严重，毛细血管通透性增高，纤维蛋白渗出沉积，透明膜形成，缺氧、酸中毒更加严重，造成恶性循环。

【临床表现】

出生时可正常，也可无窒息表现。生后不久（一般生后 4～6 小时内，不超过 12 小时）出现呼吸急促，60 次 /min 以上，鼻翼扇动，呼气性呻吟，吸气性三凹征，病情呈进行性加重，继而出现呼吸不规则、呼吸暂停、青紫、呼吸衰竭。呼吸窘迫呈进行性加重是本病特点。听诊两肺呼吸音降低，早期无啰音，后可闻及细小水泡音，心音减弱，胸骨左缘可闻及收缩期杂音。血气分析 $PaCO_2$ 升高，PaO_2 下降，BE 负值增加。生后 2～3 天病情最重，病死率较高，能生存 3 天以上者肺成熟度增加，可逐渐恢复，但不少患儿并发肺部感染或动脉导管未闭，使病情再度加重。本症也有轻型，起病较晚，可延迟至生后 24～48 小时，仅有轻度呼吸困难伴有呻吟或无呻吟，无右向左分流，青紫不明显，经持续气道正压通气（CPAP）治疗 3～4 天后好转。

【实验室及其他检查】

1. 血气分析　PaO_2 下降，$PaCO_2$ 升高，pH 降低。

2. 羊水检测　分娩前抽取羊水测磷脂（PL）和鞘磷脂（S）的比值，如低于 2∶1，提示胎儿肺发育不成熟。

3. X 线检查　有特征性表现，早期两肺野普遍透明度降低，内有散在的细小颗粒和网状阴影；以后出现支气管充气征；重者可整个肺野不充气，呈"白肺"（图 6-2）。使用肺表面活性物质后白肺好转（图 6-3）。

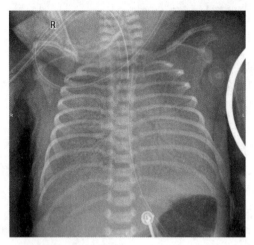

图 6-2　新生儿呼吸窘迫综合征（NRDS）胸片（白肺）

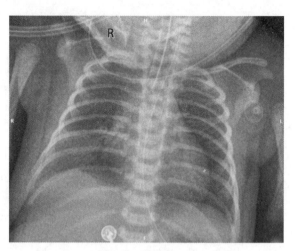

图 6-3　新生儿呼吸窘迫综合征（NRDS）患儿使用肺表面活性物质治疗后的胸片

4. 胃液振荡试验　胃液 1ml 加 95% 乙醇 1ml，振荡 15 秒后静止 15 分钟，如果沿管壁有多层泡沫为阳性。阳性者可排除本病。

【治疗要点】

1. 肺表面活性物质治疗

（1）早期给药是治疗成败的关键。当患儿呼吸窘迫，吸入氧浓度 >30%，病情进一步恶化时即可给予猪肺磷脂注射液或牛肺表面活性剂治疗。胎龄 <30 周、出生体重 <1 200g 者，可根据实际情况预防性用药。

（2）剂量：一般每次 100～200mg/kg，间隔 10～12 小时可重复给药。

（3）给药法：气管滴入。滴入前要充分吸痰，滴入之后 6 小时内尽量避免吸痰，避免将药液吸出。

2. 纠正缺氧　根据患儿情况可予暖箱内用氧、鼻导管吸氧、鼻塞持续气道正压通气（continuous positive airway pressure，CPAP）吸氧、气管插管给氧。使 PaO_2 维持在 6.7～9.3kPa（50～70mmHg），SaO_2 维持在 90%～94%。

3. 支持治疗　保证液体和营养供给，但补液量不宜过多，以防动脉导管开放。

【护理评估】

1. 健康史　了解患儿出生前情况及出生时详细记录，包括胎次、产次、出生孕周、分娩方式、有无胎膜早破、羊水、脐带、Apgar 评分、有无窒息、复苏抢救等情况。

2. 身体状况　评估患儿面色、呼吸、心率、体温、是否出现进行性呼吸困难、发绀、呻吟、三凹征和呼吸衰竭。及时做血气分析，观察有无缺氧及酸中毒。协助尽快行胸片检查了解肺部情况。

3. 心理、社会评估　了解患儿及家长对疾病的心理反应及应对方式，有无焦虑、恐惧、抑郁及程度，以及对治疗的态度及承受能力。

【护理诊断及合作性问题】

1. **自主呼吸受损**　与肺表面活性物质缺乏导致肺不张、呼吸困难有关。

2. **气体交换受损**　与肺泡缺乏肺表面活性物质、肺泡萎陷及肺透明膜形成有关。

3. **营养失调：低于机体需要量**　与摄入量不足有关。

4. **有感染的危险**　与抵抗力降低有关。

5. **家长焦虑**　与母婴分离有关。

【护理措施】

1. 保持呼吸道通畅　将患儿头稍后仰，使气道伸直。及时清除呼吸道分泌物，分泌物黏稠时可给予雾化吸入后吸痰。

2. 用氧护理

（1）合理用氧，监测吸入氧浓度，维持 SaO_2 在90%～94%。

（2）CPAP 使用护理：放置鼻塞时，先清除呼吸道及口腔分泌物，清洁鼻腔。鼻部采用"工"型人工皮保护鼻部皮肤和鼻中隔。定时检查鼻部有无压迫引起皮肤坏死或鼻中隔破损等。观察 CPAP 的压力和氧浓度。

（3）机械通气护理：妥善固定气管插管，每班测量并记录置管深度，防止管道扭转受压，吸入气体要加温湿化。

3. 肺表面活性物质给药护理　通常于出生后24小时内给药，用药前彻底清除口、鼻腔及气道内的分泌物，摆好患儿体位，将肺表面活性物质经气管导管缓慢注入，使用正压通气使肺表面活性物质充分弥散。严密监测血氧饱和度、心率、呼吸和血压变化。给药后6小时内尽量不吸痰。

4. 保暖　环境温度维持在22～24℃，肛温在36.5～37.5℃，相对湿度在55%～65%。

5. 喂养　保证营养供给，不能吸吮、吞咽者可用鼻饲法或静脉补充营养。

6. 预防感染　严格执行各项无菌操作规程，遵医嘱给予抗生素防治感染。

【健康教育】

及时向患儿家属解答病情，缓解其紧张焦虑情绪。介绍有关医学基础知识，让家属了解治疗过程和进展，以便取得配合，教会父母居家照顾的相关知识，为患儿出院后得到良好的照顾打下基础。

案例分析

患儿，女，因早产生后 3^+ 小时入院。

现病史：患儿系 G_2P_1，孕28周，因"胎盘脱落"剖宫产娩出，羊水清，胎盘无异常，无胎膜早破史。Apgar 评分：1分钟5分，5分钟8分，10分钟9分，出生体重915g。生后立即清理呼吸道，复苏囊面罩加压给氧约5分钟。生后1小时使用猪肺磷脂注射液120mg气管内滴入，家长要求进一步诊治转至我院。

查体：早产儿貌，前囟平、张力不高，口唇无青紫，口吐白色泡沫，呻吟、呼吸促，可见三四征，双肺呼吸音粗，未闻及明显干湿啰音，心率140次/min，节律齐，未闻及杂音，腹软，脐部无渗液，肝脾未触及，肠鸣音弱。四肢肌张力低，原始反射弱。辅助检查：血糖5.6mmol/L；血气分析示 pH 7.2，$PaCO_2$ 7.7kPa（57.6mmHg），PaO_2 6.5kPa（48.5mmHg），Lac 1.1mmol/L，BE −3.8mmol/L；Na^+ 140mmol/L，K^+ 3.6mmol/L，HCO_3^- 19.8mmol/L，SaO_2 86%。

分析：

（1）患儿最可能的临床诊断是什么？

（2）患儿目前存在的护理诊断和关键护理措施有哪些？

ER-6-3

案例分析
参考答案

第七节　新生儿黄疸

一、概　述

新生儿黄疸（neonatal jaundice）又称新生儿高胆红素血症，是由于新生儿时期胆红素（以未结合胆红素为主）在体内积聚，而出现巩膜、皮肤等黄染的现象。有生理性黄疸与病理性黄疸之分。生理性黄疸不需处理，病理性黄疸病情轻重不一，严重者可致中枢神经系统受损，发生胆红素脑病（核黄疸），常导致死亡或严重后遗症。

【新生儿黄疸分类】

1. 生理性黄疸　大多数新生儿于生后 2～3 天出现黄疸，4～5 天达高峰，足月儿 10～14 天消退，早产儿可延迟至第 3～4 周消退，一般情况良好。

2. 病理性黄疸（高胆红素血症）

（1）特点：①黄疸出现早，于出生后 24 小时内出现；②黄疸进展快，每日胆红素上升 >85μmol/L（5mg/dl），并进行性加重；③黄疸程度重，足月儿血清胆红素 >205.2μmol/L（12mg/dl），早产儿血清胆红素 >256.5μmol/L（15mg/dl）；④黄疸持续时间长（足月儿 >2 周，早产儿 >4 周），或退而复现；⑤血清结合胆红素 >34μmol/L（2mg/dl）。

新生儿高胆红素血症多为未结合胆红素升高，当未结合胆红素 >342μmol/L（20mg/dl）时，可穿透血-脑屏障，引起胆红素脑病（核黄疸），损害中枢神经系统而致残或死亡。

知识链接

新生儿胆红素代谢特点

1. **胆红素生成较多**　①胎儿期在宫内处于相对缺氧环境，红细胞多代偿性增多，且寿命较短，出生后血氧含量增高，过多的红细胞迅速被破坏；②旁路胆红素来源多；③血红素加氧酶在生后 7 天内含量高，产生胆红素的潜力大。

2. **运转胆红素的能力不足**　新生儿刚出生常有不同程度的酸中毒，影响血中胆红素与白蛋白的联结，早产儿白蛋白的数量较足月儿低，均使运转胆红素的能力不足。

3. **肝功能不成熟**　①肝细胞内 Y、Z 蛋白含量低，使肝细胞摄取胆红素能力不足；②肝内葡萄糖醛酸转移酶含量少活性低，形成结合胆红素的能力差；③肝脏排泄结合胆红素的能力不足。

4. **肠肝循环增加**　新生儿刚出生时肠道正常细菌尚未建立，不能将进入肠道的胆红素转化为尿胆原（粪胆原）而排出体外。另一方面新生儿肠道内 β-葡萄糖醛酸苷酶活性较高，将肠道内的结合胆红素水解成葡萄糖醛酸和未结合胆红素，后者又被肠壁吸收经门静脉到达肝脏而使肠肝循环增加。

（2）原因

1）感染：①新生儿肝炎，多因病毒通过胎盘感染胎儿或产程中感染，以乙型肝炎病毒常见；②新生儿败血症及其他感染，由于细菌毒素加快红细胞破坏，损坏肝细胞，出现病理性黄疸。

2）非感染：①新生儿溶血症；②胆道闭锁；③胎粪排出延迟；④母乳性黄疸；⑤遗传性疾病，如红细胞葡萄糖 6-磷酸脱氢酶（G6PD）缺陷、遗传性球形红细胞增多症等；⑥药物性黄疸，如维生素 K_1 等；⑦其他，如低血糖、缺氧、酸中毒均可导致病理性黄疸。

【治疗要点】

1．病因治疗　积极治疗原发病。

2．降低血清胆红素　蓝光疗法，应用酶诱导剂、中药，尽早喂养，保持大便通畅，适当输入血浆或白蛋白、换血疗法等。

3．保护肝脏　不使用对肝有损害的药物。

4．控制感染　正确应用抗生素或抗病毒药物。

5．纠正缺氧、酸中毒和低血糖，供给营养，注意保暖。

二、新生儿溶血病

新生儿溶血病（hemolytic disease of newborn, HDN）是指母婴血型不合所引起的同族免疫性溶血。以ABO血型不合者最常见，其次为Rh血型不合所致。

【病因与发病机制】

胎儿红细胞（含有从父亲遗传而来，恰为母亲缺少的血型抗原）通过胎盘进入母体，刺激母体产生IgG血型抗体，此抗体经胎盘进入胎儿循环引起胎儿红细胞发生凝集、破坏而导致溶血。

1．ABO血型不合　母亲多为O型血，胎儿为A型或B型，少数母亲为A型或B型，胎儿B、A型。由于自然界广泛存在类似A型或B型的抗原物质，使O型血的母亲虽未妊娠也含有抗A或抗B的抗体，因此ABO血型不合的发生与胎次无关，首次妊娠即可发生。此种溶血我国多见。

2．Rh血型不合　母亲为Rh阴性，子为Rh阳性发生溶血多见，第一胎很少发生，多在第二胎或第二胎以后。这是因本病只能由人类细胞作为抗原刺激，才能产生抗体。Rh阳性胎儿的红细胞进入Rh阴性母体使之产生抗体，但这种抗体产生较慢且开始为IgM抗体，不能通过胎盘，故对第一胎胎儿无影响。当再次妊娠Rh阳性胎儿时，Rh阳性的红细胞再次进入Rh阴性母体，刺激已经致敏的母体快速产生大量的IgG抗体，通过胎盘迅速使胎儿发生溶血。

知识链接

新生儿溶血病"外祖母学说"

当Rh阴性母亲既往输过Rh阳性血或有流产史，因其怀孕前已被致敏，故第一胎也可发病。极少数Rh阴性母亲虽未接触过Rh阳性血，其第一胎发病可能是由于Rh阴性孕妇的母亲为Rh阳性，其母怀孕时已使孕妇致敏，故第一胎发病（外祖母学说）。

【临床表现】

Rh溶血比ABO溶血病情重。本病的主要临床表现如下。

1．贫血　轻型可轻度溶血而无贫血，中、重型者血红蛋白降至80～140g/L，重度贫血常伴水肿、苍白，易发生贫血性心脏病致心力衰竭，或为死胎。

2．黄疸　ABO血型不合多于生后24小时后出现，4～5天达高峰，黄疸以轻、中度为主。Rh血型不合多于生后24小时内出现黄疸并逐渐加重，2～3天达高峰，伴明显贫血。

3．肝脾肿大　由于髓外造血引起肝脾代偿性肿大。

4．胆红素脑病　是指血中游离间接胆红素通过血-脑屏障引起脑组织的病理性损害，又称核黄疸。早期表现为嗜睡、反应差、吸吮无力、肌张力减低及各种反射减弱。历经1天左右很快出现双眼凝视、前囟隆起、肌张力增高、抽搐、尖叫、角弓反张等。死亡率极高，存活者常遗留有听力障碍、眼球运动障碍、手足徐动、智力落后等后遗症。

【实验室及其他检查】

1. 血常规　红细胞数、血红蛋白量降低,网织红细胞显著增加,有核红细胞增多。

2. 胆红素测定　血清胆红素升高,以未结合胆红素升高为主。血型测定:母子血型不合。

3. 抗体检查　①母血清中抗体 A(B)IgG 检查,抗人类球蛋白试验阳性;②患儿红细胞抗体释放试验阳性;③患儿血清中抗 A(B)IgG 抗体阳性。

【治疗要点】

1. 产前监测和治疗　羊水中胆红素升高或抗体滴度不断增高时,可适当给予治疗或终止妊娠。

2. 生后早期诊断并治疗　生后 24 小时内出现黄疸者,立即查明原因,给予相应对因治疗,并在光疗或换血等治疗的同时,纠正重度贫血、心力衰竭等危重状态。

三、新生儿病理性黄疸的护理

【护理评估】

1. 健康史　仔细询问患儿母亲既往有无不明原因的流产、早产及死胎、死产史,患儿的姐妹、兄弟在新生儿期死亡或明确有新生儿溶血病史者均应警惕母子血型不合性溶血病的发生。

2. 身体状况　评估黄疸的特点,有无贫血、水肿、肝脾肿大、心力衰竭、核黄疸等。及时采集标本做好各项检查,评估有无母子血型不合,有无溶血性贫血的改变,血清胆红素尤其是间接胆红素是否升高,抗人球蛋白试验、红细胞抗体释放试验等是否阳性。

3. 心理、社会因素　评估患儿家长对本病的病因、预后和治疗的认识程度。有无认识不足或焦虑。

【护理诊断及合作性问题】

1. 潜在并发症:胆红素脑病、心力衰竭。

2. 知识缺乏(家长):缺乏黄疸护理知识。

【护理措施】

1. 一般护理　提供舒适的休息环境,温度、湿度适宜,注意保暖,供给营养,保持皮肤、口腔清洁。

2. 对症护理　①实施光照疗法(见第十六章第十节),降低血清间接胆红素。②护士协助医生做好换血前用品、环境、药物的准备,术中操作及换血后的护理。③遵医嘱给予白蛋白、苯巴比妥或尼可刹米等肝酶诱导剂。纠正酸中毒,以利于胆红素与白蛋白的结合,减少胆红素脑病的发生。④根据不同补液内容调节相应速度,切忌快速输入高渗性药物,以免血-脑屏障暂时开放,使已与白蛋白联结的胆红素也进入脑组织。⑤注意观察患儿的吸吮力、肌张力、哭声、精神、反应,有无抽搐。观察皮肤、巩膜、大小便的颜色变化,定期监测血清胆红素值的变化,以判断黄疸出现的时间、进展速度及程度。监测溶血性贫血的实验室检查结果,观察呼吸、心率、尿量的变化及水肿、肝脾肿大等情况,判断有无心力衰竭,发现异常立即报告医生,及时处理。

3. 心理护理　多与患儿家长沟通,鼓励家长表达内心感受及担忧,耐心解答家长提出的问题。鼓励家长在情况允许下爱抚、照顾和哺喂患儿,增强家长与患儿的情感交流,有利于患儿早日康复。

【健康教育】

向患儿家长解释病情、预后及治疗效果等相关知识,提早哺乳,有助于黄疸的减轻。告知如何区别生理性黄疸与病理性黄疸。生理性黄疸不需特殊处理。针对病理性黄疸的原因,配合积极治疗,并根据不同的病情做好相应指导,如对可能有后遗症者,指导家长早期进行功能锻炼;指导母乳性黄疸儿家长改由隔次母乳喂养逐步过渡到正常母乳喂养;若为 G6PD 缺陷者,指导其忌食蚕豆及其制品,并忌用解热镇痛药和磺胺类药等。

第八节　新生儿脐炎

新生儿脐炎是指细菌入侵脐残端,并在其繁殖所引起的急性炎症。

【病因】

多由断脐时或生后处理不当而引起的细菌感染。最常见的是金黄色葡萄球菌,其次为大肠埃希菌、铜绿假单胞菌、溶血性链球菌等。

【临床表现】

轻者脐轮与脐周皮肤轻度红肿,或伴有少量浆液脓性分泌物。重者脐部及脐周皮肤明显红肿发硬,脓性分泌物多,常有臭味。可向周围皮肤或组织扩散引起腹壁蜂窝织炎、腹膜炎、败血症等疾病。慢性脐炎局部常形成肉芽肿,表现为小樱红色肿物突出,常有黏性分泌物,经久不愈。轻症者除脐部有异常外,体温及食欲均正常,重症者则有发热、吃奶减少等非特异性表现。

【实验室及其他检查】

血常规:重症者白细胞计数增高;脐部分泌物培养阳性(必须有脐炎表现)。

【治疗要点】

清除局部感染灶;用3%过氧化氢、2%碘酒及75%乙醇;重者选用适宜抗生素静脉注射;如有脓肿形成,则需切开引流。

【护理评估】

1. 健康史　仔细询问母亲有无生殖系统感染史、羊膜早破史及分娩时脐带处理史;生后新生儿脐部护理方法及有无感染接触史。

2. 身体状况　评估患儿反应、体温及食欲情况;检查患儿有无脐部皮肤的红肿及分泌物增多。

3. 心理、社会因素　了解家长对新生儿脐部护理知识认识程度和技能的掌握程度。了解家长有无良好的卫生习惯。

【护理诊断及合作性问题】

1. 皮肤完整性受损　与脐部感染有关。

2. 潜在并发症:败血症。

【护理措施】

1. 一般护理　保持整洁的环境,空气流通,温、湿度适宜;坚持母乳喂养,少量多次。

2. 对症护理　①彻底清除感染伤口,从脐的根部由内向外环形彻底清洗消毒,轻者可用安尔碘或2%碘酒及75%乙醇,每日2~3次,重者用3%过氧化氢局部清洗后涂以2%碘酊,外敷抗生素软膏;②遵医嘱正确使用抗生素,抗生素应用要及时、准确,并注意观察疗效。

3. 心理护理　护理人员关心、体贴患儿,向家长主动介绍患儿病情,以减轻或消除家长的疑虑和不安,争取他们的合作。

【健康教育】

接触患儿要洗手,污染物品要焚毁消灭,防止污染。洗澡时,注意不要洗湿脐部,洗澡完毕,用消毒干棉签吸干脐窝水分,并用75%乙醇消毒,保持局部皮肤清洁、干燥。

第九节　新生儿败血症

新生儿败血症(neonatal septicemia)是指新生儿期致病菌侵入血循环并生长繁殖、产生毒素而造成的全身性感染。本病在新生儿时期的发病率和死亡率均较高。

【病因与发病机制】

1. 病原菌　常见为金黄色葡萄球菌,其次为大肠埃希菌、链球菌,近年来随着NICU的发展,静脉留置针、气管插管和广谱抗生素的广泛应用以及极低出生体重儿存活率明显提高,表皮葡萄球菌、铜绿假单胞菌、克雷伯菌、肠杆菌等机会致病菌,产气荚膜梭状芽孢杆菌、厌氧菌及耐药菌株所致的感染有增加趋势。空肠弯曲菌、幽门螺杆菌等已成为新的致病菌。

2. 感染途径　新生儿败血症感染可发生在产前、产时或产后。产前感染与孕妇有明显的感染有关,尤其是羊膜腔的感染更易引起发病;产时感染与胎儿通过产道时被细菌感染有关,如胎膜早破、产程延长等;产后感染往往与细菌从脐带、破损皮肤黏膜及消化道、呼吸道等侵入有关。其中以脐部感染最多见。

3. 自身免疫力低　新生儿尤其是早产儿和极低出生体重儿,非特异性和特异性免疫功能均低下,IgM、IgG缺乏,局限感染能力差,细菌进入体内易使感染扩散而致败血症。

【临床表现】

产前、产时感染常发生在生后3天内,3天后发病多为产后感染。表现缺乏特异性,仅表现为全身中毒症状。轻者可有不吃、不哭、反应低下、体温异常、体重不增或明显下降、皮肤黄染、出血点等。重者可出现呼吸困难、面色青灰、心音低钝和心率增快、腹胀、呕吐、肝脾肿大、贫血甚至休克、弥散性血管内凝血(DIC)等。感染可波及全身各器官,出现脑膜炎、肺炎、肺脓肿、肝脓肿等。

【实验室及其他检查】

1. 血常规　白细胞总数多升高,可有核左移和中毒颗粒。但白细胞总数正常并不能排除感染。

2. 细菌培养及药敏试验　应争取在使用抗生素前进行。若作双份血培养为同一细菌,则可明确病原菌,但血培养阴性也不能排除本病的诊断。局部病灶如外耳道、咽、脐及皮肤拭子涂片或培养检查有参考意义,尤其在不同处找到同一细菌更有价值。

【治疗要点】

1. 抗生素的应用　宜早期、足量、足疗程、联合静脉给药,血培养阴性,经抗生素治疗后病情好转时应继续治疗5~7天;血培养阳性,疗程一般10~14天;有并发症者治疗3周以上。选用杀菌、易通过血-脑屏障的广谱抗生素或根据药敏试验选药。注意药物副作用。

2. 支持治疗　注意保暖,供给足够热能和液体,维持血糖和血电解质在正常水平。

3. 免疫疗法　静脉注射免疫球蛋白,重症患儿可输血等。

4. 对症治疗　清除局部病灶;纠正酸中毒和低氧血症;减轻脑水肿。

【护理评估】

1. 健康史　了解有无产前、产时或产后的有关感染史,是否为早产儿。

2. 身体状况　评估患儿的面色及肤色、反应、体温、呼吸,有无感染病灶、黄疸、肝脾肿大、出血倾向及休克等。评估和分析患儿的血常规及血培养检查结果。确诊必须做血培养,但血培养阳性率低,仅10%左右,故宜多次重复检查,以提高阳性检出率。

3. 心理、社会因素　本病经治疗大多可痊愈。少数并发化脓性脑膜炎又未彻底治疗者可发生脑室管膜炎、脑水肿。极少数病例可因呼吸、循环衰竭和DIC死亡。应注意评估家长有无焦虑及对该病的认识程度、护理新生儿知识和技能的掌握程度、家庭的卫生习惯和居住环境等。

【护理诊断及合作性问题】

1. 体温调节无效　与感染有关。

2. 皮肤完整性受损　与脐炎、皮肤感染灶有关。

3. 营养失调:低于机体需要量　与摄入不足、消耗增多有关。

4. 潜在并发症:化脓性脑膜炎。

【护理措施】

1. 一般护理　保持安静、整洁的环境,空气流通,温度、湿度适宜,坚持母乳喂养,少量多次;不能进食者,可鼻饲或静脉高营养;保持皮肤清洁、干燥、完整;患儿所用医疗器械、衣服、被褥及其他用具均应消毒处理,以防交叉感染。

2. 对症护理

(1)清除局部病灶:①皮肤小脓疱可用无菌针头刺破(刺破前、后用乙醇消毒);②口腔溃烂用 4% 硼酸溶液冲洗,并多喂水;③颈部、腋下、腹股沟等皮肤皱褶处有破损和感染,应及时处理。

(2)遵医嘱正确使用抗生素,抗生素应用要及时、准确,并注意观察疗效。如病情变化、反复或恶化,应及时与医生联系,以便适当调整抗生素。

(3)若患儿出现面色青灰、两眼凝视、呕吐、脑性尖叫、前囟饱满等,提示有化脓性脑膜炎的可能;若患儿面色青灰、皮肤花纹、四肢厥冷、脉搏细弱、皮肤出血点等,考虑感染性休克或 DIC,应立即与医生联系,积极处理。必要时专人守护。

(4)观察患儿的体温、面色、精神反应、食欲及黄疸和皮肤黏膜的出血倾向等变化。发热时,调节环境温度,松开包被,供给充足水分,或温水擦浴。体温过低时,及时保暖,必要时置于远红外辐射床或温箱内。

(5)必要时少量多次输血或血浆,或输粒细胞及免疫球蛋白,并做好相应的护理。

3. 心理护理　护理人员关心、体贴患儿,向家长主动介绍患儿病情进展情况,以及实验室检查结果、治疗用药等,以减轻或消除家长的疑虑和不安,争取他们的合作。

【健康教育】

向家长讲解本病的病因、治疗和预后,解释使用抗生素治疗的时间及必要性。指导家长正确喂养和护理患儿。

第十节　新生儿寒冷损伤综合征

新生儿寒冷损伤综合征(neonatal cold injure syndrome)简称新生儿冷伤,指新生儿期因受寒、早产、感染、缺氧等多种原因引起的皮肤和皮下脂肪变硬和水肿的一种疾病,又称新生儿硬肿症(sclerema neonatorum)。临床以低体温和多器官功能损伤为特征,严重者皮肤硬肿,早产儿发病率高。

【病因】

本病的发生与寒冷、早产、窒息、缺氧、感染等因素有关。

1. 新生儿体温调节中枢发育不成熟,体表面积相对较大,皮下脂肪少,皮肤薄嫩,血管丰富,易于散热。新生儿皮下脂肪中饱和脂肪酸含量多,熔点高,体温低时易凝固而硬化。局部血液循环不良时使毛细血管通透性增高,致皮下水肿。

2. 新生儿尤其是早产儿棕色脂肪含量少,寒冷时主要靠此产热,而在感染、窒息、缺氧时棕色脂肪产热受到抑制,导致低体温并发生硬肿。

3. 新生儿血液中红细胞多,血液黏稠,而低体温、缺氧、酸中毒使血流更慢,血流缓慢、组织灌注不良及缺氧是肾衰竭、并发 DIC 和肺出血的病理基础。

【临床表现】

本病多发生于生后 1 周内,寒冷季节或重症感染时常见,以早产儿居多。主要表现为低体温,常低于 35℃,严重者可低于 30℃。皮肤冷、硬,触之如硬橡皮,多伴凹陷性水肿。硬肿顺序为:小腿→大腿外侧→整个下肢→臀部→面颊→上肢→全身。患儿吸奶差或拒奶、反应低下、哭声弱、呼吸浅表、心率慢、尿少。严重者可出现心肌损害、休克、无尿,临终前常因 DIC 而出现肺出血或消化道出血。该病易并发肺炎、败血症。根据病情将本病分为轻、中、重三度(表 6-5),硬肿面积>30%,提示病情较严重。

表6-5 新生儿寒冷损伤综合征的病情分度

分度	肛温 /℃	硬肿范围 /%	全身情况和脏器功能
轻度	≥35	<20	稍差
中度	30~34	20~50	差,功能明显低下
重度	<30	>50	肾衰竭、休克、DIC、肺出血

新生儿硬肿范围按下法计算:头颈部 20%,双上肢 18%,前胸及腹部 14%,背及腰骶部 14%,臀部 8%,双下肢 26%。

【实验室及其他检查】

1. 血液检查 白细胞计数一般无明显变化,但合并感染时总数及中性粒细胞可不同程度升高。常有酸中毒、血糖低、尿素氮升高。部分患儿血小板减少,若疑有 DIC 时应进行相关检查。

2. 心电图检查 可显示心肌损害、心动过缓、低电压、心律不齐等。

3. X 线胸片 常有肺淤血、水肿或出血,常合并肺炎。

【治疗要点】

1. 复温 逐渐复温是本病的治疗关键。根据体温下降程度,采用不同的复温方法。

2. 对症支持疗法 及时纠正缺氧,根据病情选择经口或静脉营养,必要时间歇性输血或血浆。有心、肾功能损害时必须严格控制输液量和速度。

3. 遵医嘱正确给药 合理使用抗生素,防治感染。有出血或出血倾向者用止血药;及时纠正酸中毒;DIC 早期高凝状态时可用肝素,DIC 已发生出血时则不宜用肝素。

【护理评估】

1. 病史 询问患儿的胎龄、日龄、体重、分娩史、生后喂养和保暖情况、有无感染和其他缺氧病史。

2. 身体状况 监测体温、呼吸、心率。评估反应、哭声、尿量、吸吮和吞咽能力。检查皮肤的颜色、温度和硬肿部位及范围,有无心、肾受损及 DIC 的症状和体征。及时采集标本进行相关实验室检查,并分析血糖、血尿素氮、血小板、DIC 检查的结果,了解心电图变化的情况。

3. 心理、社会因素 评估患儿家长对本病的了解程度及对患儿病情的康复和预后的担心和焦虑。了解其家庭的居住环境和经济状况等。

【护理诊断及合作性问题】

1. 体温过低 与体温调节功能差,寒冷、窒息、感染等有关。

2. 皮肤完整性受损 与皮肤硬肿、局部循环不良有关。

3. 营养失调:低于机体需要量 与吸吮、吞咽无力及摄入不足等有关。

4. 有感染的危险 与免疫力低下有关。

5. 潜在并发症:DIC。

6. 知识缺乏(家长):家长缺乏正确保暖和育儿知识。

【护理措施】

1. 一般护理 提供舒适的环境,温、湿度适宜,注意保暖,合理喂养,保证热量供给。

2. 对症护理 ①轻症能吸吮者可经口喂养;吸吮无力者用滴管、鼻饲或按医嘱静脉补充营养及液体,待消化功能恢复正常后及早喂乳,首选母乳,哺喂时要耐心、少量多次。②肛温为 30~33℃ 的轻、中度患儿,置于已预热至适中温度的暖箱中,使患儿体温在 6~12 小时恢复正常;肛温 <30℃

的重度患儿，先将其置于比体温高 1～2℃的暖箱中复温，每小时提高暖箱温度 1～1.5℃，箱温不超过 34℃，使患儿体温于 12～24 小时恢复正常。或用远红外线辐射床复温，床温从 30℃开始，随患儿体温升高逐渐提高床温，不超过 33℃，以后通过皮温（传感器）来控制辐射热，体温恢复正常后将患儿置于预热到适中温度的暖箱中。③严格执行消毒隔离制度，遵守操作规程，尤应做好室内、暖箱的清洁消毒工作。加强皮肤护理，经常更换体位，防止体位性水肿和坠积性肺炎；尽量避免肌内注射，以防皮肤破损而感染。遵医嘱使用抗生素，密切观察药物副作用。④观察和记录体温、呼吸、脉搏、硬肿范围及程度；观察和记录 24 小时出入量，尤其是奶量、尿量，更能反映病情变化，若每小时尿量＜1ml，应立即报告医生，积极处理，以防发生肾衰竭。⑤观察有无出血征象，如突然面色青灰、呼吸增快、肺部湿啰音增多提示有肺出血。还应注意有无消化道出血，一旦发生，立即报告医生，协助医生抢救。

3. 心理护理　多与家长沟通，耐心解答家长提出的问题，减轻或消除他们恐惧和焦虑的心理，指导家长家庭简易的保暖方法，以利于患儿早日康复。

【健康教育】

向家长介绍本病的病因、预防感染和护理等有关知识。指导并示范家庭简易的保暖方法，从而消除新生儿寒冷损伤综合征的高危因素。新生儿寒冷损伤综合征的预防措施有：①及时治疗诱发冷伤的各种疾病。②尽早开始喂养，保证充足的热量供给。③注意保暖：产房温度不宜低于 24℃，生后应立即擦干皮肤，用预热的被毯包裹，有条件者放置暖箱中数小时，待体温稳定后再放入婴儿床中，若室温低于 24℃，应增加包被；小早产儿生后应置于暖箱中，暖箱为适中温度，待体重＞1 800g 在室温下体温稳定时，可放置于婴儿床中；在转院过程中应注意保暖。

📋 案例分析

　　患儿，女，2 天，因"拒奶、哭声低、四肢冰凉，伴双下肢硬肿 1 天"于 2022 年 1 月 10 日入院。患儿系 G_1P_1，胎龄 35 周，出生体重 2.3kg，产时无窒息史。查体：体温 34℃，脉搏 120 次/min，呼吸 24 次/min，神萎，哭声低弱，反应差，四肢动作少，无呻吟及发绀，全身皮肤冰凉，双下肢硬肿，皮肤呈暗红色，心肺（-），腹软，脐带干燥未脱，神经系统检查正常。

　　分析：

　　(1) 患儿最可能患何种疾病？试分析其患病原因。

　　(2) 列出患儿目前存在的主要护理诊断及最关键的护理措施。

案例分析
参考答案

第十一节　新生儿低血糖

　　新生儿低血糖（neonatal hypoglycemia）是指全血血糖＜2.2mmol/L（40mg/dl），是新生儿期较为常见的疾病。多发生于早产儿、小于胎龄儿、糖尿病母亲婴儿及新生儿窒息、硬皮症、败血症等。低血糖持续或反复发作可引起严重的中枢神经系统病变，临床上出现智力低下、脑瘫等神经系统后遗症。

【病因与发病机制】

　　新生儿低血糖是由于机体对糖的利用与其产生及调控之间失衡所致。可分为暂时性或持久性两类。

　　1. 暂时性低血糖　低血糖持续时间较短，不超过新生儿期。①葡萄糖储存不足，主要见于早产儿、小于胎龄儿、有窒息史、败血症、先天性心脏病等。②葡萄糖利用增加，多见于患有糖尿病母亲的婴儿、Rh 溶血病等。

2. 持续性低血糖　指低血糖持续到婴儿或儿童期。常见于胰岛细胞瘤、先天性垂体功能不全、遗传代谢病等。

【临床表现】

大多数低血糖患儿无临床症状。少数可出现如喂养困难、淡漠、嗜睡、青紫、哭声异常、颤抖、震颤、易激惹、肌张力减低，甚至惊厥、呼吸暂停等非特异性表现。在静脉注射葡萄糖液后，上述症状消失、血糖恢复正常者，称症状性低血糖。

【实验室及其他检查】

1. 血糖测定　常用纸片法，高危儿应在生后 4 小时内，每小时测血糖一次；以后每隔 4 小时复查一次，直至血糖浓度稳定。

2. 持续性低血糖者，根据病情测定血胰岛素、胰高血糖素、生长激素等。

【治疗要点】

保持血糖稳定，防止低血糖发生。无症状低血糖者，可口服葡萄糖。如无效改为静脉注射；有症状低血糖者，应静脉注射葡萄糖；对持续反复低血糖者，除注射葡萄糖外，根据病情需要可增加氢化可的松、胰高血糖素治疗。

【护理评估】

1. 病史　询问患儿的胎龄、日龄、体重、生后喂养及有无感染和其他缺氧病史。孕母妊娠史、有无糖尿病史及糖尿病家族史，有无先天性疾病。

2. 身体状况　应注意评估患儿的反应、哭声、尿量及有无惊厥、呼吸困难、意识改变等表现。

3. 心理、社会因素　评估患儿家长对本病的了解程度及喂养方法的认识程度。了解其家庭的居住环境和经济状况等。介绍病情，从而消除家长的担忧，并积极配合医疗护理工作。

【护理诊断及合作性问题】

1. 营养失调：低于机体需要量　与摄入不足、葡萄糖利用增加有关。

2. 潜在并发症：惊厥、呼吸暂停。

【护理措施】

1. 定期监测患儿血糖，防止低血糖发生。

2. 无症状能进食者，可先进食。如口服不能纠正者，可静脉滴注葡萄糖，根据血糖测定结果调整静脉滴注葡萄糖的输注量及速度，输液泵控制并每小时记录一次。

3. 静脉输入葡萄糖时，需定期监测血糖变化，及时调整输液速度，保证血糖浓度稳定。

4. 密切观察病情变化，发现问题及时处理。

【健康教育】

1. 预防高危因素，高危儿定期测定血糖。

2. 向家长解释病因与预后，让家长了解低血糖发生时的表现，定期门诊复查。

第十二节　新生儿低钙血症

新生儿低钙血症（neonatal hypocalcemia）是指血清总钙 < 1.75mmol/L（7.0mg/dl）或游离钙 < 0.9mmol/L（3.5mg/dl），是新生儿惊厥的常见原因之一。

【病因与发病机制】

新生儿低钙血症主要与暂时的生理性甲状旁腺功能低下有关。

1. 早期低血钙　多见于出生 72 小时内，好发于早产儿、小于胎龄儿及各种难产、窒息、感染的新生儿，也可见于糖尿病、妊娠高血压疾病母亲所生新生儿。

2. 晚期低血钙　多见于出生 72 小时后，好发于牛乳喂养的足月儿，主要因牛乳中的钙磷比例不适宜,不利于钙的吸收。

3.持续性低钙血症　常见于母亲甲状旁腺功能亢进、维生素D缺乏或先天性甲状旁腺功能低下的新生儿。

【临床表现】

多见于出生后5~10天,临床症状可轻重不同,与血钙浓度不一定平行。主要表现为烦躁不安、易激惹、肌肉抽动及震颤,严重者可有惊厥、手足搐搦等,喉痉挛不常见。发作间期神志清楚,一般情况良好,但肌张力增高,腱反射增强。

【实验室及其他检查】

1.血生化检查　血清总钙<1.75mmol/L(7.0mg/dl),血清游离钙<0.9mmol/L(3.5mg/dl),血磷>2.6mmol/L(8.0mg/dl),碱性磷酸酶多正常。

2.心电图　Q-T间期延长,早产儿>0.2秒,足月儿>0.19秒,提示低钙血症。

3.CT检查　脑CT检查可排除颅内病变引起的惊厥。

【治疗要点】

控制惊厥和喉痉挛,新生儿首选苯巴比妥。静脉或口服补钙。晚期低血钙患儿供给母乳或配方乳。甲状旁腺功能不全者除补钙以外加服维生素D。

【护理评估】

1.病史　询问患儿的胎龄、日龄、体重、妊娠史、生后喂养及有无感染和其他缺氧病史。孕母有无糖尿病、高血压史及糖尿病、高血压家族史,有无妊娠期钙及维生素D摄入不足史。

2.身体状况　应注意评估患儿的神志、面色、呼吸和肌张力改变,发作间期肌张力、腱反射有无异常。

3.心理、社会因素　评估患儿家长对本病的了解程度及喂养方法的认识程度。介绍病情,从而消除家长的担忧,并积极配合医疗护理工作。

【护理诊断及合作性问题】

1.有窒息的危险　与惊厥、喉痉挛有关。

2.营养失调:低于机体需要量　与体内钙、磷代谢紊乱有关。

3.潜在并发症:惊厥。

4.知识缺乏(家长):家长缺乏正确育儿知识。

【护理措施】

1.控制惊厥　遵医嘱用苯巴比妥或地西泮。

2.补充钙剂

(1)10%葡萄糖酸钙静脉注射或静脉滴注,每次2ml/kg,用5%~10%葡萄糖液稀释至少1倍,静脉注射要缓慢,经稀释后药液推注速度<1ml/min。给予心电监护,如心率<80次/min,应停用。避免注入过快引起心动过缓,甚至心搏骤停等毒性反应。

(2)静脉用药整个过程确保输液通畅,以免药物外溢而造成局部组织坏死。一旦发现药物外溢,应立即拔针停止注射,同时局部对症处理。

(3)口服补钙时,应在两次喂奶间期给药,禁忌与牛奶搅拌在一起,以免影响钙吸收。

(4)加强巡视,备好氧气、吸引器、气管插管、气管切开等急救物品,一旦发生喉痉挛或呼吸暂停等紧急情况,应立即组织抢救。

【健康教育】

1.预防高危因素,定期产前检查,加强孕期保健。妊娠最后3个月多摄入富含钙及维生素D的食物,多晒太阳,必要时补充钙剂。

2.向家长解释病因与预后,提倡母乳喂养,在不允许母乳喂养的情况下应给予钙磷比例适合的配方奶,保证钙的摄入。

3. 新生儿出生2周应开始补充维生素 D 400U/d, 早产儿、低出生体重儿、双胞儿应补充维生素 D 800U/d, 3个月后可改成 400U/d, 直至2岁。

（邹　华　何华云　周　密）

扫一扫, 测一测

? 复习思考题

1. 简述正常足月儿及早产儿的特点及护理。

2. 新生儿颅内出血的病因有哪些？如何护理？

3. 新生儿寒冷损伤综合征患儿如何复温？

4. 何谓生理性黄疸？如何与病理性黄疸鉴别？

第七章　消化系统疾病患儿的护理

课件

　　掌握口炎的临床表现和护理措施;婴幼儿腹泻的临床表现、治疗要点、护理诊断、护理措施及健康教育;婴幼儿腹泻的液体疗法及护理。熟悉腹泻病因和发病机制;儿童体液特点、临床常用液体的配制。了解儿童消化系统解剖生理特点。能为儿童实施口腔护理和臀红护理技术;能为婴幼儿腹泻患儿制订液体疗法护理计划并实施。

知识导览

第一节　儿童消化系统解剖生理特点

一、口　　腔

　　足月新生儿出生时具备良好的吸吮和吞咽功能,两颊脂肪垫发育良好,有助于完成吸吮,但早产儿吸吮和吞咽功能较差。婴幼儿口腔黏膜薄嫩,血管丰富,但唾液腺发育不够完善,唾液分泌少,口腔黏膜干燥,容易导致口腔黏膜受损和局部感染。3个月以下婴儿唾液中淀粉酶含量较低,不宜喂养淀粉类食物。3～4个月时唾液分泌开始增多,但由于婴儿口底浅,不能及时吞咽所分泌的全部唾液,常出现生理性流涎现象。

二、食　　管

　　新生儿和婴儿食管呈漏斗状,黏膜层薄且缺乏腺体,弹力组织及肌层尚不发达,食管下段贲门括约肌发育不成熟导致控制能力差,常易发胃食管反流,一般在8～10个月时症状逐渐消失。

三、胃

　　婴儿胃呈水平位,随行走后逐渐变为垂直位。贲门括约肌发育不成熟而幽门括约肌发育良好,吸乳时又常吞咽空气,故易发生溢乳和呕吐。虽然胃黏膜血管丰富,但腺体和杯状细胞较少,盐酸和各种消化酶的分泌均比成人少且酶活力低,故消化功能差。婴儿胃液成分与成人相同,但酸度与酶强度较低,随年龄增长及食物多样化而逐渐上升。足月新生儿胃容量30～60ml,1～3个月时90～150ml,1岁时250～300ml,5岁时700～850ml,成人胃容量约为2 000ml。因哺乳不久幽门开放,胃内容物逐渐流入十二指肠,故实际哺乳量常超过上述胃容量。胃排空时间因食物种类不同而异,水的排空时间为1.5～2小时,母乳2～3小时,牛乳3～4小时。早产儿胃排空慢,易发生胃潴留。

四、肠

　　儿童肠道相对较成人长,总长为身长的5～7倍(成人为4倍),分泌及吸收面积较大,黏膜血

79

管丰富且肠绒毛发育良好,有利于消化吸收。但肠壁肌层发育较差,肠系膜相对较长且柔软,黏膜下组织松弛,升结肠与后壁固定差,肠活动度大,易发生肠套叠、肠扭转。早产儿肠乳糖酶活性低,易发生乳糖吸收不良;肠蠕动协调能力差,易发生粪便滞留、胎粪延迟排出,甚至发生功能性肠梗阻;婴幼儿尤其是未成熟儿肠壁薄,通透性高,肠屏障作用差,肠内毒素、过敏原及不完全分解产物可经肠黏膜吸收,引起全身性感染或变态反应性疾病。婴儿由于大脑皮质功能发育不全,进食易引起胃 - 结肠反射,故大便次数较成人频繁。

五、肝

年龄越小,肝相对越大,新生儿肝约为体重的 4%(成人约为 2%)。新生儿及婴幼儿肝在右肋和剑突下可触及,质地柔软、无压痛,6~7 岁后则不易触及。儿童肝的上下界随年龄变化而改变。儿童肝血管丰富,肝细胞再生能力强,但肝细胞发育尚不完善,肝功能亦不成熟,易受各种不利因素的影响,解毒能力差。在缺氧、感染、中毒、心力衰竭等情况下易发生肝肿大和变性。婴儿胆汁分泌较少,影响对脂肪的消化和吸收。

六、胰　腺

婴儿出生时胰液分泌量少,3~4 个月随发育增多,6 个月以内儿童胰淀粉酶活性较低,1 岁后接近成人。故 3~4 个月以前的小婴儿不宜喂哺淀粉类食物。婴幼儿胰液及其消化酶的分泌极易受天气和疾病影响而被抑制,发生消化不良。新生儿胰脂肪酶和胰蛋白酶的活性均较低,对脂肪和蛋白质的消化和吸收功能较差,2~3 岁时接近成人。

七、肠 道 细 菌

胎儿消化道内无细菌,出生后数小时细菌即通过空气、奶头、用具等经口、鼻或肛门侵入肠道。一般情况下胃内几乎无菌,十二指肠和上部小肠也较少,以结肠和直肠细菌最多。肠道菌群受食物成分影响,单纯母乳喂养儿以双歧杆菌为主;人工喂养儿和混合喂养儿肠内的大肠埃希菌、嗜酸乳杆菌、双歧杆菌及肠球菌所占比例几乎相等。正常肠道菌群对侵入肠道的致病菌有一定的拮抗作用。但婴幼儿肠道正常菌群脆弱,易受许多因素影响而发生菌群失调,导致消化道功能紊乱。

八、粪　便

(一)健康儿童粪便
1. 母乳喂养儿粪便　大多为金黄色,均匀糊状,偶有细小乳凝块,较稀薄,有酸性气味,无臭味,每日 2~4 次。一般在添加辅食后次数减少,1 周岁后减至每日 1~2 次。

2. 人工喂养儿粪便　与饮食中蛋白质及糖类多少有关。牛、羊乳喂养儿粪便为淡黄色,较干厚,多成形,含乳凝块较多、较大,呈碱性或中性反应,量多且较臭,每日排便 1~2 次,易发生便秘。

3. 部分母乳喂养儿粪便　当母乳不足加喂牛乳或羊乳者,其粪便与人工喂养儿相似,但质地较软、颜色较黄。无论人乳或牛乳、羊乳喂养,添加谷类、蛋、肉、蔬菜等辅食后,粪便性状逐渐接近成人。每日排便 1 次。

(二)异常粪便
1. 腹泻性粪便　次数多少不定,粪稀多水、粪质不匀是腹泻性粪便的特征,可有黏液或白色小块，有时呈"蛋花汤"样，有酸臭或恶臭味。

2.干结性粪便　因喂食蛋白质偏多而缺乏糖质，或先天性体质不良，肠蠕动不足，水分被吸收，故大便干结。

3.出血性粪便　黑色粪便可因胃肠道上段出血所致。粪便中带有血丝，大都由于肛门破裂或直肠息肉引起。若粪便中除血液外，同时含有大量黏液，而粪质极少，结合阵发性腹痛，应疑为肠套叠；若同时含有黏液、脓液及血液，则多为结肠炎、细菌性痢疾及阿米巴痢疾可能性大。

4.灰白色粪便　胆汁不能进入肠内导致粪便呈灰白色，以先天性胆道闭锁可能性最大，需与牛乳喂养儿有时出现的灰白色大便鉴别。后者暴露在空气中后受空气氧化，颜色逐渐加深，前者则无这种变化。

第二节　口　炎

口炎（stomatitis）是指口腔黏膜的炎症，如病变局限于舌、齿龈、口角亦可称为舌炎、齿龈炎或口角炎。大多数由微生物（病毒、细菌、真菌）引起，亦可因局部理化因素刺激导致。全年均可发病，以小儿时期较为多见，尤其是婴幼儿期更常见。可单独发病或继发于急性感染、腹泻、营养不良、维生素 B 族或维生素 C 缺乏等全身性疾病。食具消毒不严，口腔不卫生或由于各种疾病导致机体抵抗力下降等均可引起口炎。常见口炎有鹅口疮、疱疹性口炎、溃疡性口炎（表 7-1）。

表 7-1　三种常见口炎的临床表现及治疗

	鹅口疮	疱疹性口炎	溃疡性口炎
病原体	白念珠菌	单纯疱疹病毒 I 型	链球菌、金黄色葡萄球菌等
口腔表现	①口腔黏膜表面覆盖白色乳凝块样片状物，不易擦去，强行剥离后，局部黏膜潮红、渗血；②患处不痛、不流涎、不影响吃奶	①齿龈、舌、唇内、颊黏膜处出现散在或成簇的黄白色小疱疹，周围有红晕，破溃后形成浅溃疡，表面有黄白色纤维素性渗出物覆盖；②局部疼痛、拒食、流涎、烦躁	①口腔黏膜充血水肿，随后形成大小不等的糜烂或溃疡，表面有灰白色假膜覆盖，边界清楚，易拭去而遗留溢血的创面；②局部疼痛、拒食、流涎、烦躁
全身表现	一般无全身症状	发热、体温可达 38～40℃，颌下淋巴结肿大，传染性强	发热，体温可达 39～40℃，局部淋巴结肿大
辅助检查	取白膜少许放玻片上加 10% 氢氧化钠 1 滴，在显微镜下可见真菌的菌丝和孢子	白细胞总数正常或偏低	白细胞总数及中性粒细胞增多
清洁口腔	2% 碳酸氢钠溶液	3% 过氧化氢溶液或 0.1% 利凡诺溶液	3% 过氧化氢溶液或 0.1% 利凡诺溶液
局部涂药	制霉菌素鱼肝油混悬溶液	①抑制病毒疱疹净，亦可喷西瓜霜、锡类散等；②继发感染涂 2.5%～5% 金霉素鱼肝油；③止痛可在餐前用 2% 利多卡因	5% 金霉素鱼肝油、锡类散等

一、鹅　口　疮

鹅口疮（thrush, oral candidiasis）又称雪口病，为白念珠菌感染所致。多见于营养不良、腹泻、长期应用广谱抗生素或激素的新生儿和婴幼儿。新生儿多由产道感染或因哺乳时奶头不洁及使用污染的奶具而感染。

二、疱疹性口炎

疱疹性口炎（herpetic stomatitis）亦称疱疹性齿龈口炎，由单纯疱疹病毒 I 型感染引起，多见于 5 岁以下小儿，尤以 6 个月至 2 岁的婴幼儿多见，多发生在机体抵抗力降低的小儿，传染性强，可在卫生条件差的家庭和集体托幼机构引起小流行。本病有自限性，但易反复发病，发病无明显季节差异。

三、溃疡性口炎

溃疡性口炎（ulcerative stomatitis）主要由链球菌、金黄色葡萄球菌、铜绿假单胞菌或大肠埃希菌等感染引起的口腔炎症，多见于婴幼儿。常发生于急性感染、长期腹泻等机体抵抗力降低时，口腔不洁更有利于细菌繁殖而致病。属口腔黏膜的感染性疾病。

四、口 炎 护 理

【护理评估】

1. 健康史　询问患儿有无不当的进食史；有无奶具消毒的习惯；有无长期使用广谱抗生素、糖皮质激素的用药史；有无营养不良、长期腹泻等病史。

2. 身体状况　注意评估患儿体温，尤应注意评估有无齿龈红肿、口腔黏膜疱疹、溃疡、白膜。病变的形态、分布及范围。有无颌下淋巴结肿大。了解有无白细胞和中性粒细胞增高，结合涂片检查了解是念珠菌感染还是细菌性感染。

3. 心理、社会因素　口炎常因抵抗力下降、口腔不洁而引起。疱疹性口炎为自限性疾病，但易传染，全年均可发病。常在托幼机构引起小流行。应注意评估托幼机构有无采取预防措施；家长对该病的了解程度，有无焦虑等。

【护理诊断及合作性问题】

1. 口腔黏膜改变　与口腔感染、护理不当、口腔不洁、理化因素刺激、抵抗力低下及病原体感染等有关。

2. 疼痛　与口腔黏膜炎症和破损、溃疡有关。

3. 体温过高　与口腔感染有关。

4. 知识缺乏：家长缺乏口炎的预防及护理知识。

【护理措施】

1. 饮食护理　以高热量、高蛋白、富含维生素的温凉流质或半流质饮食为宜，避免摄入酸、辣、热、粗、硬等刺激性食物以减轻疼痛。母乳喂养者可将乳汁挤出用滴管或勺进行喂哺。对疼痛影响进食者，可在进食前局部涂抹 2% 利多卡因，对不能进食者，应给予肠道外营养，以确保能量与水分供给。

2. 口腔护理　鼓励患儿多饮水，进食后漱口，保持口腔黏膜湿润和清洁。对流涎者，及时清除流出物，保持皮肤干燥、清洁，避免引起皮肤湿疹及糜烂。根据不同病因选择不同溶液清洗口腔，以餐后 1 小时为宜，较大儿童可用含漱剂。

3. 发热护理　密切监测患儿体温变化，体温超过 38.5℃时，给予松解衣服、冷敷、置冰袋等物理降温，必要时给予药物降温。

4. 正确涂药　为确保局部用药达到目的，涂药前先清洗口腔，然后用无菌纱布或干棉球放在颊黏膜腮腺管口处或舌系带两侧，以隔断唾液；再用干棉球将病变部黏膜表面吸干净后方能涂药；涂药后嘱患儿闭口 10 分钟，然后取出隔离唾液的纱布或棉球，不可立即漱口、饮水或进食；小婴儿不配合时可直接涂药。在清洁口腔及局部涂药时应注意手法，用棉签在溃疡面上滚动式涂药，切不可摩擦，动作要轻、快、准，以免患儿疼痛加重。

5. 一般护理　观察患儿精神状态、体温改变、进食情况及口腔黏膜恢复情况，协助医生的治疗并给予相应的护理。

【健康教育】

患儿使用过的食具、玩具、毛巾要专人专用，及时消毒，以防交叉感染，哺乳妇女的内衣要及时更换，保持乳头清洁；鹅口疮患儿使用过的乳具，应放于 5% 碳酸氢钠溶液浸泡 30 分钟后再煮沸消毒。疱疹性口炎具有较强的传染性，应注意隔离防止传染。教育患儿养成良好的卫生习惯，纠正患儿吮指、不刷牙等不良习惯，年长儿进食后及时漱口，避免粗暴擦伤口腔。宣传均衡饮食的重要性，避免偏食和挑食，培养患儿良好的饮食习惯。讲解并示教清洁口腔及局部涂药的方法，为患儿做口腔护理前、后要洗手。对极度衰弱的患儿要采取保护性隔离，避免交叉感染。对因口腔疼痛而拒食、烦躁哭闹的患儿应表示足够的理解，给予必要的关心和同情，鼓励患儿配合治疗和护理，促进康复。

案例分析

　　患儿，女，1 岁 3 个月，因"发热、流涎 2 天"入院。体温 39℃，烦躁不安，易哭闹，拒食，曾用过抗生素，疗效不佳。查体：咽部充血，颊黏膜和舌尖处可见成簇的小疱疹，有的已破溃形成浅表溃疡，齿龈红肿，触之易出血。初步诊断为小儿疱疹性口炎。

　　分析：

　　(1) 如何进行口腔护理？

　　(2) 根据目前患儿的身心状况，其护理诊断有哪些？

　　(3) 如何对患儿和家长进行健康指导？

ER-7-3

案例分析
参考答案

第三节　婴幼儿腹泻

　　婴幼儿腹泻（infantile diarrhea）或称腹泻病，是由多种病原、多种因素引起的以大便次数增多和大便性状改变为特点的消化道综合征。6 个月至 2 岁婴幼儿多见，1 岁以内约占半数，四季均可发病，以夏秋季发病率最高，易造成水、电解质和酸碱平衡紊乱，导致小儿营养不良、生长发育障碍等问题。根据病因分为感染性和非感染性两类，以前者更为多见。

【病因与发病机制】

1. 易感因素

　　(1) 消化系统发育不够成熟：胃酸和消化酶分泌较少，消化酶活性低，对食物消化能力差，耐受性差；因生长发育快，需求营养物质相对较多，消化道负担较重，易发生消化功能紊乱。

　　(2) 机体防御能力较差：婴儿血清免疫球蛋白（尤其是 IgM、IgA）、胃肠道分泌型 IgA 水平、胃内酸度均较低，机体预防能力差。正常肠道菌群对入侵的病原体有拮抗作用，新生儿正常肠道菌群尚未建立或因使用抗生素等引起肠道菌群失调，导致易患肠道感染。

　　(3) 人工喂养：由于不能从母乳中得到 SIgA、乳铁蛋白等体液因子、巨噬细胞和粒细胞等有很强抗肠道感染作用的成分,且人工喂养食物、食具易被污染,人工喂养儿肠道感染发生率明显高于母乳喂养儿。

2.感染因素

(1)肠道内感染:可由病毒、细菌、真菌、寄生虫引起,以前两者多见。

1)病毒感染:主要为轮状病毒引发的秋冬季腹泻,其次还有星状和杯状病毒、肠道病毒(包括柯萨奇病毒、埃可病毒、肠道腺病毒)、诺沃克病毒、冠状病毒、诺如病毒等。

2)细菌感染(不包括法定传染病):以大肠埃希菌为主,包括致病性大肠埃希菌、产毒性大肠埃希菌、侵袭性大肠埃希菌、出血性大肠埃希菌和黏附-集聚性大肠埃希菌,其次是空肠弯曲菌、耶尔森菌、金黄色葡萄球菌等。

3)真菌感染:长期应用广谱抗生素引起肠道菌群失调或长期应用肾上腺皮质激素使机体免疫功能低下,亦易发生白念珠菌或其他条件致病菌肠炎而引起腹泻。小儿以白念珠菌多见。

4)寄生虫感染:常见为蓝氏贾第鞭毛虫、阿米巴原虫和隐孢子虫等。

(2)肠道外感染:如上呼吸道感染、中耳炎、肺炎、泌尿道感染、皮肤感染或急性传染病等引起消化功能紊乱(症状性),也可同时感染肠道。

知识链接

抗生素相关性腹泻

抗生素相关性腹泻(antibiotic-associated diarrhea, AAD)是指应用抗生素之后发生的、与抗生素有关的腹泻。其病因、发病机制复杂,除一些抗生素可降低糖类的运转和乳糖酶水平外,肠道外感染时,长期、大量使用广谱抗生素引起肠道菌群失调,肠道正常菌群减少,耐药性金黄色葡萄球菌、变形杆菌、铜绿假单胞菌、难辨梭状芽孢杆菌或白念珠菌等大量繁殖,引起药物较难控制的肠炎。营养不良、免疫功能低下、长期使用类固醇激素更易发病。杜绝滥用抗生素是预防AAD的关键。

3.非感染因素

(1)饮食因素:为非感染性腹泻的重要原因。饮食质或量的不当,如喂养不足、食物过量或食物成分不适宜;过早添加不适当的辅食,骤然断乳等;婴儿对某些食物过敏。肠道对糖消化不良或原发性、继发性双糖酶缺乏。

(2)气候因素:天气突然变冷、腹部受凉导致肠蠕动增加或者因为天气过热使消化液分泌减少等,都可能诱发消化功能紊乱而引起腹泻。

4.发病机制　导致腹泻发生的主要机制包括肠腔内含有大量的不能被吸收的溶质,使肠腔内渗透压升高导致渗透性腹泻;肠腔内电解质分泌过多引起分泌性腹泻;炎症所致的液体大量渗出以及肠道运动功能异常引起的肠道功能性腹泻等。临床上大部分腹泻是多种机制共同作用的结果。

(1)非感染性腹泻

1)饮食不当:常因喂养不定时、饮食量不当,或食物成分不适宜等引起,如过早进食大量淀粉、脂肪类食物、突然改变食物品种或骤然断奶以及个别婴儿对牛奶、豆浆或某些食物成分过敏或不耐受等,使食物未被充分消化吸收积滞于小肠上部,导致肠道下部细菌上移和繁殖,引起肠腔渗透压增高,协同腐败性毒物刺激肠蠕动增加,引起腹泻的发生。

2)气候因素:腹部受凉使肠蠕动增加,天气过热使消化液分泌减少等,均可诱发腹泻。

(2)感染性腹泻:大多数病原微生物随污染的食物、水进入消化道,或通过污染的手、日用品、玩具或由带菌者传播。病原微生物能否引起肠道感染,取决于机体防御功能的强弱及感染病原微生物数量的多少和病原微生物的毒力。

1）病毒性肠炎：病毒侵入肠道后，在小肠绒毛顶端的柱状上皮细胞上复制导致小肠绒毛细胞受损，受累的肠黏膜上皮细胞脱落而遗留不规则的裸露病变，致使小肠黏膜回收水、电解质能力下降而引起腹泻；同时，发生病变的肠黏膜细胞分泌双糖酶不足，活性下降，使肠腔内的糖类消化不完全而被肠道内细菌分解，使肠液渗透压增高，进一步造成水和电解质的丧失，加重腹泻。

2）细菌性肠炎

肠毒素性肠炎：产生肠毒素的细菌侵入肠道后，在肠腔内释放肠毒素，抑制肠上皮细胞吸收 Na^+ 和水，同时促进 Cl^- 的分泌，使小肠液总量增多，超过结肠吸收的限度而产生分泌性腹泻，排出大量无脓血的水样便，导致患儿脱水和电解质紊乱。

侵袭性肠炎：细菌直接侵入小肠或结肠肠壁，引起肠黏膜充血、水肿，炎症细胞浸润、溃疡和渗出等病变，产生广泛的炎症反应，排出含有大量白细胞和红细胞的菌痢样粪便；结肠由于炎症病变不能充分吸收来自小肠的液体，且某些致病菌还会产生肠毒素，故亦可发生水样泻。

【临床表现】

病程在 2 周以内为急性腹泻，病程在 2 周至 2 个月为迁延性腹泻，病程在 2 个月以上为慢性腹泻。

不同病因引起的腹泻具有相似的临床表现，同时也各有其特点。

1．腹泻共同的临床表现

（1）轻型腹泻：多为非感染因素引起，常由饮食因素及肠道外感染引起。起病急缓不一，以胃肠道症状为主，主要表现为大便次数增多及性状改变，每日可达 10 次左右，每次大便量少，稀薄，呈黄色或黄绿色，有酸味，粪质不多，常见白色或黄白色奶瓣（皂块）和泡沫，可混有少量黏液。排便前常因腹痛而哭闹不安，便后恢复安静。大便镜检可见大量脂肪球和少量白细胞。一般无明显脱水及全身中毒症状，精神尚好，偶有低热，多在数日内痊愈。

（2）重型腹泻：多为肠道内感染所致或由轻型腹泻发展而来。起病常较急，除有较重的胃肠道症状外，还有明显的脱水、电解质紊乱及全身中毒症状。

1）消化道症状：大便次数明显增多，每天十余次至数十次，多呈黄绿色水样便或蛋花汤样便，量多，含水量大，可混有黏液，少数可见血便，伴有味臭。患儿食欲低下，恶心，伴有呕吐，有时甚至进水即吐，严重者可吐咖啡样液体。大便镜检可见脂肪球及少量白细胞。

2）中毒症状：不规则发热，体温可达 40℃，一般情况差，烦躁、精神萎靡或嗜睡。重者双目凝视，面色发灰或苍白，腹胀，嗜睡甚至出现昏迷和休克。血白细胞增高。

3）水、电解质紊乱和酸中毒：由吐泻造成水、电解质的丧失及摄入量减少所致（具体见本章第四节）。

2．不同病因所致感染性肠炎的临床特点

（1）轮状病毒肠炎：又称秋季腹泻。多发生在秋冬季节，以秋季流行为主。常见于 6 个月至 2 岁的婴幼儿。潜伏期多为 1～3 天，起病急，可呈现散发或小流行趋势，常有发热及上呼吸道感染症状，多先出现呕吐，大便次数多、量多，每天大便 10 次以上甚至数十次，呈黄色或淡黄色，水样或蛋花汤样，无腥臭味，常并发脱水、酸中毒。本病为自限性疾病，不喂乳类的患儿恢复更快，病程多为 3～8 天。大便镜检偶见少量白细胞。

（2）产毒性细菌肠炎：起病急，潜伏期 1～2 天，自然病程多为 3～7 天，往往发生在夏季，轻度时大便次数增多，重症腹泻次数频繁，大便呈蛋花汤样或水样、混有黏液，伴呕吐，严重者可伴发热、脱水及电解质紊乱和酸中毒。

（3）出血性大肠埃希菌肠炎：开始为黄色水样便，后转为血水便，有特殊臭味，伴腹痛，大便镜检有大量红细胞，一般无白细胞。

（4）侵袭性细菌肠炎：腹泻频繁，可排出黏液脓血便，伴有腥臭味，常伴恶心、呕吐、腹痛和里急后重，可出现严重的全身中毒症状甚至休克。全年均有发病，大便镜检可见大量白细胞和不等红细胞。

（5）抗生素诱发的肠炎：多继发于使用大量抗生素后或与抗生素有关，病程和症状常与耐药菌株的不同及菌群失调的程度有关。真菌性肠炎多为白念珠菌所致，常伴鹅口疮、肛周黄白色假膜。主要表现为大便次数增多，黄色稀便，泡沫较多带黏液，有时可见豆腐渣样细块（菌落）；大便镜检有真菌孢子和菌丝。假膜性小肠结肠炎主要症状是腹泻，大便厌氧菌培养、组织培养检测细胞毒素可协助诊断。

3. 慢性腹泻和迁延性腹泻　慢性腹泻和迁延性腹泻多与营养不良和急性腹泻未彻底治疗有关。以人工喂养儿、营养不良儿多见。由于营养不良患儿患腹泻时易迁延不愈，持续腹泻又加重了营养不良，两者可互为因果，最终引起免疫功能低下，继发感染，形成恶性循环，导致多脏器功能异常。

4. 生理性腹泻　常见于6个月以下的婴儿。外观虚胖，常有湿疹，出生后不久即出现腹泻，但除大便次数增多外，无其他症状，精神、食欲及体重增长正常，不影响生长发育，无需特殊治疗。可能与小儿食奶较多，小肠乳糖酶相对不足有关，一般添加辅食后，大便即逐渐转为正常。

【辅助检查】

1. 血常规　细菌感染时白细胞总数及中性粒细胞增多；寄生虫感染和过敏性腹泻嗜酸性粒细胞增多。

2. 大便检查　大便内无或偶见白细胞者常为侵袭性细菌以外的病因引起，大便内有较多白细胞者，多由各种侵袭性细菌感染引起。大便细菌培养和聚合酶链反应（PCR）检查有助于明确病原。

3. 病原学检查　细菌性肠炎大便培养可检测出致病菌；真菌性肠炎大便可见真菌菌丝和孢子；疑为病毒感染者可做病毒分离等检查。

4. 血液生化检查　血钠测定可提示脱水性质，血钾测定可反映体内缺钾的程度。血气分析及测定二氧化碳结合力可了解酸碱平衡紊乱状况。重症患儿应同时测尿素氮，必要时查血钙和血镁。

【治疗要点】

腹泻的治疗原则为调整饮食；合理用药，控制感染；纠正水、电解质和酸碱平衡紊乱；注意肠道菌群失调，预防并发症的发生。

1. 调整饮食　减少或停止不易消化的食物和脂肪的摄入，以减轻消化道的负担。恢复饮食应从少到多，从稀到浓，经5～7天恢复到正常饮食。

2. 病因治疗　针对感染性、非感染性区别对待。病毒性肠炎以饮食疗法和支持疗法为主，一般不需应用抗生素。细菌感染者，一般需抗生素治疗。

3. 预防及纠正水、电解质和酸碱平衡紊乱　无脱水或轻、中度脱水无明显呕吐者口服口服补液盐（ORS）溶液预防或纠正脱水；中、重度脱水伴周围循环衰竭者静脉补液。低钾血症遵循"见尿补钾"原则，重度酸中毒或补液后仍存在酸中毒问题，给予5%碳酸氢钠纠正。

4. 药物治疗

（1）控制感染：水样便腹泻患儿（约占70%），多为病毒性肠炎及非侵袭性细菌感染，一般不用抗生素，合理使用液体疗法，选用微生态制剂和黏膜保护剂。但对于重症患儿、新生儿、免疫功能低下患儿可酌情选用抗生素。黏液脓血便患儿（约占30%）多为侵袭性细菌感染，可先根据临床特点选择抗生素，然后依据粪便细菌培养和药敏试验结果进行调整。大肠埃希菌、空肠弯曲菌、耶尔森菌、鼠伤寒沙门氏菌感染选用革兰氏阴性菌抗生素以及大环内酯类抗生素。金黄色葡萄球菌肠炎、假膜性肠炎、真菌性肠炎应先停用原来的抗生素，选用万古霉素、新青霉素、甲硝唑或抗真菌药物等。

（2）微生态疗法：有助于恢复肠道正常菌群的生态平衡，抵御病原菌侵袭，控制腹泻，常选用双歧杆菌、嗜酸乳杆菌、粪链球菌等制剂。

（3）肠黏膜保护剂：能吸附病原体和毒素，维护和修复肠黏膜屏障功能，常用蒙脱石散（思密达）。

（4）因止泻会增加毒素的吸收，避免用止泻剂。

5．综合治疗　迁延性、慢性腹泻常伴有营养不良和其他并发症，病情复杂，必须采取综合治疗措施。

【护理评估】

1．健康史　详细了解喂养史，包括喂养方式，人工喂养儿喂何种乳品，冲调浓度、喂养次数及量，添加辅食及断奶情况等。询问有无不洁饮食史、食物过敏史、外出旅游和气候变化史等。注意腹泻开始时间、次数、颜色、性质、量，是否伴发热、呕吐、腹胀、腹痛及里急后重等症状。既往有无腹泻史、有无其他疾病史和长期服用广谱抗生素史等。

2．身体状况　观察患儿生命体征如神志、体温、脉搏、呼吸、皮肤、黏膜情况和营养状态，记录24小时出入量，测量患儿体重，观察前囟、眼窝、皮肤弹性、尿量和循环情况等，评估脱水的程度、性质。检查肛周皮肤有无发红、发炎和破损。了解粪便常规、粪便致病菌培养等化验结果；分析血常规、血清电解质、尿素氮、二氧化碳结合力等，了解体内酸碱平衡紊乱程度和性质。

3．心理、社会因素　了解家长的心理状态及对疾病的认识程度，评估患儿家长的文化程度、家庭居住环境条件、卫生习惯、经济状况等。

【护理诊断及合作性问题】

1．腹泻。

2．体液不足。

3．体温过高　与肠道感染有关。

4．营养失调：低于机体需要量　与腹泻、呕吐丢失过多和摄入不足有关。

5．有皮肤完整性受损的危险　与大便次数增多刺激臀部皮肤有关。

6．潜在并发症：酸中毒、低血钾等。

7．知识缺乏：患儿家长缺乏合理喂养、卫生以及腹泻患儿护理知识。

【护理措施】

1．一般护理　提供整洁、舒适的休息环境。选用柔软布类尿布，勤更换，保持患儿臀部干燥清洁，对已发生臀红患儿进行护理。根据皮肤受损程度，轻度臀红仅见表皮潮红，重度臀红分为3度。护理时应轻轻掀开患儿下半身被褥，解开污湿尿布，若有大便需用温水清洗臀部，并用毛巾吸干水分，将清洁尿布垫于臀下，使臀部暴露于空气或阳光下10～15分钟，保持气温和室温的适宜，若臀红严重，可使用红外线灯或鹅颈灯照射，灯泡采用25～40W，距离臀部30～40cm，照射10～15分钟。将蘸有油类或膏药的棉签贴皮肤轻轻滚动，均匀涂药，给患儿更换尿布、拉平衣服，盖好被褥。护理患儿前后认真洗手，防止交叉感染。对感染性腹泻患儿应施行消化道隔离，正确消毒食具、衣物、尿布、大小便标本等。

2．饮食护理　根据患儿病情合理安排饮食。腹泻脱水患儿除严重呕吐者暂禁食4～6小时（不禁水）外，均应继续进食。①母乳喂养儿继续哺乳，进行少量多次喂哺并暂停辅食；②人工喂养儿给易消化食物，可改用等量稀释的牛奶或其他代乳品，腹泻次数减少后给予半流质饮食，如粥、面条等，少食多餐，逐渐过渡到正常饮食；③病毒性肠炎多有乳糖酶缺乏，不宜用蔗糖，并暂停乳类喂养，改为豆制代乳品、发酵乳或去乳糖配方奶，以减轻腹泻，缩短病程。腹泻停止后，继续给予营养丰富的饮食，并每日加餐1次，共2周。重症腹泻患儿应禁食，待病情好转后逐渐恢复到正常饮食，必要时可采用静脉营养。

3. 维持水、电解质和酸碱平衡　ORS 适用于预防脱水和纠正轻、中度脱水。有严重腹胀、心功能不全、休克和严重并发症患儿不宜口服补液。静脉补液用于中重度脱水或腹泻、呕吐严重患儿（详见本章第四节）。

4. 对症护理　①呕吐患儿应及时清理呕吐物，避免吸入窒息；必要时按医嘱应用止吐药如甲氧氯普胺（胃复安）；对腹泻患儿一般不宜用止泻药，应着重病因治疗和液体疗法。②高热者给予温水擦浴、头部冰敷等物理降温或遵医嘱给予药物降温，鼓励患儿多饮水，擦干汗液，及时更衣，做好皮肤护理。③注意观察患儿体温、脉搏、呼吸、血压等变化；观察患儿腹泻、呕吐的次数及量的变化，比较补液前后脱水的纠正情况，准确记录 24 小时出入量，观察酸中毒、低钾血症、低钙血症、低镁血症的情况，及时报告医生，积极给予治疗。④观察排便情况。记录大便的颜色、次数、性状及量的变化，采集标本时应注意采集黏液脓血部分，并及时送检。⑤做好用药护理，补钾时注意速度、量和用法，避免大量钾短时间输入引起心搏骤停。输入含钾及碳酸氢钠溶液时，及时巡视，避免药液渗出血管外。

5. 保持皮肤完整性　保持皮肤清洁干燥，勤换尿布，每次便后用温水清洗臀部并擦干；女婴尿道口接近肛门，注意阴部清洁，预防尿路感染。

【健康教育】

向家长解释腹泻的病因、潜在并发症及相关治疗措施。宣传母乳喂养的优点，指导合理喂养，添加辅食要循序渐进，防止过食、偏食及饮食结构突然变动，避免夏季断奶。注意饮食卫生，不吃变质食物。教育儿童饭前便后洗手，勤剪指甲。指导家长配制和使用口服补液的方法，强调少量多次。加强户外活动，注意气候变化，及时增减衣服。积极预防及治疗营养不良、佝偻病和肠道外感染。切忌长期滥用广谱抗生素。与患儿及家长多沟通，鼓励家长探视并参加护理，以减少患儿的分离焦虑；对需静脉穿刺的患儿，可采取治疗性游戏技术，如允许患儿触摸仪器等以分散注意力，取得患儿的配合。避免长期滥用广谱抗生素，使用广谱抗生素时可加用微生态制剂，调节肠道菌群失调。

第四节　儿童液体疗法

一、儿童体液平衡特点

体液是人体重要组成部分，体液平衡是维持生命的重要条件。正常情况下，体液中水、电解质、酸碱度、渗透压等各项指标的动态平衡主要依赖于神经、内分泌、肺、肾等系统的正常调节功能。由于小儿存在体液占体重比例较大、器官功能发育尚未成熟、体液平衡调节功能差等生理特点，极易受疾病和外界环境的影响而发生体液平衡失调，如处理不当或不及时，可危及小儿生命，因此液体疗法是儿科治疗中的重要内容。不同年龄的体液分布见表 7-2。

表 7-2　不同年龄的体液分布（占体重的百分比）　　　　　　　　　单位：%

年龄	体液总量	细胞内液	细胞外液	
			血浆	间质液
新生儿	78	35	6	37
1 岁	70	40	5	25
2～14 岁	65	40	5	20
成人	55～60	40～45	5	10～15

（一）体液的电解质组成

儿童体液电解质组成与成人相似，唯有生后数日内血钾、氯、磷和乳酸偏高，血钠、钙、碳酸氢盐含量偏低。细胞内液和细胞外液的电解质组成有显著差别，细胞外液的主要阳离子是 Na^+，主要阴离子是 Cl^- 及 HCO_3^-，细胞内液以 K^+、Ca^{2+} 和 Mg^{2+} 为主要阳离子，HPO_4^{2-} 及蛋白质为主要阴离子，它们对维持细胞内、外液的渗透压起着重要作用。临床工作中常以测量血钠来估算血浆渗透压。

（二）水的摄入与排出特点

1. 水的需要量　水的需要量相对较大且交换率高。需要量与新陈代谢、摄入热量、食物性质、经肾排出溶质量、不显性失水、活动量及环境温度有关。不同年龄儿童每日所需水量见表 7-3。

表 7-3　儿童每日水的需要量

年龄/岁	需水量/(ml·kg^{-1})
<1	120～160
1～3	100～140
4～9	70～110
10～14	50～90

2. 水的排出　机体主要通过肾（尿）排出水分，其次为经皮肤和肺的不显性失水和消化道（粪）排水，另有极少量的水贮存在体内供新生组织增长。

机体水的出入量与体液保持动态平衡状态，儿童由于新陈代谢旺盛，机体对水的排泄速度也比成人快，且年纪越小，出入水量也相对较多。婴儿每日水的交换量为细胞外液量的 1/2，而成人仅为 1/7，故婴儿体内水的交换率为成人的 3～4 倍。同时，儿童体表面积相对成人较大，呼吸较快，因此对水的需要量也相对较大，对缺水的耐受性较差。在病理情况下如进水不足或水分丢失时，由于肾脏的浓缩功能有限，容易脱水。

3. 体液平衡的调节　儿童体表面积相对较大，体液代谢较旺盛，儿童肾功能不成熟，年龄愈小，肾脏的浓缩和稀释功能愈不成熟，对体液平衡的调节作用也愈差，故易发生水、电解质和酸碱平衡紊乱。

二、水、电解质和酸碱平衡紊乱

（一）脱水

脱水是指水分摄入不足或丢失过多所引起的体液总量尤其是细胞外液量减少。脱水时除丧失水分外，同时伴有钠、钾和其他电解质的丢失。

1. 脱水程度　指患病后累积的体液损失量。判断脱水程度依据损失体液占体重的百分比以及患儿前囟、眼窝、皮肤弹性、循环情况和尿量等临床表现综合估计，不同性质的脱水其临床表现不尽相同，不同程度脱水的临床表现及分度见表 7-4。

表 7-4　不同程度脱水的临床表现

	轻度	中度	重度
失水占体重比例/%	3～5	5～10	>10
失水量/(ml·kg^{-1})	30～50	50～100	100～120
精神状态	稍差或略烦躁	烦躁不安或萎靡	淡漠或昏迷
皮肤	稍干、弹性稍差	干、苍白、弹性差	干燥、花纹、弹性极差

续表

	轻度	中度	重度
黏膜	稍干燥	干燥	极干燥或干裂
眼窝及前囟	稍凹陷	凹陷	明显凹陷
眼泪	有	少	无
尿量	稍减少	明显减少	极少或无尿
周围循环衰竭	无	不明显	明显
口渴	轻	明显	烦渴
四肢	温	稍凉	厥冷

2. 脱水性质　常反映水和电解质的相对丢失量,临床常根据血清钠水平对其进行评估,将脱水分为等渗性脱水、低渗性脱水和高渗性脱水(表7-5),临床以等渗性脱水多见。

表7-5　不同性质脱水的临床表现

	低渗性脱水	等渗性脱水	高渗性脱水
主要原因	营养不良伴慢性腹泻	呕吐、腹泻	补充含钠液过多
水、钠丢失比	以失钠为主	水、钠成比例丢失	以失水为主
血钠 /(mmol·L^{-1})	<130	130～150	>150
口渴	不明显	明显	极明显
皮肤弹性	极差	稍差	尚可
血压	明显下降	下降	正常 / 稍低
神志	嗜睡 / 昏迷	萎靡	烦躁 / 惊厥

(二)低钾血症

正常血清钾浓度为3.5～5.5mmol/L,机体内钾主要储存在细胞内,当血清钾浓度<3.5mmol/L时称为低钾血症。其发生的主要原因有:①钾的摄入量不足。长期不能进食,液体疗法时补钾不足。②钾丢失增加。由消化道丢失过多:如呕吐、腹泻、各种引流或频繁灌肠而又未及时补充钾。③钾在体内分布异常。酸中毒时大量 K^+ 进入细胞内导致血清钾骤降、家族性周期性麻痹和胰岛素治疗等。④各种原因的碱中毒。

一般当血清钾低于3mmol/L 时即可出现症状。包括:①神经、肌肉兴奋性降低:表现为肌肉软弱无力,重者出现呼吸肌麻痹或麻痹性肠梗阻,膝反射减弱或消失;②循环系统症状:出现心率增快、心肌收缩无力、心音低钝、血压降低,心律失常,甚至发生心力衰竭;③肾损害:低钾使肾脏浓缩功能下降,出现多尿,重者有碱中毒症状。低钾血症临床症状的出现同时反映血钾浓度和血钾变化的速度。

(三)低钙血症和低镁血症

腹泻患儿进食少,吸收不良,从大便丢失钙、镁,可使体内钙镁减少,但一般多不严重,原有营养不良、佝偻病或腹泻日久的患儿血钙较低,当补液使血液稀释和酸中毒纠正后,血清离子钙减少,可出现烦躁不安、手足搐搦甚至惊厥等。极少数长期腹泻和营养不良患儿纠正脱水、酸中毒、补充钙后症状仍不见好转时,应考虑可能有低血镁,其表现为易受刺激、哭闹、手足震颤、搐搦、不能入睡,严重者可有惊厥。

(四)代谢性酸中毒

代谢性酸中毒是小儿最常见的酸碱平衡紊乱。主要由细胞外液 H^+ 增加或 HCO_3^- 丢失引起。

不同程度代谢性酸中毒的临床表现见表7-6。

常见原因为：①腹泻、呕吐等丢失碱性物质；②摄入热量不足引起脂肪分解；③血容量减少导致组织缺氧和乳酸堆积；④肾脏血流不足引起酸性代谢物质堆积。

表7-6　代谢性酸中毒的分度和临床表现

	轻度	中度	重度
HCO_3^-测定值/(mmol·L^{-1})	18～13	13～9	<9
精神状态	正常	精神萎靡	昏睡、昏迷
呼吸改变	呼吸稍快	呼吸深大	呼吸深快、节律不齐、有烂苹果味
口唇颜色	正常	樱桃红色	发绀

三、常用溶液及其配制

（一）非电解质溶液

常用的有5%葡萄糖溶液和10%葡萄糖溶液。前者为等渗溶液，后者为高渗溶液，但葡萄糖输入体内后逐渐被氧化成二氧化碳和水，或转变成糖原而储存于肝内，失去其渗透压的作用。输入的葡萄糖溶液，主要用于补充水分和部分热量，不能起到维持血浆渗透压的作用，故视为无张力溶液。

知识链接

化学基础知识（一）

液体概念

（1）溶质：凡能溶解于液体内的物质，如葡萄糖、氯化钠等。

（2）溶剂：能将溶质溶解于其中的液体，最常见的为水。但有相对和绝对而论，如5%葡萄糖溶液、5%氯化钠溶液等，均为相对而论。

（3）溶液：含有溶质的液体。

（4）电解质：在水中能解离成带有正负电荷离子的物质，如：$NaCl \rightarrow Na^+ + Cl^-$。

（5）非电解质：在水中不能解离的物质，如葡萄糖。

（6）渗透压：与血浆渗透压（300mmol/L）相似的溶液称等张溶液或等渗溶液或1个张溶液；高于血浆渗透压者为高渗（张）溶液；低于血浆渗透压者称低渗（张）溶液。

（二）电解质溶液

主要用于补充所丢失的体液、电解质，纠正体液的渗透压和酸碱平衡失调。

1.0.9%氯化钠溶液（即生理盐水）　为等渗溶液，0.9%氯化钠溶液含Na^+和Cl^-各154mmol/L，与血浆离子渗透压相似故为等渗溶液，但氯的含量比血浆浓度（血Cl^- 103mmol/L）高出1/3。若输入过多可使血氯过高，引起高氯性酸中毒（尤其在肾功能不佳时）。10%葡萄糖氯化钠溶液即葡萄糖生理盐水是指每100ml生理盐水中含10g的葡萄糖，除葡萄糖能提供热能外，还能维持渗透压，该溶液的效用与生理盐水相同，仍视为等渗溶液。

2.复方氯化钠溶液（即林格溶液）　每100ml含0.86%氯化钠、0.03%氯化钾和0.03%氯化钙。也是等渗溶液，其作用与0.9%氯化钠溶液基本相似，且不会因输液而发生低血钾和低血钙。

3.碱性溶液　主要用于快速纠正酸中毒。常用的有：①5%碳酸氢钠溶液。5%碳酸氢钠溶液常用5%葡萄糖稀释3.5倍,配成等渗溶液(1.4%)后使用。在紧急抢救酸中毒时,亦可不稀释而静脉注射,但多次使用后可使细胞外液渗透压增高,小婴儿慎用。其作用为:可直接增加缓冲碱,纠正酸中毒作用迅速,是治疗代谢性酸中毒的首选药物,但呼吸衰竭和CO_2潴留者慎用。②11.2%乳酸钠溶液。11.2%乳酸钠溶液常需稀释6倍,配成等渗溶液(1.87%)后使用。因该溶液需在有氧条件下经肝脏代谢产生HCO_3^-而起作用,显效较慢,故在肝功能不全、缺氧、休克、新生儿期以及乳酸潴留性酸中毒时不宜使用。

4. 氯化钾溶液　用于纠正低钾血症。制剂10%溶液,静脉滴注时稀释成0.2%~0.3%的浓度。禁止静脉直接注射,以免发生心肌抑制而死亡。

(三)混合溶液

为适应不同情况液体疗法的需要,临床常将几种溶液按一定比例配成不同的混合液,以互补其不足。几种常用混合溶液的组成见表7-7。

表7-7　几种常用混合溶液的组成和临床应用

溶液种类	0.9% 氯化钠	5% 或 10% 葡萄糖	1.4% 碳酸氢钠	渗透压或张力	临床应用
2:1 含钠液	2份	—	1份	等张	低渗性脱水或重度脱水伴循环不良及休克的患儿
1:1 液	1份	1份	—	1/2	轻、中度等渗性脱水
1:2 液	1份	2份	—	1/3	高渗性脱水或生理需要量的补充
1:4 液*	1份	4份	—	1/5	
2:3:1 液	2份	3份	1份	1/2	轻、中度等渗性脱水
4:3:2 液	4份	3份	2份	2/3	低渗性脱水

注:*1:4液1 000ml+10%氯化钾15ml配成的液体即生理维持液。

(四)口服补液盐

口服补液盐(oral rehydration salt,ORS)溶液是WHO推荐的用于治疗急性腹泻合并脱水的一种口服补液。经临床应用已取得良好疗效。适用于轻、中度脱水而无明显呕吐、腹胀的患儿。ORS有多种配方,2006年WHO推荐使用的配方为:氯化钠2.6g,枸橼酸钠2.9g,氯化钾1.5g,葡萄糖13.5g,是一种低渗透压口服补盐液,临用前加温开水1 000ml溶解即成。此溶液张力是2/3张溶液,总钾浓度为0.15%,一般适用于轻度或者中度脱水且无严重呕吐的患者。患儿出现极度疲劳、昏睡或昏迷、腹胀等情况中不宜使用ORS。

四、儿童液体疗法及护理

液体疗法的目的是通过补充不同种类的液体纠正水、电解质和酸碱平衡紊乱,恢复血容量,排泄毒素,补充部分热量,以恢复机体的生理功能。补充液体的方法包括口服补液法和静脉补液法两种。

(一)口服补液

1. 补液量　轻度脱水50~80ml/kg,中度脱水80~100ml/kg,于8~12小时内补足。对于无脱水的腹泻患儿,可将ORS溶液加等量水稀释,每天50~100ml/kg,少量频服,以预防脱水。

2. 补液方法　少量多次喂给。2岁以下的患儿每1~2分钟喂1小勺(5ml),稍大的患儿用杯子直接饮用。有呕吐者,停10分钟后再慢慢喂服(每2~3分钟喂一勺)。

（二）静脉补液

静脉补液适用于严重呕吐、腹泻，伴中、重度脱水的患儿，主要快速纠正水、电解质平衡紊乱和酸碱中毒。在静脉补液的实施过程中要正确掌握"三定"（定量、定性、定速）、遵循"三先"（先盐后糖、先浓后淡、先快后慢）及"三见"（见尿补钾、见惊补钙、见酸补碱）的原则。第1天补液总量包含补充累积损失量、继续损失量和生理需要量三部分总和。

1. 累积损失量　即发病后至补液时水和电解质总的损失量。

（1）定量：根据脱水程度决定补液量。轻度脱水补充30～50ml/kg；中度脱水50～100ml/kg；重度脱水100～120ml/kg。

（2）定性：根据脱水性质决定补液的种类。低渗性脱水为2/3张含钠液；等渗性脱水为1/2张含钠液；高渗性脱水为1/3～1/5张含钠液。若临床上判断脱水性质有困难时，可按等渗性脱水补给。

（3）定速：根据脱水程度决定补液速度，原则上遵循先快后慢。对重度脱水或伴有休克的患儿应首先用2：1等渗含钠液20ml/kg（总量不超过300ml）于30～60分钟内快速静脉滴入或推注，以扩充血容量，改善血循环和肾脏功能，扩容所用液体应包括在累积损失量内。其余累积损失液体量常在8～12小时内输完，速度为每小时8～10ml/kg。在循环改善出现排尿后应及时补钾。

2. 继续损失量　指补液开始后，由于呕吐、胃肠道引流、腹泻等情况继续丢失的液体量。应按实际损失量及性质予以补充。遵循丢多少补多少。一般在饮食严格控制下，按每日10～40ml/kg计算，常用1/3～1/2张含钠液，同时应注意钾的补充。

3. 生理需要量　主要供给基础代谢所需的水分，为每日60～80ml/kg。根据病情能口服者尽量口服生理需要量，如仍需静脉补充，可用1/4～1/5张含钠液（加0.15%氯化钾）。

继续损失量和生理需要量（约等于总液量的1/2）在后12～16小时内输入，约为每小时5ml/kg。若脱水纠正、吐泻缓解，可酌情减少此部分液量或改为口服补液。

实际补液中，应对以上三部分液体量进行综合分析，混合使用。脱水第1天即第一个24小时应供给的液体总量（包括累积损失量、继续损失量及生理需要量）为：轻度脱水90～120ml/kg，中度脱水120～150ml/kg，重度脱水150～180ml/kg。学龄前期儿童总量减少1/4，学龄期儿童减少1/3。

4. 纠正酸中毒　在补充累积损失液时，输入的混合溶液中已有一部分碱性溶液，输液后循环和肾脏功能改善，轻度酸中毒可自行纠正。如酸中毒症状仍严重，可结合血气分析结果，补充碱性液纠正，碳酸氢钠可作为首选药物。

5. 纠正低血钾　①补钾量：轻度低钾患儿可口服氯化钾每日200～300mg/kg，重度低钾血症需静脉补钾，全日总量一般为100～300mg/kg（即10%氯化钾1～3ml/kg）；②静脉补钾浓度及速度：一般不超过0.3%（新生儿0.15%～0.2%），每日补钾时间不应短于6～8小时，应均匀分配于全日静脉输液中，切忌将钾盐静脉推入，否则导致高钾血症，危及生命；③肾功能障碍，无尿时影响钾排出，此时补钾有引起高血钾的危险，故必须见尿补钾，或治疗前6小时内排过尿；④由于细胞内钾浓度恢复正常有一个过程，治疗低钾血症须持续补钾4～6天或更长；⑤补钾常以静脉输入，但如患儿情况允许，可由静脉补钾改为口服补钾，当饮食恢复至正常饮食的一半时，可停止补钾。

6. 纠正低血钙　出现低钙症状时，可用10%葡萄糖酸钙溶液5～10ml（或1～2ml/kg，最大量≤10ml）加等量5%或10%葡萄糖溶液20～30ml稀释后，缓慢（10分钟以上）静脉注射。

7. 纠正低血镁　低镁者用25%硫酸镁按每次0.1mg/kg深部肌内注射，每6小时1次，每日3～4次，症状缓解后停用。

8. 供给能量　在输液时，还要注意供给热量，以维持基础代谢所需。

9. 入院第2天及以后补液　根据吐泻和进食情况估算，一般只需补充生理需要量和继续损失量，继续补钾，供给热量。在12～24小时内均匀输入。能够口服者应尽量口服。

（三）几种特殊情况下的静脉补液

1. 婴幼儿肺炎　特别是重症肺炎患儿，因肺部炎症、发热、进食少、呼吸增快，肺循环阻力加大，心脏负担较重。补液总量一般按每日生理需要量来计算，为 60～80ml/kg，速度要适当放慢，一般控制在每小时 5ml/kg。在输液过程中，要注意变换患儿体位。有烦躁不安者，于输液前，最好注射镇静剂使之安静，以减轻心脏负担及氧的消耗量。对伴有呼吸性酸中毒者，应以改善肺的通换气功能为主，尽量少用碱性溶液。如肺炎合并腹泻伴脱水、电解质紊乱必须静脉补液时，按小儿腹泻补液量来计算，输液总量和钠量要相应减少 1/3，速度宜慢。

2. 营养不良伴腹泻　营养不良患儿因皮下脂肪少，皮肤弹性较差，容易把脱水程度估计过高；肥胖儿童皮下脂肪多，脱水程度常易估计过低，临床上应予注意，不能单凭皮肤弹性来判断，应综合考虑。

婴幼儿营养不良时，因长期摄食不足或摄入食物不能充分被吸收利用，或因其他慢性感染、寄生虫病等长期消耗过多，体液平时处于低渗状态。伴腹泻时，多为低渗性脱水。营养不良患儿皮下脂肪少，皮肤弹性差，易将脱水程度估计过重。故补液总量应比一般腹泻减少 1/3，以 2/3 张溶液为宜，葡萄糖浓度以 15% 为佳，输液速度应慢，以在 24 小时内匀速输完为妥，一般每小时为 3～5ml/kg。营养不良患儿，大多有低钾、低钙、低镁症状，腹泻后症状更明显，故在补液过程中应及时注意电解质的补充，同时补充热量和蛋白质。

3. 新生儿　新生儿总体液约占体重的 80%，细胞外液相对多，水分交换率高，而新生儿心、肺功能差，肾脏对水、电解质和酸碱平衡的调节功能差，易出现水中毒和酸中毒。因此，补液总量与速度均应控制。电解质含量应适当减少，补液种类以 1/5 张含钠液为宜；速度应缓慢，除急需扩充血容量外，全日量应在 24 小时内匀速滴注。由于生理性溶血，新生儿血钾偏高，如无明显缺钾，通常不必补钾。新生儿肝功能尚不成熟，若有酸中毒时，宜选用 1.4% 碳酸氢钠等渗溶液补给。

（四）小儿液体疗法的护理

1. 一般护理　提供安静的休息环境，温、湿度适宜，全面了解患儿病情、病史，并向家长讲解补液的目的和意义，做好补液前的准备。按医嘱要求全面计划 24 小时输液量，根据病情及输入液体的种类，严格掌握补液原则、补液速度和浓度，分期分批输入。准确记录液体出入量，24 小时液体入量包括静脉输液量、口服液体量及食物中含水量；液体出量包括尿量、呕吐量、大便丢失的水分和不显性失水。婴幼儿大小便不易收集，可采用"称尿布法"计算液体排出总量。

2. 对症护理

（1）密切观察包括体温、脉搏、呼吸等生命体征和精神意识状态，警惕输液过量、过快或输液反应，是否发生心力衰竭和肺水肿等情况。

（2）密切观察补液效果，补液后若出现皮肤弹性恢复、眼窝凹陷消失、尿量增多、口唇湿润、无口渴等说明脱水被纠正；如皮肤弹性未恢复、眼窝仍凹陷、尿量增多提示葡萄糖溶液输入过多，应增加电解质比例的输入；如皮肤弹性恢复、眼窝凹陷消失、尿量未增多，甚至出现眼睑水肿，提示葡萄糖溶液输入过少，应减少电解质比例的输入。

（3）密切观察患儿有无神经、肌肉兴奋性降低，如出现腹胀、肠鸣音减弱、腱反射消失以及心音低钝或心律不齐等提示缺钾，应按照见尿补钾的原则进行补钾，并严格掌握补钾速度和浓度；当酸中毒被纠正后，由于血浆稀释、离子钙降低，可出现低钙惊厥。个别抽搐患儿用钙剂无效，应考虑到低镁血症的可能。补充碱性液体时注意外漏造成组织坏死。

3. 口服补液的护理　ORS 溶液为 2/3 张，含电解质较多，长时间应用易引起高钠血症。对于在家口服补液的患儿，应向家长说明和示范 ORS 溶液的配制方法，若用袋装 ORS 溶液，则按使用说明方法喂服，在 24 小时内用完，超过 1 天要重新配制，指导家长观察病情的方法，如病情不见好转或加重，应及时到医院就诊。新生儿、心肾功能不全、休克及明显呕吐、腹胀者不宜使用 ORS 溶液。

4. 心理护理　向家长讲解补液的目的和意义，对患儿做好鼓励和解释工作，对年幼儿可用语言安慰、玩具、图片等，以减轻他们的紧张和恐惧，取得合作和配合。

案例分析

患儿，男，10个月，体重9kg，平素体健，生长发育同正常儿，混合喂养。3天来每日大便20～25次，蛋花汤样，体温38.0℃，呕吐6次，1天来尿少，12小时来未排尿。查体：精神萎靡，眼窝及前囟极度凹陷，呼吸深大，口唇干燥，口唇呈樱桃红色，皮肤弹性极差，臀红，四肢凉，血压70/40mmHg，血清钠135mmol/L，HCO_3^- 12mmol/L，血钾3.0mmol/L。

分析：

（1）该患儿诊断和依据有哪些？

（2）第1天补液时应如何进行？

（3）请指导家长如何护理患儿臀部皮肤？

ER-7-4

案例分析
参考答案

思政元素

博大慈爱，全心全意为人民服务——中国小儿腹泻带头人方鹤松

消化系统疾病是儿童的常见病多发病。腹泻病对儿童身心健康有着至关重要的影响。

方鹤松教授是我国著名的儿科医家，被尊称为"小儿腹泻病领域带头人"。在儿科学方面的经验丰富，1981年在国内率先报道"中国小儿秋季腹泻"的主要病原是轮状病毒，由此带动了全国病毒性腹泻的研究，并通过11万人次的大面积大样本流行病学调查，基本查清了我们国家小儿腹泻病的发病情况。并深入探讨研究了小儿腹泻病与肠道微生态的关系，强调了肠道微生态紊乱的严重性，为微生态制剂在腹泻病的预防和治疗中提供了理论依据，也为国内小儿腹泻病首创了微生态疗法。他这种高尚的医德和孜孜以求的治学精神，是后人学习的榜样。

（张文玉）

复习思考题

1. 简述口炎的护理措施。

2. 婴幼儿腹泻的护理评估和护理措施有哪些？

3. 简述几种常用混合溶液的组成及临床应用。

4. 简述液体疗法的静脉补液和纠正低血钾原则。

ER-7-5

扫一扫，测一测

第八章　呼吸系统疾病患儿的护理

学习目标

　　掌握急性上呼吸道感染、急性感染性喉炎、急性支气管炎、肺炎的护理评估、护理诊断及护理措施。熟悉急性上呼吸道感染、急性感染性喉炎、急性支气管炎、肺炎的病因、辅助检查、治疗原则。了解儿童呼吸系统解剖生理特点。能运用护理程序对呼吸系统疾病患儿实施整体护理；能为个体、家庭和社区提供健康指导。

第一节　儿童呼吸系统解剖生理特点

一、解　剖　特　点

　　呼吸系统以环状软骨下缘为界划分为上、下呼吸道。上呼吸道包括鼻、鼻窦、咽、咽鼓管、会厌及喉；下呼吸道包括气管、支气管、毛细支气管、呼吸性毛细支气管、肺泡管及肺泡。

（一）上呼吸道

儿童上呼吸道解剖特点及意义见表8-1。

表8-1　儿童上呼吸道解剖特点及意义

上呼吸道部位	解剖特点	临床意义
鼻	婴幼儿鼻腔相对短小，无鼻毛，后鼻道狭窄，黏膜柔嫩，血管丰富	感染时鼻腔黏膜易充血、肿胀，引起鼻塞而致呼吸困难或张口呼吸，影响吮乳
鼻窦	新生儿上颌窦和筛窦极小，2岁后迅速增大，至12岁才充分发育。婴儿鼻腔黏膜与鼻窦黏膜相连续，且鼻窦口相对较大	急性鼻炎常累及鼻窦，易发生鼻窦炎，其中以上颌窦及筛窦最易感染
鼻泪管	儿童鼻泪管短，开口接近于内眦部，且开口瓣膜发育不全	鼻腔感染时常易引起结膜炎
咽鼓管	婴幼儿咽鼓管较宽、短、直，呈水平位	鼻咽炎时易致中耳炎
咽部	咽部狭窄且垂直。扁桃体包括咽扁桃体和腭扁桃体。咽扁桃体又称腺样体，出生后6个月已发育，位于鼻咽顶部与后壁交界处。腭扁桃体1岁末开始逐渐增大，4～10岁发育达高峰，14～15岁逐渐退化	严重的腺样体肥大是小儿阻塞性睡眠呼吸暂停综合征的重要原因。扁桃体炎常见于年长儿，婴儿少见
喉部	儿童喉部相对较成人长，喉腔较窄，呈漏斗形，软骨柔软，黏膜柔嫩而富有血管及淋巴组织	轻微炎症即可引起局部水肿导致喉头狭窄，引起声音嘶哑和呼吸困难，甚至窒息

（二）下呼吸道

儿童下呼吸道解剖特点及意义见表8-2。

表 8-2　儿童下呼吸道解剖特点及意义

下呼吸道部位	解剖特点	临床意义
气管、支气管	①婴幼儿气管、支气管相对狭窄；黏膜柔嫩，血管丰富；软骨柔软，缺乏弹力组织，支撑作用弱；黏液腺分泌不足，导致气道较干燥；纤毛运动差，不能有效地清除吸入的微生物 ②左支气管细长，而右支气管粗且短，为气管直接延伸 ③肺门处有大量的淋巴结与肺脏各部分相联系	①婴幼儿易发生呼吸道感染并易致呼吸道阻塞 ②异物易进入右支气管，引起右侧肺不张或肺气肿 ③当肺部炎症时可引起肺部淋巴结炎症反应
肺	儿童肺泡小而且数量少，弹力纤维发育差，血管丰富，间质发育旺盛，致肺含血量相对多而含气量少	肺部易发生感染，感染时易导致黏液阻塞，引起间质性炎症、肺不张、肺气肿等

（三）胸廓和纵隔

婴幼儿胸廓较短，前后径相对较长，呈桶状；肋骨呈水平位，膈肌位置较高，使心脏呈横位；胸腔较小而肺相对较大，呼吸肌发育差，呼吸时胸廓运动不充分，肺的扩张受到限制，不能充分通气、换气，易因缺氧和二氧化碳潴留而出现青紫。儿童纵隔相对较大，周围组织松软、富于弹性，胸腔积液或气胸时易导致纵隔移位。

二、生理特点

（一）呼吸节律与频率

儿童呼吸中枢发育未成熟，呼吸调节功能不完善，呼吸不稳定，易出现深、浅呼吸交替，或呼吸节律不齐、间歇、暂停等现象。尤以早产儿、新生儿及出生后数月的婴儿最为明显。儿童生长快、代谢旺盛，需氧量高，但因呼吸系统发育不够完善，肺活量小，只能通过加快呼吸频率以满足生理需要，故儿童呼吸频率较快，且年龄越小，呼吸频率越快，各年龄呼吸频率见表 8-3。小儿呼吸频率在哭闹、活动、发热等因素影响下容易增快，因此应在小儿安静时测量呼吸次数。

表 8-3　各年龄儿童呼吸、脉搏频率

年龄	呼吸/(次·min⁻¹)	脉搏/(次·min⁻¹)	呼吸:脉搏
新生儿	40~45	120~140	1:3
<1 岁	30~40	110~130	1:3~1:4
2~3 岁	25~30	100~120	1:3~1:4
4~7 岁	20~25	80~100	1:4
8~14 岁	18~20	70~90	1:4

（二）呼吸类型

婴幼儿呼吸肌发育不全，胸廓活动范围小，呼吸时肺主要向膈方向扩张，呈腹膈式呼吸；随着年龄增长，呼吸肌逐渐发育，开始行走后，膈肌和腹腔脏器下降，肋骨由水平变为斜位，胸廓前后径和横径增大，出现胸腹式呼吸。

（三）呼吸功能的特点

儿童呼吸功能的特点见表 8-4。

表 8-4　儿童呼吸功能的特点

呼吸功能指标	呼吸功能特点
肺活量	儿童肺活量 50～70ml/kg，为成人肺活量的 1/3。安静时，婴幼儿需用肺活量的 30% 来呼吸，年长儿仅用肺活量的 12.5% 来呼吸，说明婴幼儿呼吸储备能力低。儿童发生呼吸障碍时其代偿呼吸量最大不超过正常的 2.5 倍，成人可达 10 倍，仅为成人的 1/4，因此儿童更易发生呼吸衰竭
潮气量	儿童潮气量 6～19ml/kg，年龄越小，潮气量越小
气道阻力	儿童气道管径细小，气道阻力较成人大。随着年龄增大气道管径也逐渐增大，从而气道阻力递减

（四）血气分析

婴幼儿的肺活量不易检查，但可通过血气分析了解血氧饱和度水平及血液酸碱平衡状态。儿童动脉血气分析正常值见表 8-5。

表 8-5　儿童血气分析正常值

项目	新生儿	2岁以内	>2岁
氢离子浓度 /(mmol·L^{-1})	35～50	35～50	35～50
PaO_2/kPa	8～12	10.6～13.3	10.6～13.3
$PaCO_2$/kPa	4～4.67	4～4.67	4.67～6.0
HCO_3^-/(mmol·L^{-1})	20～22	20～22	22～24
BE/(mmol·L^{-1})	−6～+2	−6～+2	−4～+2
SaO_2	0.90～0.97	0.95～0.97	0.96～0.98

三、免疫特点

儿童呼吸道的非特异性和特异性免疫功能均较差。咳嗽反射及纤毛运动差，不能有效清除吸入的尘埃和异物颗粒。婴幼儿体内免疫球蛋白含量低，尤其是 SIgA 较低，同时体内其他免疫球蛋白（IgA、IgG）含量也较低，肺泡巨噬细胞功能不足，乳铁蛋白、溶菌酶、干扰素、补体等的数量和活性不足，故婴幼儿易患呼吸道感染。

第二节　急性上呼吸道感染

急性上呼吸道感染简称上感，俗称感冒，是婴幼儿最常见的疾病，主要指鼻、鼻咽和咽部的急性感染。该病一年四季均可发病，以冬春季节和气候骤变时多见，大多为散发，偶见流行，主要通过空气飞沫传播。

【病因与发病机制】

1. 病原体　各种病毒和细菌均可引起急性上呼吸道感染。由病毒引起者占 90% 以上，主要有呼吸道合胞病毒、流感病毒、副流感病毒等。病毒感染后也可继发细菌感染，常见溶血性链球菌、肺炎链球菌、葡萄球菌及流感嗜血杆菌等。亦可为病毒与细菌混合感染。肺炎衣原体不仅可引起肺炎，也可引起上呼吸道感染。

2. 诱因　可由受凉、淋雨、过度疲劳等因素诱发。若患有营养障碍性疾病，如维生素 D 缺乏性佝偻病、营养不良、贫血等则易致反复感染使病程迁延,出现严重症状。

【临床表现】

症状缓急、轻重程度不同,一般婴幼儿大多病情较重,以发热等全身症状为主;年长儿症状较轻,以局部症状为主。主要与年龄大小、体质强弱、病原体及病变部位不同有关。

1．一般类型上感

（1）症状:常于受凉后1～3天出现症状,一般病程3～5天。

1）局部症状:主要是鼻咽部症状,如鼻塞、流涕、喷嚏、流泪、咽部不适、发痒、咽痛等,亦可伴轻咳及声音嘶哑。新生儿和小婴儿可因鼻塞而出现张口呼吸或拒乳。

2）全身症状:常见症状有发热,烦躁不安、头痛、乏力等。部分患儿可出现畏寒、头痛、食欲不振、呕吐、拒乳、腹泻、腹痛等。腹痛多为脐周阵发性疼痛,无压痛,可能为肠痉挛所致;如腹痛持续存在,多为并发急性肠系膜淋巴结炎。婴幼儿多有高热,体温可达39～40℃,甚至可引起高热惊厥,热程2～3天至1周左右。

（2）体征:体检可见咽部充血、扁桃体充血或肿大,颌下淋巴结肿大、触痛。肠病毒感染患儿可出现不同形态的皮疹。肺部听诊一般正常。

2．特殊类型上感　见表8-6。

表8-6　特殊类型上感比较

项目	疱疹性咽峡炎	咽－结合膜热
病原体	柯萨奇A组病毒	腺病毒3、7型
好发季节	夏秋季	春夏季
好发年龄	1～7岁	1～2岁
临床表现	起病急骤,表现为高热、咽痛、厌食、呕吐、流涎等。患儿因疼痛而影响吞咽和进食	以发热、咽炎、结膜炎为特征。表现为高热、咽痛、眼部刺痛、畏光、流泪
病程	1周左右	1～2周
体格检查	咽部充血,咽腭弓、悬雍垂、软腭等处有数个至十数个2～4mm大小的灰白色疱疹,周围有红晕,1～2天后疱疹破溃形成小溃疡	咽部充血;一侧或双侧滤泡性眼结膜炎,可伴球结膜出血;颈部及耳后淋巴结增大

有些常见的急性传染病早期,如幼儿急疹、麻疹、猩红热、流行性脑脊髓膜炎等,起病时症状与上呼吸道感染相似,故应注意当地流行情况,以便鉴别。

3．儿童上感的并发症　儿童上感并发症多见于婴幼儿,炎症波及邻近器官或向下蔓延,可并发中耳炎、鼻窦炎、咽后壁脓肿、颈淋巴结炎、喉炎、气管炎、支气管炎、肺炎等;某些病毒感染可并发心肌炎、脑膜脑炎等;年长儿若患A组链球菌咽峡炎,可并发急性肾小球肾炎、风湿热等。

【实验室及其他检查】

病毒感染者外周白细胞计数正常或偏低,中性粒细胞减少,淋巴细胞计数相对增高;病毒分离和血清反应可明确病原菌。细菌感染者外周白细胞计数、中性粒细胞增高;使用抗菌药物前行咽拭子培养可发现病原菌。

【治疗要点】

治疗原则以支持治疗及对症治疗为主,注意防治交叉感染及并发症。

1．一般治疗　病毒性上呼吸道感染多为自限性疾病。保持良好的环境,多休息、多饮水,补充维生素C等。

2．抗感染治疗

（1）抗病毒药物:病毒性上呼吸道感染,抗病毒药物常选用利巴韦林,3～5天为一疗程。合并结膜炎者,可用0.1%阿昔洛韦滴眼液滴眼。

（2）抗生素:细菌性上呼吸道感染或病毒性上呼吸道感染继发细菌感染可选抗生素治疗。确定为链球菌感染或既往有肾炎、风湿热病史者,使用青霉素治疗,疗程为10～14天。

3.对症治疗　高热时体温超过38.5℃时,可口服对乙酰氨基酚或布洛芬,也可采用物理降温。高热惊厥可镇静、止惊等。咽痛可含服咽喉片。

【护理评估】

1.健康史　详细询问发病原因,有无"受凉",有无居住拥挤、通风不良的情况;询问有无营养性缺乏性疾病、贫血、先天性心脏病等病史;有无发热、咳嗽、打喷嚏、流涕等情况;询问用药史及传染病接触史。

2.身体状况　观察患儿精神状态。测量体温,检查皮肤状况。咽部、口腔黏膜有无充血及疱疹。有无淋巴结肿大。有无腹痛及支气管、肺的受累症状。特殊类型的上感,还应注意评估流行病学情况。

3.心理、社会因素　患儿常因鼻塞或发热等不适感引起烦躁、哭闹。注意评估家长是否有焦虑、抱怨等情绪,对本病的发病、预防及护理等知识的了解程度。

【护理诊断及合作性问题】

1.舒适度减弱:咽痛、鼻塞　与上呼吸道感染有关。

2.体温过高　与感染有关。

3.潜在并发症:高热惊厥、中耳炎、肺炎等。

【护理措施】

1.一般护理　注意休息,保持室内空气新鲜,但应避免空气对流。做好呼吸道隔离,接触者戴口罩。鼓励患儿多饮水,给予易消化和富含维生素的清淡饮食,必要时遵医嘱静脉补充营养和水分。

2.促进舒适

（1）改善环境舒适度:保持室温18～22℃,湿度55%～65%,以减轻空气对呼吸道黏膜的刺激。保持室内安静,各种治疗、护理操作集中进行,保证患儿有足够休息时间。

（2）改善鼻部舒适度:及时清除鼻腔分泌物,保持鼻孔周围清洁,结痂时可用棉签蘸生理盐水轻轻拭去,并用凡士林、液状石蜡等涂抹鼻翼周围的皮肤,以减轻分泌物的刺激。婴儿因鼻塞影响吸吮时,可在每次哺乳前10～15分钟,用0.5%麻黄碱滴鼻,以使鼻腔通畅利于吸吮,但用药不可过频,以免引起心悸等表现。

（3）改善咽部舒适度:清淡饮食,不宜进食过烫、辛辣等食物,咽部不适时给予润喉片含服或咽喉喷雾剂。

（4）改善口腔舒适度:保持口腔清洁,婴幼儿餐后喂少量的温开水以清洗口腔;年长儿饭后漱口,口唇涂唇膏以免干燥。

3.维持体温正常　衣被不可过厚,以免影响散热,引起体温进一步上升;及时更换被汗液浸湿的衣被,避免着凉。监测体温变化,每4小时测体温1次,如为超高热或有热性惊厥史者须1～2小时测体温1次,并做好记录。高热时,应遵医嘱给予物理降温或药物降温,防止高热惊厥。给予退热措施后半小时复查体温1次,同时注意观察有无体温骤降、大汗淋漓、面色苍白、四肢厥冷等虚脱现象。若出现虚脱表现应予保暖、饮热水,严重者遵医嘱静脉输液。

4.观察病情变化,预防并发症　密切观察有无惊厥先兆,尤其是高热惊厥史的患儿更应注意,需加强巡视,密切观察体温变化,床边设置床挡,以防患儿坠床,备好急救物品和药品。当患儿出现兴奋、烦躁不安、惊跳等惊厥先兆时,应立即通知医生,必要时遵医嘱预防性使用镇静剂。密切观察咳嗽的性质、口腔黏膜改变及皮肤有无皮疹等,以便早期发现麻疹、猩红热、百日咳等急性传染病,及时采取措施。

5.用药护理　使用青霉素等抗生素时,需观察有无药物过敏反应。退热剂需按要求间隔相应时间使用,服用退热剂后应注意多饮水,避免大量出汗引起虚脱。高热惊厥患儿使用镇静剂,需注意观察止惊效果及药物不良反应。

6.心理护理　态度和蔼,动作轻柔,多关心患儿的饮食起居,多与年长儿沟通,消除患儿的恐惧心理。多与家长沟通交流,解释该病的病程和预后,取得家长的配合。

【健康教育】

1.指导家庭护理　成人应避免在儿童居室吸烟,保持室内空气新鲜。指导家长合理喂养婴儿,营养均衡。指导家长婴儿因鼻塞而影响吸吮时的正确处理方法,不要捏住患儿双侧鼻孔用力擤鼻涕,以免鼻咽腔压力增加使炎症蔓延引起鼻窦炎或中耳炎。注意观察病情,当出现体温持续不退、病情加重时及时通知医生。

2.指导疾病预防　增强儿童抵抗力是预防上感的关键。加强体格锻炼,增强体质,多行户外活动,多晒太阳,预防维生素 D 缺乏性佝偻病发生。气候变化时要及时加减衣服,既要注意保暖、避免着凉,又要避免过多地出汗。在上呼吸道感染的高发季节应避免到人多拥挤的公共场所。如有流行趋势,可用食醋熏蒸法对居室进行空气消毒(每立方米用食醋 5~10ml,加水 1~2 倍,加热熏蒸到全部汽化)。

第三节　急性感染性喉炎

急性感染性喉炎为喉部黏膜急性弥漫性炎症,以犬吠样咳嗽、声音嘶哑、喉鸣和吸气性呼吸困难为特征。冬春季节多发,婴幼儿多见。

【病因与发病机制】

由病毒或细菌感染引起,亦可并发于麻疹、流感、百日咳等急性传染病。常见的病毒有副流感病毒、流感病毒及腺病毒。常见的细菌为金黄色葡萄球菌、链球菌。由于儿童喉腔狭小、软骨柔软、黏膜内血管及淋巴丰富、黏膜下组织疏松,炎症时易充血、水肿而出现喉梗阻,严重者导致窒息。

【临床表现】

起病急,症状重。表现为发热、犬吠样咳嗽、声音嘶哑、吸气性喉鸣和三凹征,严重时可出现烦躁不安、面色苍白、心率加快、发绀等。间接喉镜检查可见喉部黏膜弥漫性充血、水肿。声带肿胀,发声时两侧声带不能闭紧。一般白天症状轻,夜间入睡后因喉部肌肉松弛,分泌物阻塞而症状加重。喉梗阻若不及时抢救,可窒息而危及患儿生命。临床上按吸气性呼吸困难的轻重,将喉梗阻分为 4 度(表 8-7)。

表 8-7　喉梗阻分度

分度	症状	体征
Ⅰ	患儿安静时无症状,仅于活动后出现吸气性喉鸣和呼吸困难	听诊呼吸音及心率无改变
Ⅱ	安静时出现喉鸣和吸气性呼吸困难	肺部可闻及喉传导音或管状呼吸音,心率增快
Ⅲ	除喉鸣和吸气性呼吸困难外,患儿因缺氧出现烦躁不安、口唇及指(趾)甲发绀、双眼圆睁呈惊恐状,头面出汗	肺部呼吸音明显减弱,心率快,心音低钝
Ⅳ	患儿渐显衰竭、昏睡状态,面色苍白发灰,因无力呼吸使三凹征不明显	听诊呼吸音几乎消失,仅有气管传导音,心音低钝,心律不齐

【实验室及其他检查】

1. **血气分析**　评估是否缺氧及缺氧程度。

2. **X线摄片**　颈部后前位及侧位X线摄片,以除外会厌炎及异物吸入。

【治疗要点】

保持呼吸道通畅,可使用1%～3%麻黄碱和吸入型糖皮质激素雾化吸入,促进黏膜水肿消退。及时静脉输入足量抗生素控制感染,严重者予以两种以上抗生素。糖皮质激素有抗炎和抑制变态反应等作用,能及时减轻喉头水肿,缓解喉梗阻,病情较轻者可口服泼尼松,Ⅱ度以上喉梗阻者静脉应用地塞米松、氢化可的松或甲泼尼龙。必要时可对症治疗,缺氧者予以吸氧;烦躁不安者可用异丙嗪;痰多者可用祛痰剂,必要时可吸痰;不宜用氯丙嗪和吗啡。经上述处理仍严重缺氧,或Ⅲ度以上喉梗阻者,应及时行气管切开术。

【护理评估】

1. **健康史**　询问患儿近期有无上呼吸道感染、湿疹、过敏史等。有无用声过度及外伤。有无受凉、淋雨、过度劳累等诱因。

2. **身体状况**　测量体温,观察呼吸、咳嗽、咳痰情况,注意肺部听诊。体检有无佝偻病体征、营养不良等。及时了解周围血象、血气分析、胸部X线检查结果及其意义。

3. **心理、社会因素**　本病易反复发生,迁延不愈,少数可发展为支气管哮喘。注意评估家长对本病发生、发展、预防、护理等知识的掌握程度,是否焦虑等。

【护理诊断及合作性问题】

1. 低效性呼吸型态　与喉部充血、水肿有关。

2. 有窒息的危险　与喉梗阻有关。

3. 体温过高　与细菌或病毒感染有关。

4. 恐惧　与呼吸困难和窒息有关。

【护理措施】

1. 保持呼吸道通畅,调节室温18～22℃,湿度55%～65%,以利于呼吸道分泌物的排出;鼓励患儿多饮水,以加快毒素排泄。

2. 密切观察病情　密切观察患儿呼吸、心率、精神状态,并根据患儿三凹征、喉鸣、青紫、烦躁等表现判断缺氧程度,床边备气管切开包,做好气管切开的准备。

3. 用药护理　遵医嘱应用抗生素、糖皮质激素及镇静剂,并观察药物疗效和不良反应。

4. 心理护理　安慰患儿及家长,消除其恐惧心理;适当解释病情和预后,根据治疗情况说明操作目的,取得患儿及家长的配合。

【健康教育】

1. 指导家长学会喉炎发作时的应急措施,建议儿童居室保持温湿度适宜,必要时加装除湿器,以减轻空气对喉部黏膜的刺激。

2. 向家长介绍疾病的病因、临床表现、治疗、护理措施及预后等知识,以减轻其焦虑、恐惧心理。

第四节　急性支气管炎

急性支气管炎是指各种病原体引起的支气管黏膜的急性炎症,气管常同时受累,故又称为急性气管支气管炎。常继发于呼吸道感染后,或为一些急性传染病(麻疹、百日咳、伤寒、猩红热等)的一种临床表现。儿童时期常见的呼吸道疾病,多见于婴幼儿。

【病因与发病机制】

病原体为病毒或细菌，可由病毒、细菌直接感染，或急性上呼吸道感染迁延而来，或病毒感染后继发细菌感染。营养不良、特异性体质、免疫功能失调、佝偻病、鼻窦炎等患儿常易反复发生支气管炎。气候变化、空气污染、化学因素的刺激等是本病发生的诱因。

【临床表现】

发病急缓不一。大多先有上呼吸道感染症状，以咳嗽为主，初为刺激性干咳，逐渐咳痰且有时带血。婴幼儿全身症状较明显，常有发热、乏力、食欲减退、呕吐、腹胀、腹泻等。肺部呼吸音粗糙，可闻及不固定散在干、湿啰音，常在体位改变或咳嗽后啰音减少甚至消失。婴幼儿有痰常不易咳出，可在咽喉部或肺部闻及痰鸣音。一般无气促和发绀。

婴幼儿可发生一种特殊类型的支气管炎，称为哮喘性支气管炎，也称喘息性支气管炎。系指婴幼儿时期以喘息为突出表现的支气管炎，患儿除有上述临床表现外，主要特点为：①多见于3岁以下，有湿疹或其他过敏史。②咳嗽较频繁，喉中痰鸣，并有呼气性呼吸困难伴喘息，夜间或清晨较重，听诊两肺布满哮鸣音及少量湿啰音。③有反复发作倾向，多与感染有关。④预后良好，多数患儿随年龄增长而发作减少，至学龄期痊愈，但有少数患儿可发展为支气管哮喘。

知识链接

儿童急性支气管炎的鉴别

儿童急性支气管炎应与下列疾病鉴别：

（1）上呼吸道感染。

（2）毛细支气管炎：多见于6个月以下婴儿，有明显的急性发作性喘憋及呼吸困难。

（3）支气管异物：当有呼吸道阻塞伴感染时，其呼吸道症状与急性气管炎相似，应注意询问有无呼吸道异物吸入史，经治疗后，疗效不好，迁延不愈，反复发作。胸部X线检查表现有肺不张、肺气肿等梗阻现象。

（4）肺门支气管淋巴结结核：根据结核接触史、结核菌素试验及胸部X线检查判断。

（5）支气管肺炎：急性支气管炎症状较重时，应与支气管肺炎鉴别。

【实验室及其他检查】

1. 血常规检查　病毒感染者末梢血白细胞计数正常或偏低，细菌感染者白细胞计数增高。喘息性支气管炎患儿嗜酸性粒细胞升高，血清IgE水平升高。

2. 胸部X线检查　大多无异常改变，或有肺纹理增粗，肺门阴影增深。喘息性支气管炎患儿可见不同程度的梗阻性肺气肿，部分患儿有小实变影，但无大实变影。

3. 痰培养　可发现病原菌。

【治疗要点】

主要是控制感染和止咳、祛痰、止喘等对症治疗。

1. 控制感染　年幼体弱儿或有发热、痰多且黄，考虑为细菌感染时使用抗生素。

2. 止咳　一般不用镇咳剂或镇静剂，因咳嗽频繁妨碍休息时可给镇咳药，应避免过量，以免抑制咳嗽反射影响痰液咳出。

3. 祛痰　痰液黏稠不易咳出者可使用氨溴索，或雾化治疗。

4. 止喘　对喘憋严重者，可雾化吸入沙丁胺醇等 β_2 受体激动剂，或用氨茶碱口服或静脉给药。喘息严重者可短期使用糖皮质激素。

【护理评估】

1. 健康史　询问患儿有无上呼吸道感染病史，有无本病反复发作史、湿疹或其他过敏史，是否为特异性体质，是否患过营养缺乏性疾病、先天性心脏病、贫血等。是否接触过刺激性气体。

2. 身心状况　测量体温，观察呼吸、咳嗽、咳痰情况，注意肺部听诊。体检有无佝偻病体征、营养不良等。及时了解周围血象和胸部 X 线检查结果及其意义，必要时采集动脉血检查血气分析。

3. 心理、社会因素　本病易反复发生，迁延不愈，少数可发展为支气管哮喘。注意评估家长对本病发生、发展、预防、护理等知识的掌握程度，是否焦虑等。

【护理诊断及合作性问题】

1. 清理呼吸道无效　与痰液黏稠不易咳出，气道分泌物堆积有关。

2. 体温过高　与细菌或病毒感染有关。

3. 舒适度减弱：咳嗽、胸痛　与支气管炎症有关。

4. 知识缺乏：患儿家长缺乏有关本病的护理和预后知识。

【护理措施】

1. 一般护理　患儿应注意休息，避免剧烈活动，以防加重咳嗽。鼓励患儿多饮水，使痰液稀释易于咳出。给予易消化、营养丰富的饮食，发热期间进食流质或半流质为宜，少食多餐。保持口腔卫生，婴幼儿可在进食后喂适量白开水，以清洁口腔；年长儿应在晨起、餐后、睡前漱口。

2. 保持呼吸道通畅　保持病室空气新鲜，保持室内温湿度适宜，以湿化空气，必要时雾化吸入，每天 1~2 次，每次 20 分钟，以湿化呼吸道，稀释痰液，促进排痰。卧位时可抬高头胸部，指导并鼓励患儿有效咳嗽，对咳嗽无力的患儿，经常更换体位、拍背，促进呼吸道分泌物的排出及炎症消散。当分泌物多影响呼吸时，可予以吸痰，及时清除痰液，保持呼吸道通畅。

3. 用药护理　使用抗生素类药物，注意观察药物的疗效及不良反应。口服止咳糖浆后不要立即喝水，以便更好地发挥药效。

4. 密切观察体温变化，高热时给予物理降温或按医嘱给予药物降温，以免发生惊厥。

5. 心理护理　安慰患儿及家长，消除其恐惧心理；适当解释病情和预后，根据治疗情况说明操作目的，取得患儿及家长的配合。

【健康教育】

1. 向家长讲解本病的病因和护理要点，如注意休息、经常更换体位、拍背、多饮水等；说明本病大多预后是较好的，以减轻家长的焦虑心理。

2. 介绍本病预防的关键是防止上呼吸道感染。指导经常户外活动，加强体格锻炼，以增强机体对气温变化的适应能力；加强营养，增强体质；积极预防营养不良、佝偻病、贫血等疾病。避免吸入刺激性气体和有害粉尘等。

第五节　肺　炎

肺炎是指各种不同病原体或其他因素（如吸入羊水、油类或过敏反应）等所致的肺部炎症。临床上以发热、咳嗽、气促、呼吸困难和肺部固定的中、细湿啰音为主要表现。

一年四季均可发生，以冬春季及气候骤变时发病率为高。肺炎是婴幼儿时期的常见病，多由急性上呼吸道感染或支气管炎向下蔓延所致。本病不仅发病率高，病死率也高，占我国儿童死因的第一位，是我国儿童保健重点防治的"四病"之一。

【分类】

肺炎的分类尚未统一，临床上若病因明确，则按病因分类，否则按病理分类。

目前常用的有以下几种分类方法。

1. 病理分类　可分为支气管肺炎、大叶性肺炎、间质性肺炎等。儿童以支气管肺炎多见。

2．病因分类

(1) 感染因素引起的肺炎：病毒性肺炎、细菌性肺炎、支原体肺炎、衣原体肺炎、真菌性肺炎、原虫性肺炎等。其中病毒性肺炎以呼吸道合胞病毒感染多见。

(2) 非感染因素引起的肺炎：吸入性肺炎、坠积性肺炎、过敏性肺炎等。吸入性肺炎包括羊水吸入性肺炎、胎粪吸入性肺炎、乳汁吸入性肺炎等，其中胎粪吸入性肺炎最为严重。

3．病程分类　急性肺炎(病程<1个月)、迁延性肺炎(病程1~3个月)、慢性肺炎(病程>3个月)。

4．病情分类

(1) 轻症肺炎：以呼吸系统症状为主，其他系统仅轻微受累，无全身中毒症状。

(2) 重症肺炎：除呼吸系统严重受累外，其他系统也受累，出现其他系统表现，全身中毒症状明显，甚至危及生命。

5．临床表现典型与否分类

(1) 典型肺炎：肺炎链球菌、金黄色葡萄球菌、肺炎克雷伯菌、流感嗜血杆菌、大肠埃希菌等引起的肺炎。

(2) 非典型肺炎(肺炎支原体、衣原体、军团菌、病毒等)：在2002年冬末至2003年春初，我国发生了一种传染病为严重急性呼吸综合征(SARS)，是由SARS冠状病毒引起的，该病传染性强、病死率高(儿童和老年人较少见，青壮年发病者居多)，属于非典型肺炎的一种。

6．肺炎发生的地区分类

(1) 社区获得性肺炎：指无明显免疫抑制的患儿在院外或住院48小时内发生的肺炎。

(2) 院内获得性肺炎：指住院48小时后发生的肺炎。

【病因与发病机制】

1．病因

(1) 病原体：常见病原体为病毒和细菌。最常见的病毒为呼吸道合胞病毒，其次为腺病毒、流感病毒、副流感病毒等；细菌以肺炎链球菌多见，其他有葡萄球菌、革兰氏阴性杆菌等。近年来，肺炎支原体、衣原体及流感嗜血杆菌肺炎日渐增多。

(2) 内在因素：婴幼儿呼吸系统发育不完善，尤其是下呼吸道的解剖、生理特点和呼吸道的免疫功能不健全，故婴幼儿易患肺炎。

(3) 诱发因素：低出生体重、营养不良、冷暖失调、维生素D缺乏、先天性心脏病者易患本病，且病情严重，容易迁延不愈，病死率较高。

2．发病机制　主要由于支气管、肺泡炎症引起通气和换气障碍，导致低氧血症和二氧化碳潴留，从而造成一系列病理生理变化。严重者可出现呼吸衰竭。

(1) 呼吸系统：由于通气和换气障碍，导致低氧血症和二氧化碳潴留，为代偿缺氧，患儿呼吸频率与心率增快；为增加呼吸深度，辅助呼吸肌参与呼吸运动，出现鼻翼扇动和三凹征，严重者可出现呼吸衰竭。

(2) 循环系统：可发生心肌炎、心力衰竭及微循环障碍。缺氧和二氧化碳潴留可使肺小动脉反射性收缩，肺循环压力增高，致使右心负荷加重，加之病原体和毒素的作用，可引起中毒性心肌炎。肺动脉高压和中毒性心肌炎是诱发心力衰竭的主要原因。重症患儿还可出现微循环障碍、休克、弥散性血管内凝血。

(3) 神经系统：缺氧和二氧化碳潴留可使脑毛细血管扩张，血流减慢，毛细血管壁通透性增加，引起脑水肿。病原体和毒素的作用亦可引起脑水肿。

(4) 消化系统：低氧血症和病原体毒素的作用，使胃肠道黏膜出现糜烂、出血、上皮细胞坏死脱落等，导致胃肠功能紊乱，严重者可引起中毒性肠麻痹和消化道出血。

(5) 酸碱平衡失调：重症肺炎常出现混合性酸中毒。缺氧时体内需氧代谢障碍，酸性代谢产物增加,加之高热、进食少等因素,常引起代谢性酸中毒。同时,由于二氧化碳潴留可发生呼吸性酸中毒。

知识链接

肺炎"咕噜"声的辨别

区分儿童肺炎和感冒,可以听孩子的胸部。由于儿童的胸壁薄,有时不用听诊器用耳朵听也能听到水泡音,所以家长在孩子安静时可以在他们脊柱两侧胸壁仔细倾听。肺炎患儿在吸气末期会听到"咕噜""咕噜"般的声音,称之为细小水泡音,这是肺炎的一项重要体征。儿童感冒一般不会有此种声音。

【临床表现】

1. 支气管肺炎　支气管肺炎为儿童最常见的肺炎,多见于2岁以下婴幼儿。

(1)轻症支气管肺炎:仅表现为呼吸系统症状和相应的肺部体征。

1)症状:①发热。热型不一,多数为不规则热,亦可为弛张热或稽留热,但早产儿、新生儿、重度营养不良儿可不发热甚至体温不升。②咳嗽。较频繁,初期为刺激性干咳,极期咳嗽减轻,恢复期咳嗽有痰;早产儿、新生儿表现为口吐白沫。③气促。多在发热、咳嗽之后出现;呼吸加速,重者有鼻翼扇动、点头呼吸、三凹征、唇周发绀,可有口周、鼻唇沟和指(趾)端发绀。④全身症状,如精神不振、食欲减退、烦躁不安、轻度腹泻或呕吐。

2)体征:肺部听诊早期无明显异常或呼吸音粗糙、减低,以后可闻及固定的中、细湿啰音,以背部两肺下方及脊柱两旁较多,吸气末更为明显。新生儿、小婴儿常不易闻及湿啰音。肺部叩诊多正常,病灶融合时可有肺实变体征。

(2)重症支气管肺炎:重症由于严重的缺氧及毒血症,除呼吸系统改变外,可发生循环、神经和消化等系统功能障碍。

1)循环系统:可发生心肌炎、心力衰竭。

心肌炎表现:面色苍白、心动过速、心音低钝、心律不齐,心电图显示ST段下移和T波低平或倒置。

心力衰竭表现:①呼吸突然加快,安静时超过60次/min;②心率增快,安静时突然增快,婴儿>180次/min,幼儿>160次/min;③骤发极度烦躁不安,明显发绀,面色苍白或发灰,指甲微血管充盈时间延长;④心音低钝,有奔马律;⑤肝脏迅速增大;⑥尿少或无尿,颜面或下肢水肿等。且前三项不能用发热、肺炎本身和其他并发症解释。

2)神经系统:可发生中毒性脑病,出现意识障碍、惊厥、前囟膨隆、呼吸不规则、瞳孔对光反射迟钝或消失,可有脑膜刺激征,但脑脊液检查除压力增高外,无其他异常。

3)消化系统:常有食欲减退、呕吐、腹泻、腹胀。发生中毒性肠麻痹时,表现为严重腹胀,使膈肌升高,呼吸困难加重,听诊肠鸣音消失;发生消化道出血时,可呕吐咖啡渣样物、粪便隐血试验阳性或见柏油样便。

4)其他:发生弥散性血管内凝血时,表现为血压下降,四肢发凉,脉搏细速,皮肤、黏膜及胃肠道出血。

(3)并发症:若早期合理治疗,并发症少见。延误诊断或病原体致病力强,可引起脓胸、脓气胸、肺大疱等并发症,多见于金黄色葡萄球菌肺炎和某些革兰氏阴性菌肺炎。

1)脓胸:表现为高热不退、呼吸困难加重,患侧呼吸运动受限,语颤减弱,叩诊呈浊音,听诊呼吸音减弱,当积脓较多时,可出现患侧肋间隙饱满,纵隔和气管向健侧移位。胸部X线(立位)显示患侧肋膈角变钝,或呈反抛物线状阴影。胸腔穿刺可抽出脓液。

2）脓气胸：表现为突然呼吸困难加剧，剧烈咳嗽，烦躁不安，面色发绀，叩诊积液上方呈鼓音，听诊呼吸音减弱或消失。若支气管破裂处形成活瓣，气体只进不出，形成张力性气胸，危及生命，必须积极抢救。胸部X线（立位）检查可见液气面。

3）肺大疱：体积少者无症状，体积大可有呼吸困难。X线可见薄壁空洞。

2.几种不同病原体所致肺炎的特点　见表8-8。

表8-8　几种不同病原体所致肺炎的临床特点

	呼吸道合胞病毒肺炎	腺病毒肺炎	葡萄球菌肺炎	肺炎支原体肺炎
好发年龄	2岁以内，尤以2～6个月多见	6个月至2岁的婴幼儿多见	新生儿及婴幼儿	婴幼儿及年长儿
临床特点	起病急，很快出现呼吸困难和缺氧症状。喘憋为突出表现，临床上有两种类型：①毛细支气管炎，全身中毒症状轻。②间质性肺炎，全身中毒症状重。呼吸困难明显，抗生素治疗无效，引起继发喘息的患病率较高	起病急，稽留高热，全身中毒症状出现较早，咳嗽剧烈，出现喘憋、发绀等。病程常迁延而抗生素治疗无效	起病急、病情重、发展快。中毒症状严重，寒战、高热、胸痛、咳嗽、吐脓血痰，可有皮疹，易复发，易出现并发症，严重者出现休克。病原体较顽固，抗生素疗程较长	刺激性咳嗽为突出表现，有的酷似百日咳，咳黏稠痰，可带血丝。常有发热，可持续1～3周。可有全身多系统受累的表现。红霉素治疗有效
肺部体征	以呼气性哮鸣音为主，肺部可听到细湿啰音	体征出现较晚，常在发热4～5天后才出现湿啰音。病变融合可有肺实变体征	体征出现较早，两肺均可闻及中、细湿啰音。如并发脓胸或肺气肿时则呼吸音减弱或消失	年长儿体征多不明显，婴幼儿呼吸困难、喘憋和哮鸣音突出
X线检查	①肺气肿和支气管周围炎影像。②线条状或单条状阴影增深，或呈网状阴影。多伴有小点状致密阴影	出现较早，在肺部体征出现前，呈片状阴影，可融合成大病灶，有肺气肿。病灶吸收较缓慢，需数周至数月	变化快，有小片状浸润影，持续时间长，病程中可见多发性小脓肿、脓胸等	肺门阴影增浓；支气管肺炎改变；间质性肺炎改变；均一的实变影

【实验室及其他检查】

1.病原学检查　取痰液、气管吸出物、胸腔积液、脓液及血液等做细菌培养，可明确病原菌；取鼻咽拭子或气管分泌物标本可行病毒分离；病原特异性抗原检测和病原特异性抗体检测有助于早期诊断；肺炎支原体、沙眼衣原体、真菌等可通过特殊分离培养获得相应病原诊断。

2.血常规　细菌性肺炎白细胞总数及中性粒细胞常增高，并有核左移，胞质中可见中毒颗粒。病毒性肺炎白细胞总数大多正常或降低，有时可见异型淋巴细胞。

3.胸部X线　支气管肺炎早期肺纹理增粗，以后出现大小不等的斑片状阴影，可融合成片，以双肺下野、中内带及心膈区居多，可伴有肺不张或肺气肿。若并发脓胸，早期肋膈角变钝，积液较多时，呈片状致密阴影，肋间隙增大，纵隔、心脏向健侧移位。

【治疗要点】

采取综合措施，积极控制感染，改善肺功能，对症治疗，防治并发症。

1.控制感染

（1）抗生素治疗：根据不同病原体选用敏感抗生素，使用原则为早期、联合、足量、足疗程、静脉给药。一般用至体温正常后5～7天、临床症状基本消失后3天。肺炎链球菌性肺炎首选青霉素或羟氨苄青霉素,青霉素过敏者选用大环内酯类抗生素;金黄色葡萄球菌肺炎首选苯唑西林或氯唑西林钠,耐药者选用万古霉素或联用利福平,体温正常后 2～3 周可停药,一般总疗程≥6 周;肺炎支原体或衣原体首选大环内酯类抗生素,如红霉素、阿奇霉素及罗红霉素,疗程至少 2～3 周。

（2）抗病毒治疗:可选用利巴韦林,滴鼻、雾化吸入、肌内注射和静脉点滴;α- 干扰素,疗程一般 7 天,也可雾化吸入。

2. 对症治疗　止咳、平喘、降温等,必要时可给予吸氧。及时纠正水、电解质、酸碱平衡失调。

3. 肾上腺皮质激素　严重憋喘、呼吸衰竭、全身中毒症状重、脑水肿者,可短期使用肾上腺糖皮质激素,常用地塞米松静脉滴注,疗程 3～5 天。

4. 并发症的治疗

（1）肺炎合并心力衰竭:应保持安静,吸氧、镇静、利尿、强心、血管活性药物等。

（2）肺炎合并中毒性脑病:脱水疗法、改善通气、扩血管、止痉、糖皮质激素、促进脑细胞恢复。

（3）肺炎合并中毒性肠麻痹:应禁食、胃肠减压、注射新斯的明等。

（4）肺炎合并脓胸和脓气胸:应及时进行穿刺引流,若脓液黏稠、经反复穿刺抽脓不畅或发生张力性气胸,行胸腔闭式引流。

【护理评估】

1. 健康史　询问发病史,有无反复呼吸道感染史,既往有无发热、咳嗽、气促等。了解发病前有无传染病接触史,出生时是否有早产及窒息史,家庭成员有否呼吸道疾病史,以及患儿的生长发育情况。

2. 身体状况　检查患儿有无气促、呼吸困难、鼻翼扇动、三凹症及唇周发绀等症状和体征,有无发热、咳嗽、咳痰、心动过速、肺部啰音,有无循环、神经、消化系统受累的临床表现。了解胸部 X 线、病原学及外周血检查结果。

3. 心理、社会因素　了解患儿既往是否有住院经历,了解患儿家长对疾病的病因和预防知识的了解程度,有无焦虑和恐惧及家庭经济状况。

【护理诊断及合作性问题】

1. 气体交换受损　与肺部炎症有关。

2. 清理呼吸道无效　与呼吸道分泌物过多、黏稠、不易排出有关。

3. 体温过高　与肺部感染有关。

4. 潜在并发症:心力衰竭、中毒性脑病、中毒性肠麻痹、脓胸、脓气胸、肺大疱。

5. 营养失调:低于机体需要量　与摄入不足、消耗增加有关。

【护理措施】

1. 改善呼吸功能

（1）提供适宜环境,保证患儿休息:保持室内空气清新,温湿度适宜。嘱患儿卧床休息,保持安静,减少机体的耗氧量。注意被褥不宜过重,穿衣不宜过多,以免引起不适和出汗;内衣应宽松,以免影响呼吸;应给婴儿勤换尿布,保持皮肤清洁,使患儿舒适,以利于休息;各种操作应集中进行,以免影响患儿休息。

（2）遵医嘱给氧:对烦躁不安、口唇发绀等缺氧表现的患儿应及早给氧,以改善低氧血症。一般采用鼻前庭导管给氧,氧流量为 0.5～1L/min,氧浓度不超过 40%。重症肺炎缺氧明显者用面罩或头罩给氧,氧流量为 2～4L/min,氧浓度不超过 50%～60%。出现呼吸衰竭时,应使用人工呼吸器。给氧过程中应注意检查导管是否通畅,患儿缺氧症状是否改善,发现异常及时处理。对于早产儿、新生儿、婴幼儿不主张持续高浓度吸氧,氧浓度＜60%,以免氧中毒。

（3）用药护理:按医嘱正确使用抗生素及抗病毒药物,以消除肺部炎症,促进气体交换。注意观察药物疗效及不良反应。

2. 保持呼吸道通畅

（1）保持室内空气的湿度，鼓励患儿多饮水，以避免呼吸道干燥。

（2）根据病情采取相应的体位，以利于肺的扩张及呼吸道分泌物的排出。经常协助患儿变换体位，以减少肺部淤血，促进炎症吸收。拍背排痰，可用五指并拢，稍向内合掌，由下向上、由外向内轻拍患儿背部，同时指导患儿有效咳嗽，以促进分泌物的排出，防止分泌物坠积。亦可进行体位引流。

（3）痰液黏稠者，可遵医嘱进行雾化吸入，使痰液变稀薄利于咳出。每日 2 次，每次 20 分钟，以消除炎症、分解痰液。指导患儿深呼吸，以达到最佳雾化效果。

（4）必要时吸痰，但吸痰不宜过频、过慢，过频可过度刺激黏膜，损伤黏膜；过慢可妨碍呼吸使缺氧加重。吸痰不宜在哺乳后 1 小时内进行，避免呕吐；吸痰时患儿多因刺激而咳嗽、烦躁，吸痰后酌情吸氧。

（5）遵医嘱给予祛痰药物。

3. 维持体温正常　同"第二节急性上呼吸道感染"的相关内容。

4. 补充营养及水分

（1）给予患儿含足量的维生素和蛋白质的饮食，少量多餐，防止过饱而影响呼吸。

（2）哺喂时应耐心，每次喂食将患儿头部抬高或抱起，以免呛入气管发生窒息。

（3）鼓励患儿多饮水使呼吸道黏膜湿润，以利于痰液的咳出，并有助于黏膜病变的修复，同时防止发热导致的脱水。

（4）进食困难者，可遵医嘱静脉补充营养。要严格控制静脉滴注的速度，最好使用输液泵，保持液体均匀输入，以免诱发心力衰竭。

5. 密切观察病情，及时发现并发症

（1）若患儿出现烦躁不安、面色苍白、呼吸 > 60 次 /min、心率 > 180 次 /min、心音低钝、奔马律、肝脏在短时间内迅速增大等，提示发生了心力衰竭，应及时报告医生，同时减慢输液速度，准备强心剂、利尿剂等，做好抢救的准备。若患儿咳粉红色泡沫痰则为肺水肿的表现，可给患儿吸入经 20%～30% 乙醇湿化的氧气，但每次吸入时间不宜超过 20 分钟。

（2）当患儿出现烦躁或嗜睡、惊厥、昏迷、呼吸不规则等，提示颅内压增高，疑为中毒性脑病，应立即报告医生，并共同抢救。

（3）若患儿出现频繁呕吐、高度腹胀、肠鸣音消失等，提示发生了中毒性肠麻痹，应及时报告医生，并遵医嘱予以腹部热敷、肛门排气、胃肠减压等处理。

（4）如患儿咳嗽、呼吸困难突然加重，出现烦躁不安、面色青紫、胸痛及一侧呼吸运动受限等，提示并发了脓胸或脓气胸，应及时报告医生，并配合进行胸腔穿刺或胸腔闭式引流。

6. 心理护理　态度和蔼，关心、体贴患儿，多与患儿沟通，建立良好的护患关系。对年长儿讲解治疗对疾病痊愈的重要性，让他们积极配合治疗。

【健康教育】

1. 向患儿家长介绍肺炎的病因、主要表现、治疗及预后等知识，以减轻其焦虑、自责的心理，积极配合医护人员治疗和护理；对年长儿解释治疗的重要性，鼓励其与医务人员合作。

2. 向家长讲解肺炎的护理措施，解释给患儿翻身、变换体位、拍背以促进排痰的重要性，并示范叩背的方法；指导按时、按量、按疗程用药；指导给患儿多喝水，饮食要清淡、富营养、易消化，多吃蔬菜和水果，同时少量多餐；注意病室安静等。

3. 指导肺炎预防的相关知识。加强儿童营养，加强体格锻炼，经常户外活动，以增强儿童体质；按时预防接种；在气候变化时及时加减衣物；呼吸道传染病高发季节减少外出、不到公共场所；对有营养不良、佝偻病、贫血及先天性心脏病的患儿积极治疗，以减少呼吸道感染性疾病的发生。

案例分析

　　患儿，男，2岁，因"发热、咳嗽、气促4天，加重1天"入院。查体：体温37.8℃，脉搏141次/min，呼吸34次/min。神志清，精神不振，呼吸稍促。咽充血，双侧扁桃体Ⅰ度肿大、充血。两肺呼吸音粗糙，可闻及固定细湿啰音。心脏检查未见明显异常。

　　分析：

　　（1）患儿可能患哪种疾病？

　　（2）请为该患儿制定整体护理措施。

（闵芬梅）

复习思考题

　　1. 对比疱疹性咽峡炎、咽—结合膜热这两种特殊类型上感。

　　2. 简述喉梗阻的分度。

　　3. 简述儿童肺炎合并心力衰竭的临床表现。

　　4. 简述肺炎患儿抗生素使用原则。

第九章　循环系统疾病患儿的护理

课件

　　掌握先天性心脏病、病毒性心肌炎、充血性心力衰竭的临床表现、护理诊断、护理措施及健康教育。熟悉先天性心脏病的分类及主要特点；儿童常见四种先天性心脏病的病理生理和治疗原则。了解出生前后儿童血液循环的主要变化。能应用护理程序为先天性心脏病、病毒性心肌炎、充血性心力衰竭患儿实施整体护理；能为法洛四联症患儿急性缺氧发作提供救护措施。

第一节　儿童循环系统的特点

一、心脏胚胎发育

　　胚胎第 2 周形成一个纵直的原始心管，由外表的收缩环自下而上把它分成心房、心室和心球三部分。在胚胎第 4 周形成共腔的房室，第 4 周后开始形成间隔，至第 8 周房室中隔完全长成，即成为四腔心脏。所以胚胎期心脏发育的关键时期在 2～8 周，心脏畸形的形成主要在这一时期。

二、胎儿血液循环和出生后的改变

知识导览

（一）正常胎儿血液循环

　　胎儿时期营养代谢和气体交换通过脐血管和胎盘与母体之间以弥散的方式进行，含氧量较高的动脉血经脐静脉进入胎儿体内，至肝脏下缘分流为两支。一支入肝脏与门静脉汇合后经肝静脉进入下腔静脉；另一支经静脉导管直接入下腔静脉，与来自下半身的静脉血混合，流入右心房。其中 1/3 血量经卵圆孔入左心房，再经左心室流入升主动脉，主要供应心、脑及上肢（上半身）；2/3 血量流入右心室。从上腔静脉回流的、来自上半身的静脉血，入右心房后，绝大部分入右心室，再转入肺动脉。由于胎儿肺处于压缩状态，致肺动脉的血只能少量入肺，而大部分经动脉导管入降主动脉，与来自升主动脉的血汇合，供应腹腔器官及下肢（下半身），最后血液经脐动脉回至胎盘，再次进行营养和气体交换（图 9-1）。

　　综上所述，胎儿血液循环有以下特点：①胎儿的营养和气体交换是通过脐血管和胎盘进行的；②胎儿时期左、右心室都向全身供血，几乎无肺循环；③静脉导管、卵圆孔、动脉导管是胎儿血液循环的特殊通道；④胎儿体内大多为混合血，肝脏血氧含量最高，心、脑及上半身次之，腹腔脏器及下半身最低。

（二）出生后血液循环的改变

　　1. 脐血管和静脉导管关闭　　出生后脐带结扎，脐血管和静脉导管因血流停止而废用。脐血管在血流停止后 6～8 周完全闭锁，形成韧带。

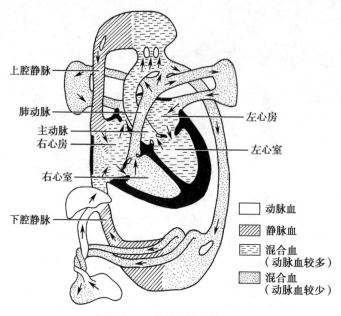

图 9-1　正常胎儿的血液循环

2. 卵圆孔关闭　由于呼吸建立,肺泡扩张,肺内阻力降低,从右心室经肺动脉流入肺的血液增多,肺静脉流入左心房的血液增多,左心房压力增高超过右心房,卵圆孔瓣膜则功能性关闭,生后 5～7 个月,解剖上大多闭合,15%～20% 的儿童可保留卵圆孔,但无左向右分流。

3. 动脉导管关闭　由于肺循环压力降低,体循环压力增高,流经动脉导管血流逐渐减少,最后停止,形成功能性关闭。80% 的生后 3～4 个月婴儿、95% 的 1 岁婴儿形成解剖上的闭合。

三、心脏、心率、血压的特点

(一)心脏大小和位置

儿童心脏体积相对比成人大。2 岁以下婴幼儿心脏呈横位,心尖搏动位于左侧第 4 肋间、锁骨中线外侧,心尖部主要为右心室;以后逐渐转为斜位,3～7 岁心尖搏动已位于左侧第 5 肋间、锁骨中线处,左心室形成心尖部;7 岁以后心尖位置逐渐移至左锁骨中线以内 0.5～1cm。

(二)心率

由于儿童新陈代谢旺盛及交感神经兴奋性较高,故心率较快。新生儿平均心率 120～140 次 /min,1 岁以内 110～130 次 /min,2～3 岁 100～120 次 /min,4～7 岁 80～100 次 /min,8～14 岁 70～90 次 /min。儿童脉搏次数不稳定,易受各种内外因素影响,如进食、活动、哭闹、发热等。故儿童脉搏宜在安静时测量。

(三)血压

儿童由于心搏出量较少,动脉壁弹性较好和血管口径相对较大,故血压偏低,随着年龄增长而逐渐升高。新生儿收缩压平均为 60～70mmHg,1 岁收缩压 70～80mmHg。2 岁后可用下列公式估算:收缩压(mmHg)= 年龄 ×2 +80mmHg。舒张压为收缩压的 2/3。下肢血压比上肢约高 20mmHg。新生儿及小婴儿可用简易潮红法或多普勒超声诊断仪测定血压。儿童血压测量方法同成人,但应根据不同儿童年龄选择不同宽度的袖带。袖带过宽,测量的血压比实际血压偏低;袖带过窄,测量的血压比实际血压偏高。

第二节　先天性心脏病

先天性心脏病（congenital heart disease，CHD）简称先心病，因胎儿时期心脏及大血管发育异常导致的心血管畸形，位居我国出生缺陷首位，活产婴儿中先天性心脏病的发病率达到6‰～10‰。

【病因和预防】

先天性心脏病的病因尚未完全明确，目前认为心血管畸形的发生主要由遗传、环境因素及其相互作用所致。

1. 遗传因素　主要包括染色体易位与畸变，单一基因突变，多基因病变和先天性代谢紊乱（如糖尿病、高钙血症等）。

2. 环境因素　主要是孕早期宫内感染，如风疹病毒、流行性感冒病毒、腮腺炎病毒、柯萨奇病毒等。此外，孕母缺乏叶酸、接触放射线、服用药物（如抗癌药、抗癫痫药等）、妊娠早期饮酒吸毒等均可能与发病有关。

在胎儿心脏发育阶段，若有任何因素影响心脏胚胎发育，使心脏某一部分发育停顿或异常，可造成先天性心脏畸形。因此，加强孕期保健，特别是在妊娠早期适量补充叶酸，预防风疹、流感等病毒性疾病，避免与高危因素接触，慎用药物等，对预防先天性心脏病至关重要。

【分型】

根据左右心腔或大血管间有无直接分流和临床有无青紫，可分为3类。

1. 左向右分流型（潜伏青紫型）　是临床最常见的类型。在左、右心之间或主动脉与肺动脉之间有异常通路。正常情况下，由于体循环压力高于肺循环压力，左心压力大于右心压力，故血液从左向右分流，不出现青紫。但在屏气、剧烈哭闹、肺炎等情况下，肺动脉或右心压力增高，使含氧量低的血液自右向左分流而出现暂时青紫，故又称潜伏青紫型。常见的有室间隔缺损、房间隔缺损和动脉导管未闭等。

2. 右向左分流型（青紫型）　为先天性心脏病中最严重的类型，畸形的存在致右心压力增高并超过左心而使血液从右向左分流，或大动脉起源异常，导致大量的回心静脉血进入体循环，引起全身持续性青紫。常见的有法洛四联症、大动脉错位等。

3. 无分流型（无青紫型）　左右心或大血管间无异常通道或分流，故无青紫，只有在发生心力衰竭时才出现青紫，如主动脉缩窄和肺动脉狭窄等。

【诊疗及预后】

近年儿童先天性心脏病的诊治研究取得了很大进展。由于电子计算机技术的进步，无创性心脏诊断技术如超声心动图、核素心血管造影及磁共振等得到了迅速发展。心脏导管术及选择性心血管造影术的发展使心脏血管畸形诊断及血流动力学的检测更加完善。其中超声心动图检查能为绝大多数的儿童及部分胎儿先天性心脏病做出准确的诊断，并为外科手术提供足够的信息，在心脏疾病诊治中发挥不可或缺的作用。

心脏外科手术方面，体外循环、深低温麻醉下心脏直视手术的发展以及带瓣管道的使用不仅使大多数常见先天性心脏病根治手术效果大为提高，而且对某些复杂心脏畸形亦能在婴儿期甚至新生儿期进行手术，加之术后监护及生命支持技术的提高，先天性心脏病的预后已大为改观。近年来，先天性心脏病介入技术的发展为先天性心脏病的治疗开辟了崭新的途径。

一、临床常见的先天性心脏病

常见的儿童先天性心脏病有室间隔缺损、房间隔缺损、动脉导管未闭、肺动脉狭窄、法洛四联症和大动脉错位等。其中室间隔缺损是最常见的先天性心脏病。

（一）室间隔缺损

室间隔缺损（ventricular septal defect，VSD）是最常见的先天性心脏病，占儿童先天性心脏病的30%～50%（图9-2）。根据缺损位置不同，可分为：①位于室上嵴上方，肺动脉瓣或主动脉瓣下，又称干下型；②位于室上嵴下方；③位于三尖瓣后方；④位于室间隔肌部。②③型又称为膜部缺损。20%～50%膜周部和肌部小梁缺损可在5岁内闭合，但大多发生在1岁内。根据缺损的大小可分为3种：①小型缺损（Roger病），缺损直径<5mm；②中型缺损，缺损直径5～10mm；③大型缺损，缺损直径>10mm。

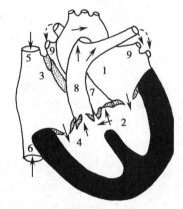

图9-2　室间隔缺损血液循环示意图
1. 左心房；2. 左心室；3. 右心房；4. 右心室；5. 上腔静脉；6. 下腔静脉；7. 主动脉；8. 肺动脉；9. 肺静脉

【病理生理】

室间隔缺损主要是左、右心室之间的室间隔存在异常通道，由于左心室的收缩压显著高于右心室，因此分流方向为左心室到右心室，一般无青紫。室间隔缺损的血流动力学改变与缺损大小和肺血管阻力有关。分流致肺循环血量增加，回流至左心房、左心室的血量增多，使左心房、左心室的负荷加重，导致左心房、左心室肥大。心肌肥厚使室壁顺应性减弱，左室舒张末期压力升高，左房充盈左室受累，肺静脉回流受阻，导致肺内淤血出现肺间质水肿。随着病情的发展或分流量大时，可产生肺动脉高压。在高压及高流量状态下，肺小动脉痉挛，中层和内膜层逐渐增厚，管腔变小、梗阻。随着肺血管病变进行性发展则渐变为不可逆的阻力性肺动脉高压。当右室收缩压超过左室收缩压时，左向右分流逆转为双向分流或右向左分流，出现发绀，即艾森门格（Eisenmenger）综合征。

【临床表现】

临床表现取决于缺损的类型及大小。小型缺损：无症状，一般活动不受限制，生长发育不受影响；仅在体检时发现胸骨左缘第3、4肋间响亮的全收缩期杂音。中型缺损：体循环血量减少，影响生长发育，患儿消瘦、乏力、多汗、气短，易患肺部感染和心力衰竭；胸骨左缘3、4肋间Ⅲ～Ⅳ级粗糙响亮的全收缩期杂音，向四周广泛传导，杂音最响处有收缩期震颤。大型缺损：婴儿期即出现心力衰竭、肺水肿；随病情进展或分流量大时，体循环血流量减少，肺循环血流量增加，产生肺动脉高压。当肺动脉高压显著，出现艾森门格综合征。

并发症：易并发支气管炎、支气管肺炎、充血性心力衰竭和亚急性细菌性心内膜炎等。

【实验室及其他检查】

主要是心电图、胸部 X 线、超声心动图等检查，见表 9-1。

表 9-1　四种儿童常见先天性心脏病的鉴别

<table>
<tr><th colspan="3">疾病</th><th>房间隔缺损</th><th>室间隔缺损</th><th>动脉导管未闭</th><th>法洛四联症</th></tr>
<tr><td colspan="3">分类</td><td colspan="3">左向右分流</td><td>右向左分流</td></tr>
<tr><td colspan="3">症状</td><td colspan="3">①一般情况下无青紫，某些原因导致肺动脉高压，右心压力超过左心压力时出现青紫；②肺循环血量增加，肺部充血，反复呼吸道感染，心力衰竭；③体循环血量减少，发育落后、面色苍白、消瘦及活动后乏力、气促、多汗等</td><td>青紫、蹲踞、晕厥、杵状指，发育落后</td></tr>
<tr><td rowspan="7">心脏体征</td><td rowspan="5">心脏杂音</td><td>部位</td><td>胸骨左缘第 2～3 肋间</td><td>胸骨左缘第 3～4 肋间</td><td>胸骨左缘第 2 肋间</td><td>胸骨左缘第 2～4 肋间</td></tr>
<tr><td>时期</td><td>收缩期</td><td>收缩期</td><td>收缩期和舒张期</td><td>收缩期</td></tr>
<tr><td>强度</td><td>Ⅱ～Ⅲ级</td><td>Ⅱ～Ⅴ级</td><td>Ⅱ～Ⅳ级</td><td>Ⅱ～Ⅳ级</td></tr>
<tr><td>性质</td><td>柔和吹风样</td><td>粗糙吹风样</td><td>机器样</td><td>喷射样</td></tr>
<tr><td>传导</td><td>范围小</td><td>范围小</td><td>向颈部传导</td><td>范围广</td></tr>
<tr><td colspan="2">震颤</td><td>无</td><td>有</td><td>有</td><td>可有</td></tr>
<tr><td colspan="2">P₂</td><td>亢进，固定分裂</td><td>亢进</td><td>亢进</td><td>减低</td></tr>
<tr><td colspan="3">并发症</td><td colspan="3">呼吸道感染，充血性心力衰竭，感染性心内膜炎</td><td>脑血栓，脑脓肿，感染性心内膜炎</td></tr>
<tr><td colspan="3">心电图</td><td>右心室大</td><td>正常，左心室大或双室大</td><td>左心室大，左心房可大</td><td>右心室大</td></tr>
<tr><td rowspan="5">X线检查</td><td colspan="2">房室增大</td><td>右心房、右心室大</td><td>双室大，左心房可大</td><td>左心室大，左心房可大</td><td>右心室大，心尖上翘呈靴形</td></tr>
<tr><td colspan="2">主动脉结</td><td>不大</td><td>不大</td><td>增大</td><td>不大</td></tr>
<tr><td colspan="2">肺动脉段</td><td>凸出</td><td>凸出</td><td>凸出</td><td>凹陷</td></tr>
<tr><td colspan="2">肺野</td><td>充血</td><td>充血</td><td>充血</td><td>清晰</td></tr>
<tr><td colspan="2">肺门舞蹈</td><td>有</td><td>有</td><td>有</td><td>无</td></tr>
<tr><td colspan="3">超声心动图</td><td>可显示缺损的大小、位置、分流量及方向</td><td>可显示缺损的大小、位置、分流量及方向，但小于 2mm 的缺损可能不被发现</td><td>可显示导管的位置和粗细。多普勒彩色血流显像可直接测出分流的大小和方向</td><td>可直接显示主动脉骑跨的程度、肺动脉及右心室流出道狭窄和室间隔缺损的情况。多普勒彩色血流显像可见分流情况</td></tr>
</table>

【治疗要点】

小型缺损 2 岁以内自然关闭率在 20%～50%，不主张外科手术，亦不必限制体力活动。中型缺损可先在门诊随访至学龄期，有临床症状如反复呼吸道感染和充血性心力衰竭时进行抗感染、强心、利尿、扩血管等内科治疗。大型缺损有难以控制的充血性心力衰竭者，可随时手术。过去只能依靠外科开胸进行体外循环下直视手术修补，目前随着介入医学的发展，应用可自动张开和自动置入的装置经心导管堵塞缺损，对患儿创伤小，恢复快。

（二）房间隔缺损

房间隔缺损（atrial septal defect，ASD）占先天性心脏病发病总数的 5%～10%，女性较多见，男女比例为 1：2。根据解剖病变的不同可分为第 1 孔（原发孔）型缺损（占 5%～10%）、第 2 孔（继发孔）型缺损（约占 70%）和静脉窦型缺损（较少见）。卵圆孔未闭一般不引起两心房间的分流（图 9-3）。

【病理生理】

出生时及新生儿早期，右心房压力可略高于左心房，出生后随着肺循环血量的增加，左心房压力高于右心房，如存在房间隔缺损则出现左向右分流，分流量与缺损大小、两侧心房压力差及心室的顺应性有关。生后初期左、右心室壁厚度相似，顺应性也相近，故分流量不多，随着年龄增长，肺血管阻力及右心室压力下降，右心室壁较左心室壁薄，右心室充盈阻力也较左心室低，左向右分流量增加。由于右心血流量增加，舒张期负荷加重，故右心房、右心室增大。肺循环血量增加，压力增高，导致肺循环充血而使患儿易患肺炎，晚期可导致肺小动脉肌层及内膜增厚，管腔狭窄，到成年后出现艾森门格综合征，左向右分流减少，甚至出现右向左分流，临床出现发绀。

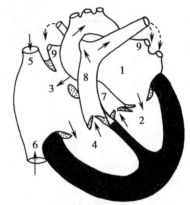

图 9-3 房间隔缺损血液循环示意图
1. 左心房；2. 左心室；3. 右心房；4. 右心室；5. 上腔静脉；6. 下腔静脉；7. 主动脉；8. 肺动脉；9. 肺静脉

【临床表现】

症状出现的早晚和轻重取决于缺损的大小。缺损小者无症状，仅在体检时发现心脏杂音。缺损大者或原发孔缺损者表现为活动后心悸、气促、乏力。部分患儿有咳嗽、反复呼吸道感染、生长发育迟缓。当患儿哭闹、合并肺炎或心力衰竭时，右心房压力可超过左心房，出现暂时性青紫。当显著肺动脉高压时，右心房压力高于左心房，可导致右向左分流，出现持续性青紫。

体格检查：体格发育落后、消瘦，心前区隆起，心尖搏动弥散，心浊音界扩大，胸骨左缘 2～3 肋间可闻及 II～III 级喷射性收缩期杂音，肺动脉瓣区第二心音增强并固定分裂。分流量大时，胸骨左缘下方可闻及舒张期隆隆样杂音（三尖瓣相对狭窄）。

并发症：晚期出现肺动脉高压、房性心律失常、三尖瓣或二尖瓣关闭不全及心力衰竭。感染性心内膜炎较少见。

【实验室及其他检查】

主要是心电图、胸部 X 线、超声心动图等检查，见表 9-1。

【治疗要点】

多数房间隔缺损可自愈。一般认为如果 3 岁左右仍有较大分流，宜于学龄前行修补术。亦可通过介入导管术用蚌状伞或蘑菇伞关闭房间隔缺损。

（三）动脉导管未闭

动脉导管未闭（patent ductus arteriosus，PDA）占先天性心脏病发病总数的 10% 左右，女性较多见，男女之比为 1：（2～3）。根据未闭的动脉导管大小、长短、形态的不同分管型、漏斗型及窗型三种类型（图 9-4）。

【病理生理】

动脉导管未闭引起的病理生理学改变主要是通过导管引起的分流。分流量的大小与导管的粗细及主、肺动脉的压差有关。由于主动脉在收缩期和舒张期的压力均超

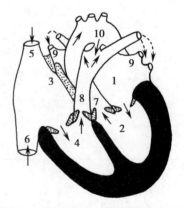

图 9-4 动脉导管未闭血液循环示意图
1. 左心房；2. 左心室；3. 右心房；4. 右心室；5. 上腔静脉；6. 下腔静脉；7. 主动脉；8. 肺动脉；9. 肺静脉；10. 动脉导管

过肺动脉，因而血液均自主动脉向肺动脉分流，使肺循环及左心房、左心室血流量明显增加，左心室负荷加重，其排血量达正常时的2～4倍。部分患者左心室搏出量的70%可通过大型动脉导管进入肺动脉，导致左心房扩大，左心室肥厚扩大，甚至发生充血性心力衰竭。长期大量血流向肺循环的冲击，肺小动脉可有反应性痉挛，形成动力性肺动脉高压；继之管壁增厚硬化导致梗阻性肺动脉高压，此时右心室收缩期负荷过重，右心室肥厚甚至衰竭。当肺动脉压力超过主动脉压时，左向右分流明显减少或停止，产生肺动脉血流逆向分流入主动脉，患儿呈现差异性紫绀（differential cyanosis），下半身青紫，左上肢有轻度青紫，右上肢正常。由于主动脉血在舒张期亦流入肺动脉，故周围动脉舒张压下降而至脉压增大。

【临床表现】

症状取决于动脉导管的粗细。导管口径较细者可无症状，仅在体检时发现心脏杂音。导管粗大者分流量大，常有心悸、气急、咳嗽、乏力、生长发育落后。体检：患儿多消瘦，轻度胸廓畸形，心前区隆起，心尖搏动增强，胸骨左缘第2～3肋间闻及粗糙响亮的连续性机器样杂音，占据整个收缩期和舒张期，向左肩部和腋下传导，可扪及震颤，肺动脉区第二心音增强或亢进。婴幼儿期及合并肺动脉高压或心力衰竭时，因主动脉与肺动脉舒张期压力差很小，可仅有收缩期杂音。脉压增大，可有毛细血管搏动、水冲脉及股动脉枪击音等周围血管征。若显著肺动脉高压，可出现差异性青紫。

并发症：支气管肺炎、充血性心力衰竭、感染性心内膜炎等是常见的并发症。少见的并发症有感染性动脉炎、肺动脉和动脉导管瘤样扩张、动脉导管钙化及血栓形成。

【实验室及其他检查】

主要是心电图、胸部X线、超声心动图等检查，见表9-1。

【治疗要点】

宜于学龄前手术结扎或切断并缝扎导管，必要时任何年龄均可手术。新生儿、早产儿可于生后1周内用吲哚美辛或阿司匹林口服，促使导管平滑肌收缩而关闭导管。大多数动脉导管未闭可经介入治疗，以微型弹簧圈或蘑菇伞堵塞动脉导管。

（四）法洛四联症

法洛四联症（tetralogy of Fallot，TOF）是存活婴儿中最常见的青紫型先天性心脏病，约占先天性心脏病的12%。法洛四联症包括肺动脉狭窄、室间隔缺损、主动脉骑跨、右心室肥厚4种畸形（图9-5）。其中以肺动脉狭窄最主要，对患儿病理生理和临床表现影响最大。

【病理生理】

右心室流出道狭窄程度决定了症状出现的早晚、发绀的程度及右心室肥厚的程度。肺动脉狭窄较轻至中度者，可有左向右分流或无分流，此时患者可无明显的青紫（非青紫型法洛四联症）；肺动脉狭窄严重时，出现明显的右向左分流，临床出现明显的青紫（青紫型法洛四联症）。右心室流出道梗阻使右心室后负荷加重，引起右心室代偿性肥厚。

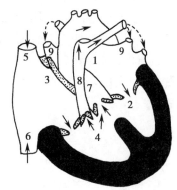

图9-5　法洛四联症血液循环示意图

1. 左心房；2. 左心室；3. 右心房；4. 右心室；5. 上腔静脉；6. 下腔静脉；7. 主动脉；8. 肺动脉；9. 肺静脉

由于主动脉骑跨于两心室之上，主动脉除接受左心室的血液外，还直接接受一部分来自右心室的静脉血，导致动脉血氧饱和度降低而出现青紫。由于右心室流出道梗阻，肺循环血流减少，早期支气管侧支循环和动脉导管可供给肺动脉血流，随着动脉导管关闭和漏斗部狭窄逐渐加重，青紫日益明显，并出现杵状指（趾）。由于缺氧，刺激骨髓代偿性产生过多的红细胞，血液黏滞度高，血流缓慢，可引起脑血栓，若为细菌性血栓，则易形成脑脓肿。

【临床表现】

1.青紫　为主要表现，其程度和出现的早晚与肺动脉狭窄程度有关。一般出生时青紫多不明显，3～6个月后逐渐明显，并随年龄增加而加重。肺动脉狭窄或肺动脉闭锁患儿，在出生后不久即有青紫。

2.缺氧发作　2岁以下多有缺氧发作，常在吃奶、大便、啼哭、行走或活动后气促、青紫加重，严重者可突然昏厥、抽搐或脑血管意外，这是由于肺动脉漏斗部在狭窄的基础上发生肌肉痉挛，引起一时性肺动脉梗阻，脑缺氧加重所致。每次发作可持续数分钟至数小时，常能自行缓解。

3.蹲踞现象　婴儿期多采用胸膝卧位。年长儿多有蹲踞，每于行走、活动或站立过久时，因气急而主动下蹲片刻再行走。蹲踞时下肢屈曲，增加体循环阻力，使静脉回心血量减少，心脏负荷减轻，致右向左分流减少，故缺氧症状暂时缓解。

4.杵状指（趾）　因长期缺氧，可使指（趾）端毛细血管扩张增生，局部软组织和骨组织增生肥大，表现为指（趾）端膨大如鼓槌状，称杵状指（趾）。

5.体格检查　生长发育落后。胸骨左缘2～4肋间有Ⅱ～Ⅲ级喷射性收缩期杂音，一般以第3肋间最响。其响度取决于肺动脉狭窄的程度。若狭窄重，流经肺动脉的血液极少，杂音则轻而短。肺动脉瓣第二心音减弱或消失。

6.并发症　由于长期缺氧、红细胞增加，血液黏稠度高，血流变慢易引起脑栓塞，若为细菌性血栓，则易形成脑脓肿。还易并发亚急性细菌性心内膜炎。

【实验室及其他检查】

主要是心电图、胸部X线、超声心动图等检查，见表9-1。

【治疗要点】

1.以根治手术为主，手术年龄一般在2～3岁以后。在体外循环下做心内直视手术，切除流出道肥厚部分，修补室间隔缺损，纠正主动脉右跨。对重症患儿以姑息分流手术为主，待年长后一般情况改善，肺血管发育好转后，再行根治术。

2.内科治疗原则　对症处理、预防和处理并发症。缺氧发作的处理：①轻者置患儿于膝胸位即可缓解；②立即吸氧并保持患儿安静；③皮下注射吗啡0.1～0.2mg/kg，可抑制呼吸中枢和消除呼吸急促；④给予5%碳酸氢钠1.5～5.0ml/kg静脉注射，纠正代谢性酸中毒；⑤经常有缺氧发作者，可口服β受体阻滞剂普萘洛尔（心得安）1～3mg/（kg·d），减慢心率，缓解发作。

二、先天性心脏病患儿的护理

【护理评估】

1.健康史　评估母亲妊娠初3个月有无病毒感染、接触放射线及用药史。母亲是否患代谢性疾病，家族中有无类似患者。详细询问患儿青紫发生时间和程度，儿童发育的情况，与同龄儿相比活动耐力是否下降，有无喂养困难、声音嘶哑、反复呼吸道感染、蹲踞、阵发性呼吸困难或昏厥发作。

2.身体状况　注意患儿精神状态、生长发育情况，皮肤黏膜有无青紫及程度，有无杵状指（趾）、胸廓畸形、心脏杂音性质及程度，有无周围血管征，特别注意肺动脉瓣区第二心音的变化。根据血液检查及血气分析结果评估患儿缺氧程度。了解其X线胸片、超声心动图和心电图检查结果及临床意义。

3.心理、社会因素　评估患儿能否按时入托、入学，有无活动受限而情绪紧张或低落。家长是否焦虑、恐惧。

【护理诊断及合作性问题】

1.活动无耐力　与体循环血量减少、氧的供需失调有关。

2．营养失调：低于机体需要量　与体循环血流量减少，组织缺氧有关。

3．有感染的危险　与机体免疫力低下有关。

4．潜在并发症：心力衰竭、感染性心内膜炎、脑血栓等。

5．焦虑　与疾病的威胁及对手术的担忧有关。

【护理措施】

1．一般护理　保持病室安静，空气新鲜，通风良好，温、湿度适宜，定期进行空气消毒；建立合理的生活作息时间，保证患儿睡眠。选择高热量、高蛋白、高维生素、低脂肪、清淡易消化的饮食，少量多餐，多吃新鲜蔬菜和水果。保持大便通畅，防止便秘。

2．对症护理　①预防感染，注意保护性隔离。做小手术前、后，如拔牙应给抗生素预防感染，防止感染性心内膜炎的发生，一旦发生感染应积极治疗。对并发肺炎或感染性心内膜炎者应选用足量有杀菌作用的抗生素，疗程为4～6周。②防止法洛四联症患儿因活动、哭闹、便秘引起缺氧发作，一旦发生，立即置患儿于膝胸位，吸氧，遵医嘱给予吗啡及普萘洛尔等药物。③观察有无心率增快、呼吸困难、端坐呼吸、吐泡沫样痰、肝大等心力衰竭表现。一旦发生按心力衰竭护理，立即置患儿于半卧位，吸氧，及时报告医生配合抢救。④持续青紫时因低氧血症代偿性红细胞增多，血液黏滞度增加，易形成血栓，应多饮开水，增加液体的摄入量。

3．心理护理　对患儿关心爱护、态度和蔼，建立良好的护患关系，消除患儿的紧张。对家长和患儿解释病情和检查、治疗的经过，取得他们的理解和配合。

【健康教育】

向家长和患儿介绍适当休息与活动，注意营养，补充足够液体，建立合理的生活制度。避免情绪激动和剧烈哭闹，保持大便通畅。加强护理，避免受凉，手术前、后使用抗生素预防感染。按医嘱用药，预防并发症，定期复诊。

知识链接

心导管检查和心血管造影患儿的术后护理

1．患儿回病房后，让其平卧于床上，检查伤口有无渗血，如有渗血与医生合作重新止血、包扎，可在敷料外放置砂袋以压迫止血。股静脉穿刺者应卧床12小时，股动脉穿刺者需卧床24小时以上，以防局部形成血肿。

2．定时测心率、心律、血压，观察足背动脉搏动情况，注意穿刺侧与对侧对比是否有搏动减弱或肢体温度的变化。

3．按医嘱给药，尤其对青紫型先天性心脏病患儿应补足液量，以防血液浓缩。

4．婴幼儿用氯胺酮麻醉者，需完全清醒后进食，以免引起呕吐。

案例分析

患儿，男，2岁，行走时经常出现蹲踞现象。该患儿婴儿期出现青紫，吃奶和哭闹时青紫加重，有昏厥和抽搐史。查体：全身皮肤发绀，胸骨左缘第3肋间有Ⅲ级喷射性收缩期杂音，P_2 消失。辅助检查：心电图表现为电轴右偏和右心室肥大；X线表现为靴型心。初步诊断为法洛四联症。

ER-9-3

案例分析
参考答案

分析：

（1）该患儿现存的护理诊断有哪些？

（2）请为该患儿制订具体的护理措施。

第三节　病毒性心肌炎

病毒性心肌炎(viral myocarditis)是病毒以侵犯心肌为主的炎性病变,部分病例可伴心包炎和心内膜炎。临床表现轻重不一,大多预后良好,重者可发生心力衰竭、心源性休克甚至猝死。近年统计,儿童病毒性心肌炎的发病率有上升趋势,但重症患儿占少数。

【病因与发病机制】

1. 病因　常见病毒有肠道病毒和呼吸道病毒,尤其是柯萨奇病毒(B组和A组)最常见,占半数以上。其他包括腺病毒、埃可病毒、传染性肝炎病毒、流感和副流感病毒、麻疹病毒、单纯疱疹病毒、流行性腮腺炎病毒等。轮状病毒是婴幼儿秋季腹泻的病原体,也可引起心肌的损害。

2. 发病机制　病毒性心肌炎发病机制包括病毒对被感染的心肌细胞直接损害和病毒触发人体自身免疫反应而引起心肌损害两个方面。在急性期,病毒通过心肌细胞的相关受体侵入心肌细胞,在细胞内复制,并直接损害心肌细胞,导致变性、坏死和溶解。如病程持续进展,机体受病毒的刺激,激活细胞免疫介导的炎症反应,造成心肌细胞损伤。

【临床表现】

轻症无明显症状,常被忽视,仅表现心电图异常;重症者则暴发心源性休克、急性心力衰竭,常在数小时或数天内死亡。典型病例病前1~3周常有呼吸道或消化道等前驱病毒感染史,常伴有发热、全身不适、咽痛、腹泻和皮疹等症状,心肌受累时患儿有疲乏无力、胸闷、心悸、气促和心前区不适等表现。体格检查:心脏扩大、心动过速、心律不齐,第一心音低钝,奔马律,伴心包炎者可有心包摩擦音。严重者血压下降、心力衰竭和心源性休克。

多数患儿预后良好。半数经数周或数月后痊愈。少数重症暴发病例,因心源性休克、急性心力衰竭或严重心律失常在数小时或数天内死亡。部分病例可迁延数年,仅表现为心电图或超声心动图改变。

【实验室及其他检查】

1. 病毒学诊断　可做病毒分离,恢复期血清中检测相应抗体。

2. 血清酶学测定　早期血清肌酸激酶(CK)及其同工酶(CK-MB)、乳酸脱氢酶(LDH)、天冬氨酸转氨酶(AST)均增高。血清肌钙蛋白T(cTnT)升高,具有高度特异性。

3. 心电图检查　呈持续性心动过速,QRS波群低电压,ST段偏移和T波低平、双向或倒置、QT间期延长。多种心律失常,以期前收缩常见,可有部分或完全性房室传导阻滞。

4. X线检查　心影正常或增大,合并大量心包积液时心影显著增大,心脏搏动减弱。心功能不全时两肺呈淤血表现。

【治疗要点】

本病为自限性疾病,目前尚无特效治疗,主要是休息,减轻心脏负担;大剂量维生素C和能量合剂改善心肌代谢和心脏功能,促进心肌修复。心力衰竭治疗时,可根据病情联合应用利尿剂、洋地黄、血管活性药物。由于心肌炎时对洋地黄制剂比较敏感,使用洋地黄制剂一般用饱和剂量的1/3~1/2量。心源性休克时大剂量静脉滴注肾上腺皮质激素或静脉注射大剂量维生素C常可取得较好的效果,效果不满意时可应用多巴胺、异丙肾上腺、间羟胺等加强心肌收缩、维持血压和改善微循环。

【护理评估】

1. 健康史　详细询问病前有无呼吸道、消化道病毒感染史,传染病接触史。有无发热、心前区不适、胸闷、乏力,饮食、睡眠及活动耐力等情况。

2．身体状况　测量体温、血压。有无精神改变、面色苍白、多汗、气急、青紫、水肿、皮肤花斑、四肢厥冷等症状，有无心音、心率、心律改变。了解心电图、X线胸片及心肌酶谱变化。

3．心理、社会因素　评估患儿家长对本病的了解程度，能否配合治疗和护理，有无焦虑、恐惧及家庭经济状况。

【护理诊断及合作性问题】

1．活动无耐力　与心肌受损、收缩无力、组织供氧不足有关。

2．潜在并发症：心律失常、心力衰竭、心源性休克。

3．舒适的改变：胸闷、胸痛、心悸等　与心肌受损有关。

4．焦虑/恐惧　与疾病的威胁和对环境或治疗过程陌生，担心疾病预后有关。

【护理措施】

1．一般护理　卧床休息，保证充足的睡眠，减少心肌耗氧量，促进心肌功能恢复。急性期至少应休息到热退后3～4周。有心功能不全及心脏扩大者应绝对卧床休息，一般总休息时间3～6个月，直至心脏大小恢复正常和心功能恢复后，根据具体情况逐渐增加活动量。提供安静、清洁、通风良好的病室环境，合理安排患儿的休息与活动。给予高热量、高蛋白、高维生素、低脂肪、清淡易消化的饮食，少量多餐，多吃新鲜蔬菜和水果。保持大便通畅，防止便秘。

2．对症护理　①有胸闷、气促、心律失常者应给予吸氧，应用抗心律失常药时应了解所用药物的性能、特点和不良反应，需要静脉输液治疗时，应注意控制输液速度，防止发生心力衰竭。②对心源性休克应积极做好输液准备，及时有效地扩充血容量，改善微循环，有烦躁不安者给予必要的解释及安慰，必要时适当使用镇静药。③应用洋地黄类药物治疗心力衰竭时，密切观察心率、心律，如心动过缓或其他不良反应出现时，应及时报告医生妥善处理。④密切观察并记录心率、脉搏的强弱和节律，注意血压、体温、呼吸及精神状态的变化，以便对病情的发展做出正确的估计。对严重心律失常者应持续进行心电监护。发现多源性期前收缩、心动过速、心动过缓、完全性房室传导阻滞或扑动、颤动，需立即通知医师并采取紧急措施。

3．心理护理　向家长及患儿介绍本病的治疗过程及预后，减少患儿和家长的焦虑和恐惧。强调休息对心肌炎恢复的重要性，使其自觉配合治疗。

【健康教育】

向患儿及家长介绍病毒性心肌炎的治疗过程和预后，减少患儿和家长的焦虑和恐惧心理。强调休息对心肌炎恢复的重要性，严格按心功能状况保证休息。告知预防呼吸道和消化道感染的常识，流行期间尽量少到公共场所。一旦发病及时就诊治疗。心律失常患儿，应了解常用抗心律失常药物名称、使用方法、用药时间及副作用。定期到门诊复查，接受医务人员的康复指导，防止复发。

案例分析

　　患儿，男，5岁，10天前患上呼吸道感染，目前上呼吸道感染症状基本消失。但出现疲乏无力、气促、心慌。查体：心脏扩大，安静时心动过速，第一心音低钝。实验室检查：心肌肌钙蛋白T升高。心电图检查：持续性心动过速，多导联ST段偏移和T波低平。考虑为病毒性心肌炎。

　　分析：

　　(1) 该患儿存在的护理诊断有哪些？

　　(2) 该患儿的护理措施包括哪些？

ER-9-4

案例分析
参考答案

第四节 充血性心力衰竭

充血性心力衰竭（congestive heart failure，CHF）简称心衰，是儿童时期常见的危重急症之一。是指由于各种病因引起心功能减退，致使心排血量不能满足全身组织代谢的需要，机体发生动脉血液灌流不足、静脉血液回流受阻、脏器淤血等变化，出现一系列症状和体征的临床综合征。

【病因与发病机制】

1．心血管疾病　主要为先天性心血管畸形（房间隔缺损、室间隔缺损、动脉导管未闭、法洛四联症、肺动脉狭窄、主动脉缩窄、三尖瓣闭锁等）及心内膜心肌疾病，如心肌病、心肌炎、心内膜弹力纤维增生症、细菌性（感染性）心内膜炎、乳头肌功能失调等。

2．肺部疾病　如重症支气管肺炎和毛细支气管炎、呼吸窘迫综合征、哮喘、肺栓塞等。

3．肾脏疾病　肾血管性高血压、肾血管畸形等。

4．其他疾病　如重度贫血、大量失血、高血压、结缔组织病、甲状腺功能亢进、维生素 B_1 缺乏以及不适当的输血、输液等。

【临床表现】

1．年长儿心力衰竭的症状与成人相似，主要表现为：①心排血量不足：乏力、活动后气急、食欲减低、心率增快，呼吸浅快等。②体循环淤血：肝大、肝区压痛、颈静脉怒张、肝颈静脉回流征阳性、尿少和下肢及身体的下垂部位水肿等。③肺循环淤血：呼吸困难、气促、咳嗽、端坐呼吸，咳粉红色泡沫痰，肺部可闻及湿啰音或哮鸣音，心脏听诊常可闻及第一心音减低和奔马律；左右心同时衰竭则出现上述两方面表现。

2．婴幼儿心力衰竭的临床表现有一定特点，常见症状为呼吸快速、表浅、喂养困难、烦躁多汗、哭声低弱、体重增长缓慢，而颈静脉怒张、水肿和肺部湿性啰音等体征不明显。婴幼儿心力衰竭临床诊断依据：①安静时心率增快，婴儿 >180 次/min，幼儿 >160 次/min，不能用发热或缺氧解释者。②呼吸困难、青紫突然加重，安静时呼吸 60 次/min 以上。③肝大达肋下 3cm 以上，或短时间内较前增大，而不能以横膈下移等原因解释者。④心音明显低钝或出现奔马律。⑤突然烦躁不安，面色苍白或发灰，不能用原发病解释者。⑥尿少、下肢水肿，排除营养不良、肾炎、维生素 B_1 缺乏等原因所致。上述前四项为临床诊断的主要依据，尚可根据其他表现和 1~2 项辅助检查综合分析。

【实验室及其他检查】

1．胸部 X 线检查　心影多呈普遍性扩大，搏动减弱，肺纹理增多，肺淤血。

2．心电图检查　不能表明有无心力衰竭，但有助于病因诊断和指导洋地黄类药物的应用。

3．超声心动图检查　可见心室和心房腔扩大，M 型超声显示心室收缩时间延长，射血分数降低。

【治疗要点】

积极治疗原发病，改善心功能，消除水钠潴留，降低氧耗和纠正代谢紊乱。

1．一般治疗　保证患儿休息，取半卧位或垫高枕部，吸氧，供给湿化氧并做好护理工作，避免用力和排便用力，给予易消化及富有营养的食品，防止躁动，必要时用镇静剂，苯巴比妥、吗啡等皮下或肌内注射，但需警惕抑制呼吸。急性心力衰竭或严重水肿者，应限制水和钠盐的摄入，液量应控制在婴儿每日 60~80ml/kg，年长儿每日 40~60ml/kg，液体应 24 小时内匀速给予。

2．药物治疗

（1）洋地黄类药物：儿童时期常用的洋地黄制剂为地高辛，可口服或静脉注射，作用时间和排泄速度均较快，可通过监测血药浓度来调节剂量（表9-2）。

表9-2　临床常用洋地黄类制剂

洋地黄类制剂	给药方法	洋地黄化总量	作用开始时间	效力最大时间
地高辛	口服	<2 岁 0.05～0.06mg/kg	2 小时	4～8 小时
		>2 岁 0.03～0.05mg/kg	10 分钟	1～2 小时
		（总量不超过 1.5mg）		
	静脉	口服量的 1/2～2/3		
毛花苷 C	静脉	<2 岁 0.03～0.04mg/kg	15～30 分钟	1～2 小时
（西地兰）		>2 岁 0.02～0.03mg/kg		

（2）利尿剂：对急性心力衰竭、肺水肿者,应选用作用迅速、强效的利尿剂,如呋塞米,剂量为每次 1～2mg/kg 静脉注射,每 6～12 小时用药 1 次;也可口服,剂量为每日 1～4mg/kg。此类利尿剂主要不良反应有脱水、低钠血症、低钾血症、代谢性酸中毒及听神经毒性反应等。婴儿应慎用。

（3）血管扩张剂：可扩张静脉降低心脏前负荷,扩张动脉减低心脏后负荷。常与儿茶酚胺类药物合用,用于急性心力衰竭、严重慢性心力衰竭一般治疗无效者。

（4）血管紧张素转化酶抑制剂（ACEI）：可减少心脏前、后负荷,改善心功能。

（5）儿茶酚胺类药物：多巴胺多在心力衰竭伴血压下降时应用,常用中、小剂量,静脉输入后,可使心脏指数增高,尿量增多,尿钠排泄增多,但对周围血管阻力及心律无影响。

（6）β受体阻滞剂：可减慢心率和降低心脏前后负荷,常与洋地黄类药物联合应用治疗慢性心力衰竭。

3. 其他治疗

（1）急性左心衰竭的处理措施

1）体位：患儿取坐位,双下肢下垂床边,以利于呼吸,并可减少静脉回流。

2）吸氧：维持动脉血氧分压在 60mmHg 以上,严重者可用机械通气。

3）镇静：静脉或皮下注射吗啡 0.1～0.2mg/kg,必要时间隔 2～4 小时后可重复应用。

4）强心：选用毛花苷 C 或地高辛静脉注射。

5）利尿：静脉给予强效利尿剂,如呋塞米每次 1～2mg/kg,静脉滴注,可有效减少循环血量,减轻心脏的负荷。

6）扩血管：常选硝酸甘油,可降低心脏的前、后负荷,尤其是前负荷时,可静脉注射硝酸甘油,剂量为 1～5μg/(kg·min)。

（2）抗心律失常的治疗。

（3）其他：同种心脏移植术、基因治疗和心肌细胞移植等,可用于心力衰竭的治疗。

【护理评估】

1. 健康史　详细询问患儿的病史及发病过程,有无呼吸困难、发绀、咳粉红色泡沫痰、下肢水肿史,有无心脏疾病等既往史;了解患儿发生心力衰竭的诱因;询问患儿是否有饮食、生活方式、活动耐力、尿量等方面的改变。

2. 身体状况　评估患儿精神状态,测量生命体征,观察患儿循环系统、呼吸系统的主要表现。记录心音、心率及心律变化,呼吸节律及类型,肝脏大小,有无水肿等。还应注意评估患儿的心功能状态。及时了解患儿 X 线胸片、心电图及超声心动图检查结果。

3. 心理、社会状况　评估患儿是否因发生呼吸困难、心率加快、咳嗽、水肿等不适而产生焦虑或恐惧的心理;评估患儿家长对本病的认识程度、预后及护理常识的了解情况;评估患儿家庭经济情况及承受能力等。

【护理诊断及合作性问题】

1. 心排血量减少 与心肌收缩力降低有关。

2. 气体交换受损 与肺循环淤血有关。

3. 体液过多 与静脉回流受阻及钠、水潴留有关。

4. 活动无耐力 与心排血量减少致组织缺氧有关。

5. 潜在并发症：药物副作用（洋地黄中毒）。

6. 焦虑 与疾病痛苦、疾病危险程度及患儿家长缺乏相关知识有关。

【护理措施】

1. 一般护理 保持病室环境安静，空气新鲜，温、湿度适宜。让患儿卧床休息，床头抬高15°～30°，有明显左心衰竭时，置患儿于半卧位或坐位，双腿下垂，必要时可行四肢轮流三肢结扎法减少静脉回流，减轻心脏负担。给予患儿低盐（每日摄入量不应超过0.5～1g）或无盐（食物烹调时不加食盐或其他含盐食物）饮食、富含营养及易消化的饮食，多进食蔬菜、水果，少量多餐，防止过饱。保持大便通畅，避免用力排便。

2. 对症护理 ①对呼吸困难、发绀、低氧血症者按医嘱给予吸氧。急性肺水肿患儿吸氧时，湿化瓶用30%～50%乙醇湿化，改善气体交换。②每次应用洋地黄前须先测患儿脉搏，必要时测心率，若发现脉率缓慢，年长儿<70次/min，婴幼儿<90次/min或脉律不齐，应及时报告医生进行处理。③密切观察心脏反应（心律失常）、消化道反应（恶心、呕吐、腹痛、腹泻等）、神经系统反应（头痛、头晕、视物模糊、黄绿视等），若发现异常应停服洋地黄，并与医生联系及时采取相应措施。④静脉注射配药时须用1ml注射器准确抽取药液，以10%或25%葡萄糖溶液稀释，静脉注射速度要缓慢，并密切观察患儿脉搏变化，口服药则要与其他药物分开服用；用药后1～2小时监测心率和心律，并注意心力衰竭表现是否改善。

3. 心理护理 简要介绍本病的救治措施及使用监测设备的必要性。医护人员在抢救时必须保持镇静、操作熟练、忙而不乱，使患儿及家长产生信任、安全感。避免在患儿面前讨论病情，以减少误解。鼓励患儿说出自己的不适，护士要耐心倾听，安慰患儿，给予信心，让其安心。避免患儿哭闹，让父母多陪伴，稳定患儿情绪，更好配合治疗。

【健康教育】

向患儿和家长介绍心力衰竭的病因或诱因、护理要点及预后知识等。指导并给家长示范日常生活护理操作，建立合理的生活制度。特别强调不能让患儿用力，不能过度劳累和激动，以免加重心脏负担。病情好转后指导家长做好预防，强调除积极治疗原发病外，要尽量避免诱因（如感染、劳累及情绪激动等）。对年长患儿教会自我监测脉搏的方法。指导家长掌握所用药物的名称、剂量、给药时间、方法、常见副作用及家庭护理方法和应急措施。

案例分析

患儿，女，10个月，患先天性心脏病。因"咳嗽7天、呼吸困难1天"入院。患儿7天前无明显诱因出现咳嗽、喉中痰鸣，在家服药后不见好转。1天来咳嗽加重，出现呼吸急促，面色发绀，鼻翼扇动，口唇发绀。查体：体温37.6℃，脉搏172次/min，呼吸76次/min，血压70/50mmHg。双肺呼吸音粗，心音低钝，可闻及吹风样杂音，双下肢水肿。初步诊断为心力衰竭。

分析：

（1）哪些症状和体征提示该患儿出现心力衰竭？

（2）该患儿目前存在的主要护理诊断有哪些？

（3）如何对患儿家长进行健康教育？

思政元素

新生儿先天性心脏病筛查

为贯彻落实《健康中国行动（2019—2030年）》，推进妇幼健康促进行动，进一步加强出生缺陷防治社会宣传和健康教育，提升公众优生优育知识水平和健康素养，卫健委妇幼司编写并组织配发了《先天性心脏病防治健康教育核心信息宣传手册》电子版。宣传手册从先天性心脏病病因、分型、预防等12个方面进行科普，提高民众公众对先天性心脏病的认识，从而降低先天性心脏病的发生率，提高先天性心脏病儿童的存活率。

此外，妇幼司在上海市、河北省等24个省（区、市）启动实施新生儿先天性心脏病筛查项目，利用双指标法为出生后6～72小时新生儿开展先天性心脏病筛查，以加强新生儿疾病筛查，帮助先天性心脏病患儿得到早期发现、早期诊断、及时治疗，提高儿童健康水平。开展新生儿先天性心脏病筛查项目，是加强新生儿疾病筛查、提高儿童健康水平的重要举措，是坚持以人为本、儿童优先的具体体现，是提高民族素质、建设人力资源强国的有力保障。

（张晓丽）

❓ 复习思考题

1. 简述儿童心率、血压正常值及胎儿血液循环的特点。
2. 简述先天性心脏病的类型。
3. 简述室间隔缺损、房间隔缺损、动脉导管未闭、法洛四联症四种常见先天性心脏病的临床表现。
4. 简述常见先天性心脏病的护理诊断及护理措施。
5. 简述病毒性心肌炎患儿休息的护理措施。
6. 简述急性左心衰竭的急救措施。
7. 简述左心衰竭和右心衰竭的临床表现。
8. 简述急性心力衰竭患儿体位和吸氧的护理措施。

扫一扫，测一测

ER-10-1

课件

第十章　泌尿系统疾病患儿的护理

ER-10-2

知识导览

> **学习目标**
>
> 　　掌握急性肾小球肾炎、肾病综合征、泌尿道感染的临床表现、护理诊断、护理措施。熟悉急性肾小球肾炎、肾病综合征、泌尿道感染的病因、治疗要点。了解儿童排尿及尿液特点。能够针对急性肾小球肾炎、肾病综合征、泌尿道感染患儿疾病特点对患儿及家长进行健康教育。

第一节　儿童泌尿系统的特点

一、解剖特点

（一）肾脏

位于腹膜后脊柱两侧，左右各一，形似蚕豆。儿童年龄越小，肾脏相对越大。婴儿期肾位置较低，下端位于第 4 腰椎水平，2 岁后才达髂嵴以上，故 2 岁以下健康儿童腹部触诊可扪及肾脏。

（二）输尿管

婴幼儿输尿管长而弯曲，管壁肌肉和弹力纤维发育不全，容易受压及扭曲而导致梗阻，造成尿潴留而诱发泌尿道感染。

（三）膀胱

婴儿膀胱位置相对较高，尿液充盈时其顶部常在耻骨联合以上，腹部触诊容易触及；随着年龄增长，逐渐降至骨盆内。

（四）尿道

女婴尿道较短，新生儿尿道仅长 1cm（性成熟期 3～5cm），外口暴露且接近肛门，故易受粪便污染而引起尿道感染。男婴尿道虽较长，但常有包茎或包皮过长，污垢积聚时也易致尿道感染。

二、生理特点

新生儿出生时肾单位数量已达成人水平，其储备能力尚不充足，调节机制亦不成熟。新生儿出生时肾小球滤过率较低，出生时为成人的 1/4，1～2 岁时达成人水平。尿浓缩功能也差，体内的过量水分和溶质不能有效及时排出，易发生水钠潴留。

三、排尿及尿液特点

（一）排尿次数

生后最初几天因摄入量少，每天排尿 4～5 次；1 周内因新陈代谢旺盛，摄入量增多而膀胱容量小，每天排尿次数增至 20～25 次；1 岁时每天排尿 15～16 次，至学龄前和学龄期每天 6～7 次。

（二）尿量

儿童尿量个体差异较大,新生儿生后48小时正常尿量一般每小时为1~3ml/kg,婴儿期正常尿量为每天400~500ml,幼儿为500~600ml,学龄前儿童为600~800ml,学龄期儿童为800~1 400ml。如学龄期儿童每天尿量少于400ml、学龄前儿童少于300ml、婴幼儿少于200ml为少尿;每天尿量少于30~50ml为无尿。

（三）尿色

出生后2~3天尿色深,稍混浊,放置后有红褐色沉淀,为尿酸盐结晶所致,数日后尿色变淡。正常小儿尿色淡黄,但在寒冷季节放置后可有盐类结晶析出而变浊,尿酸盐加热后,磷酸盐加酸后可溶解,可与乳糜尿或脓尿鉴别。

（四）尿渗透压和尿比重

新生儿尿渗透压平均为240mmol/L,尿比重为1.006~1.008;1岁后尿渗透压接近成人水平,为500~800mmol/L,尿比重通常为1.011~1.025。

（五）尿液酸碱度

正常新生儿尿液中含尿酸盐多,故尿液呈酸性,婴幼儿尿液接近中性或弱酸性,pH为5~7。

（六）尿蛋白和尿细胞管型

正常小儿尿蛋白定性试验阴性,定量每天不超过100mg/m²。正常小儿尿液中可有少量红细胞、白细胞和透明管型。

（七）尿沉渣和Addis计数

正常小儿新鲜尿液离心后沉渣镜检,红细胞<3个/HP,白细胞<5个/HP,一般无管型;12小时尿细胞计数(Addis count):蛋白含量<50mg、红细胞<50万、白细胞<100万,管型<5 000个为正常。

第二节　急性肾小球肾炎

急性肾小球肾炎(acute glomerulonephritis, AGN)简称急性肾炎,是一组不同病因所致的感染后引起的免疫反应性急性弥漫性肾小球炎性病变。绝大多数为链球菌感染后所致,是小儿泌尿系统最常见的疾病。临床以水肿、少尿、血尿、高血压为主要表现,好发于5~14岁小儿,小于2岁者少见,男女性别比2:1。

【病因与发病机制】

可由多种病原体感染引起,最常见的是A组β溶血性链球菌中的"致肾炎菌株"感染后引起的免疫复合物性肾炎,常继发于呼吸道和皮肤感染。流感病毒、腮腺炎病毒、乙型肝炎病毒、柯萨奇病毒B₄型和埃可病毒9型、肺炎支原体、真菌、钩端螺旋体、立克次体和疟原虫等感染也可导致急性肾炎。"致肾炎链球菌"抗原刺激机体产生相应抗体,形成抗原抗体免疫复合物,随血流沉积于肾小球基底膜并激活补体系统,造成肾小球炎症和免疫损伤。肾小球炎症使肾小球毛细血管内皮细胞增生、肿胀,管腔变窄,甚至闭塞,致肾小球血流量减少,肾小球滤过率降低,体内水钠潴留;免疫损伤使肾小球基底膜断裂,血浆蛋白、红细胞及白细胞等渗出到肾小球囊内,出现血尿、蛋白尿、白细胞尿及管型尿。

【临床表现】

急性肾炎临床表现轻重不一,轻者可无临床症状,仅于尿检时发生异常;重者在病期2周内可出现严重循环充血、高血压脑病、急性肾功能不全而危及生命。

1.前驱感染　急性肾炎发病前多有呼吸道或皮肤链球菌前驱感染史,尤以咽扁桃体炎常见,也可见于猩红热和脓疱疮;秋、冬季节是急性链球菌感染后肾炎(APSGN)的发病高峰,夏、秋季节则为皮肤感染。呼吸道感染至肾炎发病有6～12天,而皮肤感染则稍长,有14～28天。

2. 典型表现 起病时可有低热、食欲减退、疲倦、乏力、头晕、腰部钝痛等非特异症状。主要症状如下:

(1)水肿、少尿:为最早出现的症状,由于眼睑组织疏松,水肿多由此开始,晨起双眼睑水肿,严重者2～3天遍及全身,水肿多为非凹陷性。

(2)血尿:常见,肉眼血尿约占1/3,呈浓茶色或烟灰水样(酸性血尿),也可呈鲜红色或洗肉水样(中性或弱碱性血尿),肉眼血尿多在1～2周内逐渐消失后转为镜下血尿,少数持续3～4周。镜下血尿可持续数月,运动后或并发感染时血尿可暂时加剧。

(3)高血压:30%～70%的患儿可有高血压。因水钠潴留血容量增多所致,一般学龄前患儿>120/80mmHg,学龄期患儿>130/90mmHg,多为轻度或中度增高,剧烈头痛、恶心、呕吐者并不多见。一般在1～2周内随尿量增多而恢复正常。

3. 急性期并发症 少数患儿在病期2周内可出现下列严重症状,如未早期发现,及时治疗,可危及生命。

(1)严重循环充血:由于水钠潴留,使血容量增加而出现循环充血。轻者仅有呼吸增快,肝大;重者可有明显气急、端坐呼吸、频繁咳嗽、咳粉红色泡沫痰,两肺布满湿啰音,心脏扩大,心率增快,有时出现奔马律,外周静脉压增高。危重者可因急性肺水肿于数小时内死亡。

(2)高血压脑病:血压急剧升高,脑血管痉挛或脑血管高度充血扩张而致脑水肿。临床上表现为剧烈头痛,烦躁不安、恶心呕吐、一过性失明,严重者出现惊厥、昏迷。

(3)急性肾功能不全:早期因少尿或无尿而出现短暂性氮质血症,严重少尿或无尿出现电解质紊乱和代谢性酸中毒及尿毒症症状。一般持续3～5天,在尿量逐渐增加后病情好转。若持续数周仍不恢复,则预后严重。

【实验室及其他检查】

1. 尿液 尿蛋白(+～+++),镜检可见大量红细胞,透明、颗粒或红细胞管型。

2. 血液 有轻度贫血,血沉增快;抗链球菌溶血素O(ASO)滴度升高;90%的患儿血清总补体CH50及C3在急性期降低,多在6～8周恢复正常;少尿期可有血尿素氮和肌酐升高。

知识链接

急性肾炎的预后

急性期预后良好,一般认为85%～95%终将痊愈。转入慢性者多呈自身免疫反应参与的进行性肾损害。影响预后的因素可能有:①与病因有关,一般病毒所致者预后较好;②散发者较流行者差;③成人比儿童差,老年人更差;④急性期伴有重度蛋白尿且持续时间久,肾功能受累者预后差;⑤组织形态学上呈系膜显著增生者、40%以上肾小球有新月体形成者、"驼峰"不典型者(如过大或融合)预后差。

【治疗要点】

本病为自限性疾病,无特异疗法。主要以休息和对症治疗为主,急性期应卧床休息,限制水钠摄入,避免使用肾毒性药物。

1. 一般治疗 合理安排休息,急性期应卧床休息;对高血压、水肿明显患儿给予低盐饮食,限制水摄入量,氮质血症患儿限制蛋白质摄入;应用青霉素10～14天,控制链球菌感染,如青霉素过敏者改用红霉素,避免使用肾毒性药物。

2. 对症处理

(1)利尿:限制水钠摄入后仍有水肿、少尿、高血压者根据病情轻重可选用氢氯噻嗪口服、呋噻米肌内注射或静脉注射。

（2）降压：经休息、限制水钠摄入、利尿而血压仍高者应给予降压药。首选硝苯地平（心痛定），其次有卡托普利与硝苯地平交替使用，严重者可用利血平。

3.重症治疗

（1）高血压脑病：首选硝普钠，5～20mg加入5%葡萄糖注射液100ml中静脉滴注。硝普钠滴入后即可起降压效果，用药过程中应严密监测血压，随时调节滴速。同时，给予地西泮止痉及呋塞米利尿脱水等。

（2）严重循环充血：严格限制水、钠摄入量，并用强利尿剂（如呋塞米）促进液体排出；烦躁不安者给予镇静剂，如已发生肺水肿则选用硝普钠（剂量同高血压脑病）扩张血管降压；适当选用快速强心药，如毛花苷C。

（3）急性肾功能不全：主要维持水电解质平衡，及时处理水过多、高钾血症和低钠血症等，必要时采用透析疗法。

【护理评估】

1.健康史 了解患儿病前1～4周前有无上呼吸道或皮肤感染史，有无发热、乏力、头痛、呕吐及食欲下降等全身症状；了解水肿开始时间、持续时间、发生部位、发展顺序及程度；了解患儿24小时排尿次数及尿量、尿色；了解患儿用药情况，包括用药种类、剂量、次数、用药反应等。

2.身体状况 评估一般状态，如神志、呼吸、脉搏、血压、体重及腹围等。检查水肿的部位、程度及有无凹陷痕迹，有无颈静脉怒张及肝大，肺部有无啰音，心率快慢及有无奔马律等。及时采集标本进行有关检查，注意评估血液和尿液常规检查结果及其他检查结果；了解有无血尿、蛋白尿、低蛋白血症；分析抗"O"、血尿素氮、肌酐等测定结果。

3.心理、社会因素 评估患儿及家长对本病的认识程度，了解患儿心理状况及对诊疗护理的要求等。如患儿在急性期需卧床休息、低盐饮食，难以接受；年长儿对需休学、长期卧床等产生焦虑、悲观等情绪，出现情绪低落、烦躁易怒、不合作等。

【护理诊断及合作性问题】

1.体液过多 与肾小球滤过率下降、水钠潴留有关。

2.活动无耐力 与水肿、血压升高有关。

3.营养失调：低于机体需要量 与限盐饮食食欲下降有关。

4.潜在并发症：急性循环充血、高血压脑病、急性肾功能不全。

5.知识缺乏：患儿及家长缺乏本病护理、预防及预后的知识。

【护理措施】

1.一般护理

（1）提供患儿喜爱的环境，如病房墙面贴一些卡通图案或安装动物图案的窗帘；环境安静，整洁舒适。

（2）一般起病2周内应绝对卧床休息，待水肿消退、血压降至正常、肉眼血尿消失，可下床在室内轻微活动或户外散步，1～2个月内活动量宜限制，3个月内避免剧烈活动；当尿红细胞<10个/HP、血沉正常可上学，但应避免体育活动；尿常规正常3个月后或Addis计数正常后可恢复正常活动。

（3）选择清淡、易消化、高热量、高维生素、适量蛋白和脂肪的低盐或无盐饮食。少尿、水肿者食盐的摄入每天1～2g，严重病例应控制在每天60～120mg/kg。有氮质血症者，应限制蛋白质的摄入，每天0.5g/kg为宜，尿量增加、水肿消退、血压正常后应恢复正常蛋白质供应，以保证小儿生长发育。

2.对症护理

（1）遵医嘱早期使用抗生素。

（2）观察患儿水肿、少尿、高血压和全身循环充血及体重情况，水肿、少尿、高血压明显时应使用利尿剂。利尿剂应在清晨或上午给药，注意利尿剂的不良反应。

（3）每日进行血压监测，检查降压效果。若血压突然升高、剧烈头痛、恶心、呕吐、一过性失明、惊厥等，提示高血压脑病，应立即卧床，头稍抬高，并通知医生。

（4）观察尿量、尿色，准确记录24小时出入量，每周留尿标本做尿常规检查2次。如持续少尿，出现头痛、恶心、呕吐等，应警惕急性肾功能不全的发生，除限制钠、水入量外，还应限制蛋白质及含钾食物的摄入，以免发生氮质血症及高钾血症。

（5）密切观察呼吸、脉搏、心率等变化，注意有无呼吸困难、青紫、颈静脉怒张、心率增快的表现，警惕严重循环充血的发生。如发生循环充血应将患儿置于半卧位、吸氧、遵医嘱给予强心药。

3. 心理护理　本病虽然病程较长，但经过正规治疗患儿预后较好。护士应耐心讲解病情及预后，以减轻患儿及家长的焦虑。护士要多陪伴患儿，通过讲故事、谈心、做游戏等方式，使患儿心情愉快，积极主动配合治疗。

案例分析

患儿，女，6岁，体重20kg，因"全身水肿、尿少、尿液呈洗肉水样3天"入院。患儿2周前曾患急性扁桃体炎。入院检查：体温38.6℃，脉搏132次/min，呼吸40次/min，血压150/100mmHg，精神较差，眼睑、颜面及双下肢呈非凹陷性水肿，心肺（−），腹膨隆，肝脾未触及，肾区无叩痛。尿常规：尿呈淡红色，蛋白（+++），红细胞（++）；血沉增快，ASO滴度增高，C3降低。

分析：

（1）最可能的临床诊断是什么？

（2）根据患儿目前状况，列出其主要护理诊断？

（3）根据护理评估与护理诊断，制订护理计划？

ER-10-3
案例分析
参考答案

【健康教育】

向患儿及家长宣讲本病是急性链球菌感染后免疫自限性疾病，无特殊疗法，主要是休息、合理的饮食及对症治疗。出院后定期门诊复诊，尿常规每周1次，2个月后改为每月1次，时间为半年，如尿常规不正常，适当延长随访时间。患儿病愈后加强营养，锻炼身体，增强体质，避免或减少上呼吸道或皮肤感染。

第三节　肾病综合征

肾病综合征（nephrotic syndrome，NS）简称肾病，是一组由多种原因引起的肾小球基底膜通透性增高，导致血浆内大量蛋白质从尿中丢失的临床综合征。临床以大量蛋白质尿、低白蛋白血症、高胆固醇血症、明显水肿为四大特点，以前两项为必备条件。肾病综合征在小儿肾脏疾病中发病率仅次于急性肾炎。发病年龄多为学龄前儿童，3～5岁为发病高峰。肾病综合征按病因可分为原发性、继发性和先天性三种类型。原发性肾病病因不明，约占小儿时期肾病综合征的90%，临床上分单纯性肾病和肾炎性肾病两型，其中以单纯性肾病多见；继发性肾病是指在诊断明确的原发病基础上出现肾病表现，多见于过敏性紫癜、系统性红斑狼疮、乙型肝炎及恶性肿瘤等；先天性肾病在我国少见，多于新生儿或生后6个月内起病。本节主要介绍原发性肾病。

【病因与发病机制】

本病病因尚不明确，可能与感染、免疫反应及遗传有关。免疫功能紊乱使肾小球基底膜通透性增加，血浆蛋白大量滤出，超过肾小管的重吸收能力，蛋白随尿排出而出现大量蛋白尿，因血浆蛋白丢失而导致低白蛋白血症，血浆胶体渗透压下降，水和电解质渗透到组织间隙，有效循环血量减少，肾素 - 血管紧张素 - 醛固酮系统激活，造成水钠潴留加重水肿。低白蛋白血症促进肝脏合成脂蛋白增多，血脂（主要是胆固醇）增高。

【临床表现】

起病缓慢，起病前多为咽痛、扁桃体炎等上呼吸道表现。不同类型肾病，临床表现有所不同。

1. 单纯性肾病　多见于 2～7 岁小儿。起病缓慢，主要表现为全身显著的凹陷性水肿，以颜面、下肢、阴囊明显，常伴腹水和胸腔积液，严重时可有少尿。但一般无血尿、高血压和肾功能减退。

2. 肾炎性肾病　多见于 7 岁以上儿童，水肿一般不严重。常伴有血尿、不同程度的高血压，肾功能减退和血清补体水平降低。

3. 并发症

（1）感染：是本病最常见的并发症，由于患儿免疫功能低下，蛋白质营养缺乏以及长期大量使用肾上腺皮质激素或免疫抑制剂治疗等，使患儿易并发各种感染，如呼吸道感染、皮肤感染、泌尿道感染等。而感染又可促使病情加重。

（2）电解质紊乱：以低钠、低钾和低钙血症多见。主要由于长期使用利尿剂、肾上腺皮质激素以及饮食限制等引起低钠、低钾血症。钙在血液中与白蛋白结合，可随白蛋白从尿中丢失，以及肾病时维生素 D 水平降低等，可使血钙降低，发生手足搐搦。

（3）高凝状态及血栓形成：肾病综合征时的高凝状态易导致各种动、静脉血栓，临床上以肾静脉血栓最常见，表现为突发性腰痛或腹痛、血尿、少尿甚至肾功能不全。

【实验室及其他检查】

1. 尿液　蛋白定性多为（+++～++++），24 小时尿蛋白定量 > 0.05～0.1g/kg，可见透明管型和颗粒管型，肾炎性肾病患儿尿内红细胞可增多。

2. 血液　血浆总蛋白及白蛋白明显减少，白球比例（A/G）倒置；胆固醇明显增多；血沉明显增快；肾炎性肾病者可有血清补体（CH50、C3）降低；有不同程度的氮质血症。

🌐　知识链接

肾病的预后

　　肾病的预后转归与其病理变化关系密切。微小病变型预后最好，灶性肾小球硬化和系膜毛细血管性肾小球肾炎预后最差。微小病变型 90%～95% 的患儿对首次应用糖皮质激素有效。其中 85% 可有复发，病后第 1 年更常见。如果 3～4 年无复发，其后有 95% 的机会不复发。微小病变型发展成尿毒症者极少，绝大多数死于感染或激素所致的严重副作用。

【治疗要点】

1. 一般治疗　休息、防治感染、利尿消肿。

2. 激素　肾上腺皮质激素为治疗肾病综合征的首选药物。主要有短程疗法、中程疗法和长程疗法，总疗程为 8～12 个月。对于难治性肾病如激素治疗耐药（泼尼松正规治疗 8 周无效）、频繁复发（泼尼松治疗初次有效后 6 个月内复发 2 次或 1 年内复发 3 次以上）、激素依赖（停激素或减量在 14 天内复发或反复，且重复发 2 次以上），可加用环磷酰胺、甲泼尼龙、环孢素等治疗。

【护理评估】

1. 健康史　了解患儿起病的急缓，有无明显诱因，如感染或劳累；病程长短，是否为首次发病或复发；病后曾做过的检查及其结果，是否明确过诊断，用药情况及应用激素治疗的效果等。

2. 身体状况　了解水肿的范围与程度，指压有无凹陷，测量胸围、腹围、体重，了解其有无变化。检查患儿有无面色苍白,皮肤干燥、乏力、嗜睡等,评估其食欲、消化功能及呼吸、循环功能。是否存在感染以及其他并发症表现。及时采集标本进行尿常规检查,留取患儿24小时尿液做尿蛋白定量检查;分析化验结果,了解有无异常。

3.心理、社会因素 评估患儿和家长对肾病的认识是否全面,对相关知识的了解程度。评估家长和患儿对本病治疗是否有信心。评估家长对患儿长期应用肾上腺皮质激素造成的形象改变是否焦虑。

【护理诊断及合作性问题】

1. 体液过多 与低蛋白血症导致的水钠潴留有关。

2. 营养失调:低于机体需要量 与大量蛋白自尿中丢失有关。

3. 有感染的危险 与蛋白质丢失、低蛋白血症和长期使用皮质激素、免疫抑制剂等致机体抵抗力下降有关。

4. 潜在并发症:药物的副作用、电解质紊乱。

5. 焦虑 与病情反复及病程长有关。

6. 自我形象紊乱 与长期应用肾上腺皮质激素和免疫抑制剂有关。

【护理措施】

1.一般护理 提供舒适的环境,尽量避免到人多的公共场所,并注意个人卫生;严重水肿和高血压时需卧床休息,在校儿童肾病活动期应休学;一般患儿不必严格限制饮食,水肿严重、肾炎性肾病出现高血压时应限制水、钠的摄入。

2.对症护理

(1)肾上腺皮质激素为治疗肾病的首选药物,激素治疗期间注意每日尿量、尿蛋白变化及血浆蛋白恢复情况等。泼尼松用药过程中,应严格遵医嘱给药,嘱患儿按时按量服药。注意观察激素的副作用,警惕库欣综合征、消化道溃疡、骨质疏松等发生。

(2)应用环磷酰胺等免疫抑制剂治疗时,可引起血白细胞减少、毛发脱落、出血性膀胱炎等,故使用前一定要征得患儿父母的同意,提前做好心理准备,减轻患儿的不安,并加强对症护理。

(3)应用利尿剂时应注意观察尿量,定期查血钾、血钠,过低时应及时补充。大量利尿可加重血容量不足,有出现低血容量性休克或静脉血栓形成的危险。

(4)高度水肿者,注意保持皮肤清洁、干燥,尽量避免肌内注射药物,以免药物外渗,造成局部潮湿、糜烂、感染等;嘱咐患儿勿抓伤皮肤,并帮助患儿勤修剪指甲;阴囊水肿者可用棉垫或吊带托起,皮肤破损可涂碘伏预防感染。

3.心理护理 医护人员应关心、体贴患儿,多与患儿沟通,鼓励其说出内心的感受,及时帮助他们解决问题。对担心应用糖皮质激素造成形象改变而焦虑的患儿,耐心解释,告知药物的不良反应是暂时的,等疾病痊愈、糖皮质激素停用后,体型可恢复正常。多与家长沟通,及时告知患儿病情,减轻家长焦虑,并请家长配合给患儿以心理支持,使其保持良好情绪,主动配合治疗和护理。

【健康教育】

向患儿及家长讲解激素治疗的重要性,使其主动配合与坚持按计划用药;出院后定期随访、复查、逐渐递减药量至停药,以免复发。宣讲本病的相关知识。指导患儿休息,制订适宜的日常生活、学习制度;合理饮食,防止感染。

📋 案例分析

患儿,男,9岁,体重28kg,因"全身水肿1周"于2022年10月15日入院。患儿1周前出现眼睑、颜面部水肿,后波及双下肢、阴囊,伴尿量减少,腹胀明显。查体:体温37℃,脉搏

112 次 /min，呼吸 40 次 /min，血压 100/70mmHg，神志清楚，精神较差，呼吸稍促，颜面、双下肢及阴囊处高度水肿，压之凹陷，皮肤发亮，心肺（−），腹膨隆，肝脾未触及，肾区无叩痛，移动性浊音（+）。尿常规：蛋白（+++），红细胞 0～3 个 /HP；血浆白蛋白 20g/L，血胆固醇 9.7mmol/L，血清补体 C3 为 800mg/L，血尿素氮 3.5mmol/L。

ER-10-4

案例分析
参考答案

　　分析：

　　（1）患儿最可能的诊断是什么？该疾病的临床特征有哪些？

　　（2）根据患儿目前状况，列出其主要护理诊断？

　　（3）如何对患儿进行饮食和皮肤护理？

第四节　泌尿道感染

　　泌尿道感染（urinary tract infection，UTI）是小儿时期的常见病，是指病原体侵入尿路生长繁殖，并侵犯尿道黏膜或组织而引起损伤。按病原侵袭的部位不同分类，尿道炎、膀胱炎称下尿路感染；肾盂肾炎称上尿路感染。小儿各个年龄阶段均可发病，以婴幼儿较多见，女孩多于男孩。男孩及反复感染者多伴有先天性泌尿系统畸形。

　　【病因】

　　1. 病原体　多数由细菌引起，以革兰氏阴性杆菌为主，最常见的为大肠埃希菌，其次为副大肠埃希菌、变形杆菌、克雷伯菌，革兰氏阳性杆菌较为少见。

　　2. 易感因素

　　（1）小儿泌尿道解剖生理特点：小儿输尿管长而弯曲，管壁弹力纤维发育不全，易被压扁、扭曲、扩张，导致尿潴留而致感染；女婴尿道较短，尿道口接近肛门，故易受粪便污染；男婴常有包茎或包皮过长，污垢积聚易致尿道感染。

　　（2）泌尿系统畸形：如肾盂输尿管连续处狭窄，肾盂积水，膀胱输尿管反流等。

　　（3）其他：如未及时更换尿布、蛲虫病、泌尿道器械检查、留置导尿等。

　　3. 感染途径　上行感染是小儿泌尿道感染的主要途径，其他还有血源性感染、淋巴感染和直接感染。

　　【临床表现】

　　1. 急性尿路感染　病程在 6 个月以内，不同年龄组临床表现差异性较大。

　　（1）新生儿：以全身症状为主，如发热、拒奶、苍白、吐泻、体重不增、呆滞少动、抽搐、黄疸等，而泌尿系统症状罕见。

　　（2）婴幼儿：仍以全身症状为主，婴儿期症状不典型，只表现为发热、精神不好或排尿时哭闹，容易误诊，如治疗不及时易转为慢性或反复感染造成肾损害。泌尿系统症状随年龄增长而逐渐明显，排尿时哭闹，尿频，顽固性尿布疹应考虑本病。

　　（3）年长儿：多有典型尿频、尿急、尿痛等排尿症状，时有肾区及下腹痛，少数患者有一过性血尿，全身症状多不突出。

　　2. 慢性尿路感染　病程多超过 6 个月，症状轻重不等，可从无明显症状直至肾功能损害。病程久者可有贫血、营养不良、生长发育迟缓等。肾损害时有高血压、多尿、肾小管功能障碍。

　　【实验室及其他检查】

　　1. 尿常规　白细胞 >5 个 /HP 或见大量白细胞及脓细胞，蛋白微量，可见管型及红细胞。

　　2. 尿细菌培养　尿细菌培养和菌落计数是诊断泌尿道感染的主要依据。清晨中段尿培养，菌落计数 >10 万 /ml 可确诊。

3．肾功能 泌尿道感染急性期可正常,慢性期可有损害。

4．其他检查 B 型超声检查、静脉肾盂造影、CT 扫描等检查可发现有无畸形或输尿管反流或肾脏瘢痕性损伤。

【治疗要点】

1．一般治疗 注意休息、加强营养,增强机体抵抗力,多饮水以增加尿量冲洗尿道。

2．抗菌疗法 早期积极采用抗生素。初次感染且病情较轻者,可用一种抗生素,病情较重者须联合使用两种抗生素;复发感染应积极祛除病因,同时加强抗感染。

【护理评估】

1．健康史 了解患儿尤其女孩有无会阴不洁及会阴疾病史;了解患儿是否有发热、遗尿或排尿异常,年长儿有无腰背酸痛、血尿及尿频、尿急、尿痛等尿道刺激征;病后曾做过的实验室检查及其他影像学检查结果,是否明确过诊断,用药情况及治疗的效果等。

2．身体状况 了解患儿体温、面色、饮食、体重、精神状态,评估其食欲、消化功能及呼吸、循环功能,是否存在其他感染以及其他并发症表现。及时采集标本送检,分析尿常规、尿细菌培养等实验室检查结果,了解有无异常。

3．心理、社会因素 评估家长由于患儿发热、尿痛、排尿异常造成的烦躁、焦虑心理。评估患儿和家长对泌尿道感染和个人卫生的认识情况,对相关知识的了解程度。

【护理诊断及合作性问题】

1．体温过高 与细菌感染有关。

2．排尿异常 与膀胱、尿道炎症有关。

3．潜在并发症：药物的副作用。

【护理措施】

1．一般护理 急性期需卧床休息。给予高热量、高维生素、高蛋白、清淡的流质或半流质易消化饮食,鼓励患儿多饮水以增加尿量,促进细菌和毒素的排出。

2．对症护理

（1）注意观察排尿频率、尿量、排尿时的表情及尿液性状,定期取尿液标本送检,复查尿常规和尿液细菌培养。

（2）监测体温变化,高热者给予物理降温或药物降温。

（3）注意抗生素的疗效和不良反应,饭后服药可减轻胃肠道反应;服用磺胺类药物应多饮水,以减轻药物在尿中形成结晶。

（4）定期复查尿常规和尿细菌培养,以了解病情变化和治疗效果。

3．心理护理 与患儿及家长沟通,耐心解释检查、治疗、护理措施的目的意义,取得其配合,消除其顾虑。鼓励患儿多饮水,并注意个人卫生、保持会阴部清洁干燥,便后洗净臀部和会阴部。

【健康教育】

1．向患儿和家长解释本病相关知识,注意个人卫生,婴儿勤换尿布,幼儿及年长儿不穿开裆裤、勤换内裤;保持会阴部清洁、干燥,便后清洗臀部时应从前向后擦洗,单独使用专用洁具,防止细菌上行性感染;及时发现并处理男孩包茎、女孩处女膜伞及蛲虫病等。

2．指导按时服药,定期复查,避免复发或再感染。一般急性感染于疗程结束后每月随诊一次,主要进行尿常规和中段尿细菌培养,连续 3 个月检查正常视为痊愈;如反复发作者每 3～6 个月复查一次,需 2 年或更长时间。

（周弯弯）

? 复习思考题

1. 简述急性肾小球肾炎的临床表现。
2. 叙述急性肾小球肾炎患儿休息与活动的要求。
3. 试比较分析单纯性肾病、肾炎性肾病的临床表现。
4. 泌尿道感染的健康教育有哪些？

EB-10-5

扫一扫，测一测

第十一章　造血系统疾病患儿的护理

> ## 学习目标
>
> 　　掌握儿童造血、血液特点；儿童贫血的概念、分类、分度。掌握营养性缺铁性贫血、营养性巨幼细胞贫血的病因、临床表现、护理诊断、护理措施及健康教育。熟悉营养性缺铁性贫血、营养性巨幼细胞贫血的治疗要点。了解营养性缺铁性贫血、营养性巨幼细胞贫血的发病机制、实验室及其他检查；其他常见儿童贫血性疾病的病因、临床表现、实验室检查、治疗及护理。能熟练运用护理程序对造血系统疾病患儿实施整体护理。

第一节　儿童造血和血液特点

一、造血特点

儿童时期的造血分为胚胎期造血和生后造血。

（一）胚胎期造血

按造血组织发育和造血部位发生的先后，可分为三个阶段。

1.中胚叶造血期　约在胚胎第3周开始出现卵黄囊造血，出现原始的有核红细胞。在胚胎第6周后，中胚叶造血开始减退，至第10周停止，代之以肝脾造血。

2.肝脾造血期　胚胎第6～8周肝脏开始造血，产生有核红细胞、少量粒细胞和巨核细胞，4～5个月时达高峰，肝脏是胎儿中期的主要造血器官；胚胎期6个月后，肝脏造血逐渐减退，出生后4～5天完全停止造血。胚胎第8周脾脏开始造血，主要产生粒细胞、红细胞和少量淋巴细胞、单核细胞。胎儿5个月后，脾脏造红细胞和粒细胞的功能减退至消失，而造淋巴细胞的功能则维持终身。

3.骨髓造血期　胚胎第6周时出现骨髓，但在胎儿4个月时才开始造血，胎儿6个月后成为主要的造血器官，出生2～5周后骨髓成为唯一的造血场所。

（二）生后造血

生后造血是胚胎期造血的延续，分为骨髓造血和骨髓外造血。

1.骨髓造血　出生后主要是骨髓造血。婴幼儿期所有骨髓均为红骨髓，全部参与造血，以满足生长发育的需要。5～7岁开始，长骨干中的红骨髓逐渐被脂肪组织（黄骨髓）代替，并随年龄的增长逐渐增多，红骨髓相应减少，至成年时，红骨髓仅分布于颅骨、肋骨、胸骨、脊椎、锁骨、肩胛骨、盆骨等短骨、扁骨及长骨的干骺端。黄骨髓有潜在的造血功能，当造血需要增加时，它可转变成红骨髓而恢复造血功能。小儿在出生后头几年缺少黄骨髓，故造血的代偿潜力小，如果造血需要量增加，易出现骨髓外造血。

2.骨髓外造血　在正常情况下，骨髓外造血极少。出生后，尤其在婴儿期，当发生感染或贫血等需要增加造血时，肝、脾和淋巴结可随时适应需要，恢复到胎儿时期的造血状态，出现肝、脾、淋巴结肿大，同时外周血中可出现有核红细胞和/或幼稚中性粒细胞。这是幼儿造血器官的一种特殊反应，称为"骨髓外造血"，当贫血及感染纠正后即恢复正常。

二、血 液 特 点

（一）红细胞数和血红蛋白量

由于胎儿期处于相对缺氧状态，红细胞生成素合成增加，致红细胞数和血红蛋白量均较高，出生时红细胞计数（5.0～7.0）×10^{12}/L，血红蛋白量 150～220g/L。生后 6～12 小时因进食少和不显性失水，红细胞数和血红蛋白量与出生时相比有所增高。出生后随着自主呼吸的建立，血氧含量增高，红细胞生成素减少，骨髓暂时性造血功能降低；胎儿红细胞寿命较短，且在短期内破坏较多（生理性溶血）；婴儿期的生长发育迅速，循环血量迅速增加等因素的影响，红细胞数和血红蛋白量逐渐降低，至生后 2～3 个月时（早产儿较早）红细胞计数降至 3×10^{12}/L 左右，血红蛋白量降至 110g/L 左右，出现了轻度贫血，称"生理性贫血"。"生理性贫血"是自限性的，一般不需要特殊处理。出生 3 个月后随着红细胞生成素的增加，红细胞数和血红蛋白量又缓慢增加，约 12 岁时达成人水平。

（二）血红蛋白种类

出生时血红蛋白以胎儿型血红蛋白（HbF）为主，约占 70%；出生后 HbF 迅速被成人型血红蛋白（HbA）代替，至 4 个月时 HbF＜20%，1 岁时 HbF＜5%，2 岁后达到成人水平，HbF＜2%。

（三）白细胞数与分类

初生时白细胞计数为（15～20）×10^9/L，生后 6～12 小时达（21～28）×10^9/L，然后逐渐下降，1 周时平均为 12×10^9/L；婴儿期白细胞计数维持在 10×10^9/L 左右；8 岁以后接近成人水平。

白细胞分类主要是中性粒细胞（N）与淋巴细胞（L）比例的变化。出生时中性粒细胞约占 0.65，淋巴细胞约占 0.30。随着白细胞总数的下降，中性粒细胞比例也相应下降，至生后 4～6 天时两者比例约相等；之后淋巴细胞比例上升，约占 0.60，中性粒细胞约占 0.35，至 4～6 岁时两者又相等，以后中性粒细胞分类增多，逐渐与成人相似。

（四）血小板

血小板计数与成人相似，为（150～250）×10^9/L。

（五）血容量

小儿血容量相对成人较多，新生儿血容量约占体重的 10%，平均为 300ml；儿童占体重的 8%～10%；成人血容量占体重的 6%～8%。

第二节　儿 童 贫 血

一、概　　述

（一）贫血定义

贫血是指外周血中单位容积内的红细胞数或血红蛋白量低于正常值。

（二）贫血分度

世界卫生组织（WHO）标准：6 个月至 6 岁儿童血红蛋白＜110g/L，6～14 岁＜120g/L 为贫血；6 个月以内的婴儿，由于生理性贫血等因素，血红蛋白值变化较大，目前尚无统一标准。我国儿童暂定（1989 年）标准：新生儿期血红蛋白＜145g/L、1～4 个月＜90g/L、4～6 个月＜100g/L 者为贫血。

根据外周血中血红蛋白含量或红细胞数，贫血可分为轻、中、重、极重四度（表 11-1）。

表 11-1　贫血程度分类

	轻度贫血	中度贫血	重度贫血	极重度贫血
血红蛋白量 /(g•L^{-1})	90～120	60～90	30～60	<30
红细胞计数 /(×10^{12}•L^{-1})	3～4	2～3	1～2	<1
新生儿血红蛋白量 /(g•L^{-1})	120～144	90～120	60～90	<30

（三）贫血分类

1. 形态分类　根据红细胞数、血红蛋白量和血细胞比容计算平均红细胞体积（MCV）、平均红细胞血红蛋白含量（MCH）和平均红细胞血红蛋白浓度（MCHC）的结果将贫血分为四类（表 11-2）。

表 11-2　贫血的细胞形态分类

分类	MCV/fl	MCH/pg	MCHC/%	常见疾病
正常值	80～94	28～32	32～38	
正细胞性贫血	80～94	28～32	32～38	再生障碍性贫血
大细胞性贫血	>94	>32	>38	营养性巨幼红细胞贫血
单纯小细胞性贫血	<80	<28	32～38	慢性肾脏疾病
小细胞低色素性贫血	<80	<28	<32	缺铁性贫血

2. 病因学分类

（1）失血性贫血：包括急性失血（如创伤大出血）和慢性失血（如溃疡病、钩虫病）等疾病。

（2）溶血性贫血：可由红细胞内在异常或外在异常因素引起红细胞破坏过多所致。①红细胞内的异常：遗传性球形细胞增多症、葡萄糖 -6- 磷酸脱氢酶缺乏症、丙酮酸激酶缺乏症等、地中海贫血、血红蛋白病等；②红细胞外的异常：免疫因素，体内存在破坏红细胞的抗体，如新生儿溶血病、药物所致免疫性溶血性贫血、自身免疫性溶血性贫血等；非免疫因素，包括感染（疟原虫等感染对红细胞的破坏）、化学物理因素（如苯、铅、砷、蛇毒、烧伤等可直接破坏红细胞）及脾功能亢进、弥散性血管内凝血等。

（3）红细胞和血红蛋白生成不足：①缺乏造血物质，如缺铁性贫血、营养性巨幼红细胞贫血、维生素 B$_6$ 缺乏性贫血、蛋白缺乏症等；②骨髓造血功能障碍，如先天性再生障碍性贫血、再生障碍性贫血、血液病等。

二、营养性缺铁性贫血患儿的护理

营养性缺铁性贫血（nutritional iron deficiency anemia, NIDA）是由于机体缺铁引起血红蛋白合成减少的一种小细胞低色素性贫血，是临床上最常见的一种贫血，以婴幼儿发病率最高，对小儿健康危害较大，是我国重点防治的小儿常见病之一。

【病因与发病机制】

1. 病因　任何引起机体铁缺乏的因素都可能导致贫血。

（1）先天储铁不足：胎儿期最后 3 个月从母体获得的铁最多，足够其生后 4～5 个月用，但早产儿、双胎、胎儿失血、孕母患缺铁性贫血等可致胎儿储存铁减少。

（2）铁摄入不足：饮食中铁摄入不足是导致小儿缺铁性贫血的主要原因。单纯使用牛乳、人乳、谷类等喂养的婴儿，如不及时添加含铁较多的辅食，易发生缺铁性贫血。年长儿偏食、挑食或摄入动物性食物过少等可引起铁摄入不足。

（3）生长发育快：婴儿期、青春期生长发育快，早产儿生长发育更快；随着体重增加，血容量也随之增加，其铁需要量也相对增多；如不及时增加含铁丰富的食物，易发生缺铁。

（4）吸收减少和／或丢失过多：饮食搭配不合理可影响铁的吸收。如维生素 C、肉类、氨基酸、果糖、脂肪酸可促进铁吸收，而茶、咖啡、牛奶、蛋类、麦麸、植酸盐等抑制铁吸收。正常婴儿每日排出铁量比成人多。用未经加热的鲜牛奶喂养婴儿、肠息肉、膈疝、钩虫病等常因慢性少量肠出血，导致铁的过多丢失。慢性腹泻、反复感染也可减少铁的吸收和增加铁消耗。

2. 发病机制

（1）铁缺乏对造血系统的影响：铁是合成血红蛋白必需的原料，当铁缺乏时血红素生成减少，血红蛋白合成也减少，导致新生红细胞内血红蛋白含量不足，细胞质不足，细胞体积变小；而缺铁对细胞的分裂、增殖影响较小，故红细胞数量减少的程度不如血红蛋白减少明显，从而形成小细胞低色素性贫血。

（2）铁缺乏对非造血系统的影响：细胞色素 C、单胺氧化酶、核糖核酸还原酶、琥珀酸脱氢酶等含铁酶和铁依赖酶的活性依赖于铁的水平，这些含铁酶与生物氧化、组织呼吸、神经递质分解和合成有关，铁缺乏时酶活性降低，造成重要的神经递质如 5- 羟色胺、去甲肾上腺素及多巴胺等发生明显变化，而导致一系列非造血系统改变。

知识链接

铁的代谢

1. **人体内铁元素的分布**　机体内的铁 60%～70% 存在于血红蛋白和肌红蛋白中，30%以铁蛋白和含铁血黄素形式贮存于骨髓、肝和脾内（称为储存铁），存在于含铁酶内和以运转铁的形式存在于血浆中的小于 1%。

2. **铁的来源**　①外源性铁主要来自食物，占人体铁摄入量的 1/3；动物性食物尤其是精肉、血、内脏含铁量高且为血红素铁，吸收率达 10%～25%；蛋黄含铁高但吸收率低；植物性食物中的铁是非血红素铁，吸收率为 1.7%～8.0%，以大豆含铁量最高，其次是黑木耳、海带等。②内源性铁：机体内衰老、破坏的红细胞释放的血红蛋白铁占人体铁摄入量的 2/3，几乎全部被再利用。

3. **铁的利用与储存**　铁是红细胞血红蛋白合成的重要原料，衰老红细胞破坏后释放的铁和食物中吸收的铁在血浆中与转铁蛋白结合，随血液循环运输到需铁和储存铁的组织。

【临床表现】

任何年龄均可发病，以 6 个月至 2 岁的婴幼儿最多见。起病缓慢，其临床表现因病情轻重而有所差异。

1. 一般贫血表现　皮肤黏膜逐渐苍白，以唇、口腔黏膜和甲床较明显。倦怠乏力、不爱活动或烦躁，体重不增加或增加缓慢。年长儿常诉头晕、眼前发黑及耳鸣等。

2. 骨髓外造血的表现　由于骨髓外造血反应，出现肝、脾轻度肿大；年龄越小、贫血越重、病程越长，肝、脾肿大越明显。

3. 非造血系统的表现

（1）神经系统症状：常有精神萎靡、烦躁不安或容易激惹。年长儿常出现注意力不集中，记忆力减退、理解力降低、学习成绩下降，智能多较同龄儿低。

（2）消化系统症状：常有食欲不振，少数有异食癖（如喜欢吃煤渣、泥土、墙皮等）。还可出现口腔炎、舌炎和舌乳头萎缩，重者出现萎缩性胃炎或吸收不良综合征。

（3）心血管系统的症状：贫血明显时心率增快，重者可发生心脏扩大、心力衰竭。

（4）其他：因细胞免疫功能低下，常合并各种感染；皮肤干燥、毛发枯黄，上皮组织异常而出现指甲薄脆、不光滑甚至反甲。

【实验室及其他检查】

1. 血象 红细胞、血红蛋白均低于正常，其中血红蛋白降低比红细胞降低更明显，呈小细胞低色素性贫血。外周血涂片见红细胞大小不等，以小细胞为主，中央淡染区扩大。网织红细胞数正常或轻度减少。白细胞、血小板一般无改变。

2. 骨髓象 呈增生活跃，其中以中、晚幼红细胞增生为主。各期红细胞体积小且细胞质少，染色偏蓝，显示胞质成熟度落后于胞核。巨核细胞和粒细胞系一般无明显异常。

3. 有关铁代谢的检查 ①血清铁蛋白（SF）<12μg/L；②血清铁（SI）<10.7μmol/L；③总铁结合力（TIBC）>62.7μmol/L；④转铁蛋白饱和度（TS）<15%；⑤红细胞内游离原卟啉（FEP）>0.9μmol/L。

【治疗要点】

1. 祛除病因 根治缺铁性贫血的关键是祛除病因。纠正不良的饮食习惯，及时添加辅食，合理喂养。积极治疗原发病，如手术治疗消化道畸形、控制慢性出血等。

2. 铁剂治疗 铁剂是治疗缺铁性贫血的特效药。多采用口服，因二价铁盐容易吸收，故临床上多采用二价铁盐制剂。常用的有硫酸亚铁、富马酸亚铁、葡萄糖酸亚铁等。口服铁剂出现严重胃肠反应或吸收不良者，可给予右旋糖酐铁深部肌内注射，其疗效与口服相同。

3. 输红细胞 一般不必输红细胞，当出现严重贫血、合并感染、急需外科手术时可少量多次输注浓缩红细胞，以尽快纠正贫血症状。

【护理评估】

1. 健康史 了解家长对患儿的喂养方式及饮食习惯，有无饮食结构不合理或患儿偏食的情况；询问其母亲孕期是否有严重的贫血，有无多胎、早产等引起先天储铁不足的因素；了解患儿有无因生长发育过快而导致铁相对不足的因素；了解患儿有无肠道寄生虫、慢性腹泻、反复感染等慢性疾病使铁丢失、消耗过多及吸收减少的因素。

2. 身体状况 观察患儿的睑结膜、口腔黏膜、皮肤、甲床等苍白的程度，头发的颜色及光泽度，检查有无心率增快、心脏扩大，肝、脾和表浅淋巴结有无肿大及肿大的程度。协助医生做骨髓穿刺，并及时送检血液、粪便、骨髓等标本；收集实验室的检查结果，了解患儿血清铁、红细胞、血红蛋白减少的程度。

3. 心理、社会因素 评估家长及年长儿对缺铁性贫血防治知识的了解程度，对该病危害性的认识。患儿是否有因记忆力减退、学习时注意力不能集中、理解力和记忆力较差，使学习成绩很难提高，造成患儿情绪改变。是否能正确对待有异食癖的患儿，是否有过多责备甚至歧视患儿的情况。

【护理诊断及合作性问题】

1. 活动无耐力 与贫血致组织器官缺氧有关。

2. 营养失调：低于机体需要量 与铁供应不足、吸收不良、丢失过多或消耗增加有关。

3. 有感染的危险 与营养失调、细胞免疫功能低下有关。

4. 知识缺乏：家长及年长患儿的营养知识不足，缺乏防护知识。

【护理措施】

1. 一般护理

（1）饮食护理：①帮助纠正患儿偏食、挑食等不良饮食习惯。②指导家长合理搭配膳食的方法，让家长了解动物的内脏、鱼类、大豆、精肉等食物含铁较丰富且易吸收，是防治缺铁的理想食品；③婴儿膳食种类较少，且多为低铁食品，应指导按时添加含铁丰富的辅食或补充铁强化食品，如铁强化牛奶、铁强化米粉。母乳含铁虽少，但吸收率高达50%，牛奶中铁的吸收率仅有10%～25%，应提倡用母乳喂养婴儿。

（2）休息、活动护理：轻度贫血患儿，根据其活动的耐力合理安排休息和活动，不必严格限制活动。严重贫血患儿,应根据其活动耐力下降程度制订适当的休息方式、活动强度及每次活动持续时间,以不感到疲乏为宜。

(3)环境护理:患儿的居室应安静、整洁,保持合适的温度和湿度,空气新鲜,以利于充分的休息和睡眠。

2.对症护理

(1)病情观察:对于严重贫血的患儿,应避免哭闹、烦躁等情绪,限制活动,严格控制输液、输血的量和速度,以避免加重心脏的负担。严密观察患儿的心率、呼吸和尿量等指标,如突发烦躁不安、心悸、尿少、气促、下肢水肿、肝大等表现,提示心力衰竭的发生,应及时报告医生,并积极配合抢救。

(2)用药护理

1)口服铁剂的护理:由于铁剂对胃肠道的刺激,可引起胃肠不适及疼痛、恶心、呕吐、便秘或腹泻,口服铁剂应从小剂量开始,在两餐之间用药;铁剂可与稀盐酸、维生素C同服,以利于吸收;但忌与茶、咖啡等抑制铁吸收的食品同服;液体铁剂口服可使牙齿染黑,可用滴管或吸管给药。服用铁剂后,大便呈黑色或柏油样,停药后恢复正常。应向家长及年长儿解释其原因,消除紧张焦虑的情绪。

2)注射铁剂的护理:注射铁剂较易发生不良反应,应谨慎应用。注射铁剂应精确计算剂量,深部肌内注射,每次更换注射部位,注射后勿按揉注射部位,以防局部药液漏入皮下组织而引起局部刺激和皮肤染色。常用的注射铁剂有右旋糖酐铁复合物、山梨醇枸橼酸铁复合物等。偶可见因注射右旋糖酐铁而引起过敏性休克,首次注射时应严密观察。

3)观察疗效:铁剂治疗有效者,于给药12～24小时后,细胞内含铁酶开始恢复,烦躁等精神症状减轻,食欲增加;2～3天后,网织红细胞数上升(网织红细胞数5～7天达高峰,2～3周降至正常);1～2周后,血红蛋白逐渐上升,一般于治疗3～4周达正常。如服药3～4周无效,应积极查找原因。

(3)预防感染:缺铁性贫血的患儿易患各种感染,应采取预防措施积极防治,限制感染者探视、避免到人群集中的公共场所。

(4)皮肤护理:勤洗澡和更换内衣,保持皮肤清洁、干燥,对重症贫血患儿,注重更换体位,防止压疮的发生。

【健康教育】

1.根据家长的文化程度及理解能力,宣传科学育儿的方法,讲解本病的病因、临床表现、治疗原则、护理要点和预防措施,使家长明确及时治疗和饮食护理对缺铁性贫血的意义,使其能积极主动配合治疗和护理。

2.根据患儿的情况,适度活动和休息。避免到人多的公共场所,避免与感染性疾病的患儿接触,注意预防交叉感染。指导家长和患儿正确服用铁剂及疗效和不良反应的观察,定期复诊。

3.缺铁性贫血的预防方法　应加强孕妇晚期和哺乳期母亲营养,摄入富含铁的食物时加用维生素C以促进铁的吸收。提倡母乳喂养,及时添加含铁丰富的辅食,强调进食高蛋白、高维生素、高铁饮食的意义。人乳铁的吸收较牛乳高,生后6个月内的婴儿若有足量母乳喂养,可以维持血红蛋白和储存铁在正常范围;4～6个月后应逐渐添加含铁的米粉和配方乳;幼儿和年长儿的食物应富含铁,并应注意食物的合理搭配,促进铁的吸收。

📋 **案例分析**

　　患儿,男,12个月,母乳和牛乳混合喂养,未添加辅食,以"食欲减退、呕吐、腹泻"为主诉入院。查体:神志清楚、烦躁不安;皮肤黏膜苍白,以睑结膜和甲床苍白较明显;头发枯黄,肝、脾、淋巴结轻度肿大。血常规：血红蛋白 80g/L，红细胞计数 2.5×10^{12}/L；医疗诊断为营养性缺铁性贫血，今日开始用硫酸亚铁治疗。

　　分析：
　　（1）请列出该患儿目前主要的护理诊断和相应的护理措施。
　　（2）患儿口服铁剂前应做好哪些护理？

三、营养性巨幼细胞贫血

　　营养性巨幼细胞贫血（nutritional megaloblastic anemia，NMA）是由于缺乏维生素 B_{12} 和 / 或叶酸所引起的一种大细胞性贫血。主要临床特点为贫血、神经精神症状和体征、红细胞的胞体变大、骨髓中出现巨幼红细胞、用维生素 B_{12} 和 / 或叶酸治疗有效。本病起病缓慢，多见于婴幼儿，6 个月至 2 岁多见。

【病因与发病机制】

　　1. 病因

　　（1）摄入不足：孕妇在妊娠期间缺乏维生素 B_{12}，婴儿出生后贮存减少；长期单纯的乳类喂养（特别是羊奶喂养）没有及时添加辅食；年长儿长期的偏食、挑食，其饮食中缺乏动物肝、肉类、蛋类、蔬菜等导致儿童体内的维生素 B_{12} 和叶酸摄入不足。

　　（2）需要量增加：未成熟儿、婴幼儿因生长发育迅速，对维生素 B_{12} 的需要量也相应增加；患严重感染时维生素 B_{12} 的消耗量也增加，若摄入量不足时也可导致本病。

　　（3）吸收和代谢障碍：食物中的维生素 B_{12} 需与胃底部壁细胞分泌的糖蛋白结合成复合物才能由回肠末端黏膜吸收，维生素 B_{12} 和叶酸吸收后主要储存于肝脏。因此，患慢性腹泻、先天性叶酸代谢障碍（如小肠吸收叶酸缺陷及叶酸转运功能障碍）、局限性回肠炎、肝脏疾病、急性感染，胃酸减少等疾病会影响维生素 B_{12} 的代谢或吸收利用。

　　（4）药物作用：长期应用广谱抗生素可使肠内细菌合成叶酸减少；抗叶酸制剂（如甲氨蝶呤、巯嘌呤等）可抑制叶酸代谢；长期服用抗癫痫药（如苯巴比妥、苯妥英钠、扑痫酮等）也可导致叶酸缺乏而致病。

　　2. 发病机制

　　（1）DNA 合成减少：叶酸经叶酸还原酶的还原作用和维生素 B_{12} 的催化作用后变成四氢叶酸，后者是 DNA 合成过程中必需的辅酶。当维生素 B_{12} 和叶酸缺乏都可致四氢叶酸减少，从而引起 DNA 合成减少，幼稚红细胞内的 DNA 减少使红细胞的分裂和增殖时间延长，红细胞核的发育落后于胞质，而血红蛋白合成不受影响，出现红细胞的胞体变大，形成巨幼红细胞。

　　（2）神经髓鞘受损：维生素 B_{12} 与神经髓鞘中脂蛋白的合成有关，能保持中枢和外周有髓鞘神经纤维的完整功能，缺乏时可致周围神经变性、脊髓亚急性联合变性和大脑损害，而出现神经精神症状；维生素 B_{12} 缺乏还可使中性粒细胞和巨噬细胞吞噬细菌后的杀灭作用减弱而易感染。叶酸缺乏还可引起情感改变，偶见深度感觉障碍，其机制目前尚未明确。

知识链接

叶酸的来源

　　人体所需的叶酸主要来源于食物，部分由肠道细菌合成，但吸收很少；绿色新鲜蔬菜、水果、酵母、谷类和动物肝、肾等富含叶酸，但经加热易被分解破坏。维生素 B_{12} 主要来源于动物性食物，如肝、肾、肉类、蛋类、海产品等，乳类中含量少，羊乳几乎不含维生素 B_{12} 和叶酸，植物性食物中含量甚少。食物中维生素 B_{12} 进入胃内后，与内因子结合成复合物在小肠吸收入血，主要贮存在肝脏。由于许多食物中含有维生素 B_{12}、叶酸，日常饮食均衡，一般从食物中摄取的就能满足生理需要。

【临床表现】

1. 一般表现　患儿多呈虚胖体型或伴轻度水肿，毛发稀疏发黄，病情严重者可有皮肤出血点或瘀斑。

2. 贫血表现　面色蜡黄，睑结膜、口唇、指甲等处苍白，疲乏无力，常伴有肝、脾、肿大，偶有轻度黄疸。

3. 精神神经症状　精神神经症状是本病患儿的特征性表现。患儿可出现烦躁不安、易怒等症状。维生素 B_{12} 缺乏者表情呆滞、嗜睡，反应迟钝、不认亲人、少哭不笑，智力、动作发育落后甚至倒退。重症病例出现不规则震颤、手足不自主的动作、肌张力增强，腱反射亢进，踝阵挛阳性，浅反射消失，甚至抽搐等。

4. 消化系统症状　常较早出现，可有食欲不振、恶心、呕吐、舌炎、腹泻等表现。

【实验室及其他检查】

1. 血象　呈大细胞性贫血，血涂片可见红细胞大小不等，以大细胞为多；巨幼变的有核红细胞、巨大幼稚粒细胞和中性粒细胞分叶过多现象。红细胞数的减少比血红蛋白量的减少更明显，网织红细胞、血小板、白细胞计数常减少。

2. 骨髓象　增生明显活跃，以红细胞系增生为主，粒、红系统均出现巨幼变，表现为胞体变大、核染色质粗而松、副染色质明显；中性粒细胞的细胞质空泡形成，核分叶过多；巨核细胞的核有过度分叶现象，可见巨大血小板。

3. 血清维生素 B_{12} 和叶酸测定　血清维生素 $B_{12} < 100ng/L$（正常值 $200\sim800ng/L$），血清叶酸 $<3\mu g/L$（正常值 $5\sim6\mu g/L$）。

【治疗要点】

1. 祛除诱因　注意营养，婴儿及时添加辅食，加强护理，积极防治各种感染。及时治疗影响维生素 B_{12}、叶酸吸收的胃肠道等疾病，并合理用药。

2. 维生素 B_{12} 和叶酸治疗　有精神和神经症状者，应以维生素 B_{12} 治疗为主，如单用叶酸反而有加重的可能。可用维生素 B_{12} $500\sim1\ 000\mu g$ 一次肌内注射，或每次肌内注射 $100\mu g$，连用 $2\sim4$ 周，至贫血的临床症状好转，血象恢复到正常。叶酸口服剂量为每次 $5mg$，每日 3 次，至贫血的临床症状好转，血象恢复到正常为止。

【护理评估】

1. 健康史　询问患儿是否有早产、双胎，年长儿有无挑食、偏食的情况，有无慢性腹泻及胃肠疾病，是否长期应用抗生素及影响叶酸代谢和吸收的药物。评估患儿的喂养方式、辅食添加的情况，有无疲乏无力、毛发稀少发黄、烦躁不安及生长发育倒退现象。

2. 身体状况　观察患儿的面部表情有无表现呆滞、语言和运动系统有无发育迟缓、躯体有无全身震颤、皮肤和黏膜的颜色有无苍黄、检查口腔有无炎症和溃疡、肝脾有无肿大及其程度。

3. 心理、社会因素　评估家长是否有因贫血影响患儿的生长发育而引起的紧张、焦虑情绪；患儿是否有因精神呆滞或躯体震颤影响了与同伴正常的游戏和玩耍，产生了自卑、焦虑或抑郁等情绪改变。了解家长对本病的防治知识的认知情况，家庭和社会的支持程度等。

【护理诊断及合作性问题】

1. 活动无耐力　与贫血致组织、器官缺氧有关。

2. 营养失调：低于机体需要量　与维生素 B_{12} 和 / 或叶酸摄入不足，吸收不良等因素有关。

3. 生长发育改变 与营养不足、贫血及维生素 B_{12} 缺乏影响生长发育有关。

4. 知识缺乏：家长缺乏必要的喂养知识。

【护理措施】

1. 一般护理

（1）饮食护理：鼓励母乳喂养并加强乳母营养，按时添加富含维生素 B_{12} 及叶酸的辅食。对年幼儿要耐心喂养，少量多餐；对年长儿说服教育，纠正偏食、挑食等不良习惯。鼓励进食肝、肾、新鲜绿叶蔬菜、蛋类、豆类、肉类等富含叶酸和维生素 B_{12} 的食品。严重震颤不能吞咽的可用鼻饲喂养或静脉营养。

（2）休息与活动：依据患儿对活动的耐受情况，适当安排休息与活动。一般不需卧床休息，严重贫血者适当限制活动，协助满足其日常生活所需。有烦躁、震颤者应限制活动，并加强安全防护。

（3）环境护理：患儿居室应保持安静、整洁、温湿度适宜，定期进行空气消毒，预防感染的发生。

2. 对症护理

（1）防止受伤的护理：患儿出现全身震颤、抽搐、共济失调等表现时，应专人照护，严密观察患儿病情进展情况，防止发生意外。震颤严重者应按医嘱给予镇静剂。抽搐者可在上下门齿之间垫缠有纱布的压舌板，以防咬破口唇、舌尖。

（2）口腔护理：应保持口腔的清洁，预防口腔感染。进食前后用温开水漱口，对局部有溃疡或感染时，遵医嘱给予口腔护理，必要时涂药。

（3）监测生长发育：评估患儿的体格、语言和运动等发育状况，对发育落后者应早期耐心的教育和训练，逐渐训练坐、立、行等运动功能，并尽早给予药物治疗，以促进智力和运动的发育。

（4）用药护理：正确肌内注射维生素 B_{12} 和口服叶酸治疗，并做好疗效观察，一般用药后 2～4 天，患儿食欲增加、精神症状好转，网织红细胞上升，4～7 天达高峰，2～6 周红细胞和血红蛋白恢复正常，但神经精神症状恢复较慢，少数患儿需数月后才完全恢复。

（5）病情观察：严密观察患儿的精神症状和贫血的其他表现、用药后的反应、监测生长发育情况。及时发现肢体震颤，防止受伤；尽量少去公共场所，按时预防接种，避免交叉感染。

【健康教育】

1. 向家长和年长患儿介绍本病的发病原因、临床表现、正确的防治方法，及早给予药物治疗和正确教养，尽早改善神经精神和贫血症状，以免影响生长发育。

2. 预防本病应改善乳母的营养，宣教婴儿喂养的方法及辅助食品添加的顺序、种类和方法，尤其应按时添加含维生素 B_{12}、叶酸丰富的辅食。较大儿童要耐心说服防止偏食，必要时协助家长制订合适的食谱。积极治疗影响维生素 B_{12}、叶酸吸收或代谢的胃肠道疾病。

四、其他常见儿童贫血性疾病

见表 11-3。

表 11-3 其他常见儿童贫血性疾病一览表

疾病	病因	临床表现	实验室检查	治疗	护理
再生障碍性贫血	原发性或因化学、物理、生物等因素使骨髓造血受抑制	贫血、出血、感染，肝、脾、淋巴结多不肿大	全血细胞、血红蛋白均减少，骨髓增生减低	激素、中药、输血、抗生素、骨髓移植	预防感染，避免用抑制骨髓药物，贫血及出血的一般护理，加强营养

续表

疾病	病因	临床表现	实验室检查	治疗	护理
G6PD 缺陷症	G6PD 缺陷与遗传有关	常吃蚕豆或服用某些药物后出现黄疸、血红蛋白尿及贫血	血红蛋白、红细胞减少，网织红细胞增高，间接胆红素增高，G6PD 活性减低	除去诱因，保持尿液碱性，输血	避免接触或食用蚕豆及能导致贫血的药物，观察溶血的症状
珠蛋白生成障碍性贫血	遗传因素致使珠蛋白生成障碍	发病早，贫血，生长发育延迟，肝、脾大	血红蛋白、红细胞减少，网织红细胞增高，骨髓幼细胞增生，HbF 或 HbH 增加	对症、输血，脾切除手术	加强营养，防治感染，避免外伤引起脾破裂

案例分析

患儿，女，1 岁 2 个月，纯羊奶喂养，出生后未添加辅食，面色逐渐苍黄，对外界反应差，双上肢有震颤，血红蛋白 70g/L，红细胞计数 2.0×10^{12}/L，初步诊断为营养性巨幼红细胞贫血。

分析：

(1) 护理评估时，应重点收集哪些资料？

(2) 请列出该患儿主要的护理诊断及相关因素。

(3) 入院后应如何指导患儿的饮食？

ER-11-4

案例分析
参考答案

思政元素

学习强国　强国有我

儿童营养性贫血主要由于营养不合理和膳食不平衡所致，所以合理营养和平衡膳食是预防疾病的重要措施。《中国居民膳食指南（2022）》中的平衡膳食八准则：①食物多样，合理搭配；②吃动平衡，健康体重；③多吃蔬果、奶类、全谷、大豆；④适量吃鱼、禽、蛋、瘦肉；⑤少盐少油，控糖限酒；⑥规律进餐，足量饮水；⑦会烹会选，会看标签；⑧公筷分餐，杜绝浪费。因此我们要改变旧的传统观念，树立科学营养的健康理念，坚定走合理营养和平衡膳食之路。

中国红就是我们中华民族的血液，在历史的长河中绵延了千年。2018 年 12 月 1 日，华为公司首席财务官孟晚舟在没有违反加拿大任何法律的情况下，被加拿大无理拘押。2021 年 9 月 25 日晚，在历时一千多天的挣扎、煎熬和等待后终于重新回到祖国的怀抱。她说："有五星红旗的地方就有信念的灯塔，如果信念有颜色，那一定是中国红"。祖国是我们每一位中华儿女最坚强的后盾，只有祖国繁荣昌盛，人民才能幸福安康。少年智则国智，少年强则国强，故祖国的繁荣昌盛，离不开我们青少年的强大。梁启超在《少年中国说》中说：故今日之责任，不在他人，而全在我少年。而对于当代医学生来说，要想担起人民幸福安康之责任，就要不断汲取医学相关知识之营养，用科学的力量武装自己，坚定只有学习强国，才能强国有我的信念。

（杨　峰）

？复习思考题

1. 何谓营养性缺铁性贫血？

2. 试述营养性巨幼细胞贫血的常见病因。

3. 营养性缺铁性贫血口服铁剂的注意事项有哪些？

第十二章　神经系统疾病患儿的护理

课件

掌握化脓性脑膜炎、病毒性脑炎、惊厥的概念、临床表现、护理评估、护理诊断及护理措施。熟悉儿童神经系统常用检查方法，化脓性脑膜炎、病毒性脑炎、惊厥的治疗要点、健康教育。了解化脓性脑膜炎、病毒性脑炎、惊厥的病因、实验室及其他检查。能对化脓性脑膜炎、病毒性脑炎、惊厥患儿进行护理评估、拟定护理计划、开展健康教育；能对惊厥患儿进行初步急救。

知识导览

第一节　儿童神经系统常用检查方法

一、护理体查

（一）一般检查

包括：儿童发育及营养状况，精神发育和行为，意识状态，面色、瞳孔大小及其对光反射，并根据小儿对外界刺激的反应来判断其意识障碍的程度，皮肤有无异常色素斑，身体有无特殊气味等。观察其反应灵敏度，四肢肌力、肌张力、运动是否正常，有无病理反射和脑膜刺激征。

（二）头颅和脊柱检查

包括：头颅的大小（头围）、形状，前囟的闭合情况与张力，叩诊有无"破壶音"，颅骨透照试验是否阳性，脊柱有无畸形、异常弯曲、强直、叩击痛等。

（三）运动检查

观察头、躯干及四肢的随意动作，如卧、立、坐、走、跑、跳及手的动作，注意是否与该年龄的正常标准相符。

（四）反射检查

1. 生理反射

（1）终身存在的反射：如角膜反射、结膜反射、瞳孔反射、吞咽反射等出生时已存在，终身不消失。腹壁反射、提睾反射在新生儿时期不容易引出，到1岁后才稳定。这些反射减弱或消失提示神经系统有病变。

（2）暂时性反射（原始神经反射）：生后即能引出，如觅食反射、吸吮反射、握持反射、拥抱反射、颈肢反射、踏步反射等。拥抱反射于生后3～4个月消失，颈肢反射于生后5～6个月消失，吸吮反射于1岁左右完全消失。若这些反射该出现的时间不出现，或两侧不对称，或该消失的时间不消失，提示神经系统有病变。

2. 病理反射　包括巴宾斯基（Babinski）征、戈登（Gordon）征、奥本海姆（Oppenheim）征等。正常18个月以下婴幼儿巴宾斯基征等可为阳性，若单侧出现或18个月后出现则为病理现象，提示锥体束损伤。

3. 脑膜刺激征　重点查颈强直、凯尔尼格征、布鲁津斯基征等。脑膜刺激征阳性为脑膜受激

神经反射

惹的表现，常见于脑膜炎、蛛网膜下腔出血和颅内压增高等。婴儿期因颅缝和囟门对颅内压力的缓冲作用，脑膜刺激征表现常不明显或出现较晚，故检查时应注意头围大小、头颅形状、前囟是否闭合及其张力等。

二、脑脊液检查

新生儿出生时脊髓末端位于第3～4腰椎水平，4岁时上移到第1～2腰椎间隙。故给婴幼儿做腰椎穿刺时位置要低，以第4～5腰椎间隙为宜，4岁以后同成人，以第3～4腰椎间隙为宜。

新生儿脑脊液量约50ml，压力低，抽取脑脊液较困难，以后压力逐渐升高。脑脊液压力：新生儿侧卧位为0.29～0.78kPa，儿童为0.69～1.96kPa。正常脑脊液外观透明，儿童细胞数不超过10×10^6/L（新生儿不超过20×10^6/L），糖含量2.8～4.5mmol/L，氯化物117～127mmol/L，蛋白不超过0.2～0.4g/L（新生儿0.2～1.2g/L）。

第二节 化脓性脑膜炎

化脓性脑膜炎（purulent meningitis）简称化脑，亦称细菌性脑膜炎，是由各种化脓性细菌感染引起的脑膜化脓性炎症，常合并化脓性脑炎或脑脓肿，是一种严重的颅内感染性疾病。临床上以发热、惊厥、意识障碍、颅内压增高、脑膜刺激征和脑脊液改变为特点。婴幼儿多见，病死率高，后遗症多。

【病因与发病机制】

1. 致病菌侵袭 化脓性脑膜炎常见致病菌与患儿年龄关系密切。新生儿及2个月以下婴儿以革兰氏阴性菌（最多见为大肠埃希菌）、金黄色葡萄球菌为主；3个月至3岁婴幼儿以流感嗜血杆菌、脑膜炎球菌和肺炎链球菌为主；5岁以上以脑膜炎球菌、肺炎链球菌为主。

2. 机体免疫状态 小儿时期机体免疫力较弱，血-脑屏障功能较差，致病菌容易侵入机体引起化脓性脑膜炎。IgM是抗革兰氏阴性杆菌的主要抗体，新生儿血清中含量低，故新生儿易患革兰氏阴性杆菌感染。新生儿、婴幼儿血清中分泌型IgA含量低，易患呼吸道和胃肠道感染，导致化脓性脑膜炎。

3. 发病机制 致病菌可通过多种途径侵入脑膜。①血行感染：最常见，致病菌通过感染灶（上呼吸道、胃肠道等）入血，经血液循环、血-脑屏障到达脑膜；②邻近病灶直接侵入：邻近组织器官感染（中耳炎、乳突炎、鼻窦炎、颅脑外伤等）扩散波及脑膜；③颅内病灶直接蔓延：颅骨骨折、皮肤窦道、脑脊液膨出等颅内病变与颅腔形成直接通道，致病菌直接通过这些通道进入蛛网膜下腔。

【临床表现】

多急性起病，部分患儿病前可有上呼吸道或消化道感染症状。

1. 典型表现

（1）全身中毒及急性脑功能障碍症状：高热、面色发灰、烦躁不安和进行性加重的意识障碍（精神萎靡、嗜睡、昏睡、昏迷）。

（2）颅内压增高的表现：年长儿表现为剧烈头痛、喷射性呕吐，婴儿则有前囟饱满、张力增高、颅骨缝增宽、头围增大等，严重者可发生脑疝，出现瞳孔大小不等，对光反射迟钝，呼吸不规则，甚至呼吸衰竭等。

（3）脑膜刺激征：颈强直、凯尔尼格征、布鲁津斯基征阳性。

2. 非典型表现 3个月以下患儿，由于前囟及颅缝未闭，机体反应性差，神经系统的功能不健全,脑膜刺激征及颅内压增高现象出现较晚或不明显,临床表现极不典型,以全身中毒症状为主,体温可高可低,常出现拒食、吐奶、尖叫、凝视、惊厥、黄疸等。

3. 并发症　硬脑膜下积液、脑积水(图12-1)、脑室管膜炎等。

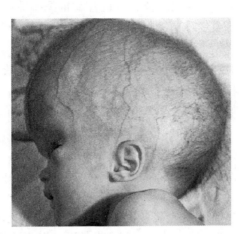

图 12-1　脑积水

【实验室及其他检查】

1. 血常规　白细胞总数明显增加,可达(20~40)×10⁹/L,中性粒细胞百分比占 0.8 以上,并可见核左移、中毒颗粒。严重感染时,白细胞数反而减少。

2. 血培养　早期抽血做细菌培养可帮助确定病原菌。

3. 脑脊液　脑脊液检查为本病确诊的重要依据。压力增高,外观混浊或呈脓性,白细胞总数明显增多达 1 000×10⁶/L 以上,以中性粒细胞为主;蛋白质增多,糖和氯化物下降。脑脊液涂片检查可进一步明确病因,见表12-1。

表 12-1　各种情况的脑脊液改变

	压力	外观	白细胞数	蛋白	潘氏试验	糖	氯化物	其他
正常	0.69~1.96kPa(新生儿0.29~0.78kPa)	清	(0~5)×10⁶/L[新生儿(0~20)×10⁶/L]	0.2~0.4g/L(新生儿0.2~1.2g/L)	−	2.8~4.5mmol/L(婴儿3.9~5.0mmol/L)	118~128mmol/L(婴儿110~122mmol/L)	
化脓性脑膜炎	高	混浊	>1 000×10⁶/L,以中性粒细胞为主	1~5g/L,偶尔>10g/L	++~+++	明显减低	正常或减低	涂片、培养可见细菌
结核性脑膜炎	常升高	不太清,毛玻璃样	<500×10⁶/L,以淋巴细胞为主	增高	+~+++	减少	降低	涂片可见抗酸杆菌,静置12~24小时可见网状薄膜形成
病毒性脑炎	正常或升高	多数清	<300×10⁶/L,以淋巴细胞为主	正常或稍高	+~++	正常	正常	病毒培养有时阳性

【治疗要点】

1. 抗生素治疗　早期、联合、足量、足疗程静脉给药,使用敏感抗生素积极控制感染是治疗的关键:①病原菌未明确时,目前主张选用第三代头孢菌素联合万古霉素;②病原菌明确后,根据不同致病菌选用敏感抗生素。应用抗生素治疗的疗程依据病原菌种类而定:脑膜炎球菌者用药7～10天;流感嗜血杆菌、肺炎链球菌脑膜炎者用药10～14天;金黄色葡萄球菌和革兰氏阴性菌脑膜炎者应用药21天以上。

2. 肾上腺皮质激素的应用　使用肾上腺皮质激素可抑制多种炎症因子的产生,还可降低血管通透性,减轻脑水肿和颅内高压。常选用地塞米松,连用2～3天。

3. 对症及支持疗法　维持水及电解质平衡,处理高热、惊厥,降低颅内压,处理并发症。

【护理评估】

1. 健康史　评估患儿近期有无呼吸道、消化道或皮肤感染史,以及有无发热、头痛、呕吐、烦躁不安、惊厥、嗜睡、昏迷等。新生儿应询问出生史、有无脐部感染;婴幼儿是否患过中耳炎、鼻窦炎等。

2. 身体状况　测量生命体征,检查患儿有无头痛、发热、呕吐、惊厥、嗜睡等,前囟是否隆起,有无脑膜刺激征。分析脑脊液检查结果。配合做好腰穿脑脊液检查,及时为患儿送检血液、脑脊液标本,根据其检查结果分析临床意义。

3. 心理、社会因素　评估患儿生病后对家庭的影响;父母对疾病的了解程度,有无焦虑、内疚等心理反应;亲友中有无人力、物力及心理方面的支持等。

【护理诊断及合作性问题】

1. 体温过高　与细菌感染有关。

2. 有受伤的危险　与惊厥发作有关。

3. 潜在并发症:电解质紊乱,颅内压增高。

4. 营养失调:低于机体需要量　与摄入不足、丢失过多有关。

【护理措施】

1. 一般护理

(1) 环境护理:保持病室安静,空气新鲜,根据患儿体温情况,调节室内温、湿度。

(2) 饮食护理:神志清醒者给予高热量、高维生素、清淡、易消化的流质或半流质饮食。不能进食者鼻饲。意识障碍者予静脉补液或选择脂肪乳、氨基酸等高营养液。

(3) 休息、活动护理:尽量减少活动量,卧床休息,病情严重者需绝对卧床休息。

2. 对症护理

(1) 高热护理:绝对卧床休息,每4小时测体温1次,并观察热型及症状。采取适当降温措施,降低脑的耗氧量,防止发生惊厥。鼓励患儿多饮水,退热出汗后及时更衣,注意保暖。由于高热,体液消耗过多,应及时静脉补液。协助患儿洗漱、进食、大小便及个人卫生等生活护理,做好口腔和皮肤护理。

(2) 惊厥护理:注意患儿安全,患儿惊厥发作时应使其头偏向一侧,给予口腔保护以免舌被咬伤;拉好床档,适当约束患儿,避免躁动及惊厥时受伤或坠床。

(3) 病情观察:监测体温、脉搏、呼吸、血压等生命体征,观察意识、瞳孔等变化。如患儿出现意识障碍、囟门隆起紧张、呕吐频繁、肌张力增强,提示颅内压增高;若出现瞳孔大小不等、对光反射迟钝、呼吸节律不规则、血压升高,提示脑疝及呼吸衰竭。在治疗中如患者体温持续不退,或热退数日后复升,前囟饱满、头围增大、颅缝裂开、频繁呕吐、惊厥、意识障碍等,应考虑并发硬脑膜下积液的可能,尽早报告医师做有关检查。备好氧气、吸引器、人工呼吸机及各种穿刺包、引流包,做好抢救准备。

(4) 用药护理:了解各种药物的毒副作用,注意各种不同药物的使用要求,掌握静脉用药的配伍禁忌。静脉输液速度不宜过快，以免加重脑水肿。保护好血管，保持静脉输液通畅，记录 24 小时出入量。

3. 心理护理　加强与患儿及家长的沟通，尽可能减轻患儿的痛苦和对治疗的恐惧感，取得患儿及家长的信任，树立战胜疾病的信心。对进行特殊治疗（硬膜下穿刺放液、鞘内注药）的患儿，应多加体贴和安慰，向家长解释治疗的目的、方法对疾病康复的重要性，消除恐惧心理，取得患儿和家长的良好配合。

【健康教育】

向家长和患儿介绍病情、用药原则和护理方法，教会家长对患儿饮食、体位、个人卫生、服药及接受检查治疗的配合。加强卫生知识的大力宣传，预防化脓性脑膜炎。对恢复期和有神经系统后遗症的患儿，应进行功能训练。指导家长根据不同情况给予相应护理，促使患儿尽早康复。

案例分析

　　患儿，女，8 个月，因"发热、呕吐、不吃奶 1 天，抽搐 1 次"入院。查体：体温 38.5℃，脉搏 130 次/min，精神萎靡，前囟隆起、紧张，咽部充血，心、肺未见异常，腹平软，肝肋下 1.5cm，质软，巴宾斯基征双侧阳性，克尼格征不明显。脑脊液检查：外观混浊，压力高；血白细胞计数 12×10^9/L。

　　分析：

　　（1）该患儿的护理诊断有哪些？

　　（2）应采取哪些护理措施？

ER-12-4

案例分析
参考答案

第三节　病毒性脑炎

　　病毒性脑炎（viral encephalitis）是由于各种病毒引起的一组以精神和意识障碍为突出表现的中枢神经系统感染性疾病。若病变主要累及脑实质则称为病毒性脑炎，若病变主要累及脑膜则称为病毒性脑膜炎。病程多具有自限性，重者可导致后遗症及死亡。

【病因与发病机制】

1. 病因　本病大多数为肠道病毒（如柯萨奇病毒、埃可病毒）感染引起，少数为虫媒病毒（如乙脑病毒）、腮腺炎病毒和疱疹病毒等。

2. 发病机制　病毒自呼吸道、胃肠道或经昆虫叮咬侵入人体，在淋巴系统繁殖后经血液循环到达各脏器引起发热等病毒血症，在颅外某些脏器繁殖后的大量病毒进一步播散全身，并通过血-脑屏障侵犯脑膜和脑实质，出现中枢神经系统症状。

【临床表现】

病情轻重差异很大，取决于病变主要在脑膜还是脑实质。病毒性脑炎临床症状较脑膜炎严重，重症脑炎易在急性期死亡或发生后遗症。

1. 病毒性脑膜炎　急性起病，多先有上呼吸道或消化道感染病史。主要表现为发热、恶心、呕吐。年长儿诉头痛，婴儿则出现烦躁不安，易激惹。一般很少会有严重的意识障碍和惊厥。可有颈强直等脑膜刺激征。但无局限性神经系统体征。病程大多 1～2 周。

2. 病毒性脑炎　起病急，临床表现与主要病理改变在脑实质的部位、范围和严重程度有关。病程大多 2～3 周。

（1）前驱感染中毒症状：发热、头痛、腹痛、恶心、呕吐等上呼吸道或消化道感染症状。

（2）神经系统表现：①颅内压增高：年长儿可有头痛、呕吐，婴儿前囟饱满，严重者并发脑疝，甚至呼吸、循环衰竭死亡；②惊厥：多为全身性发作，严重者可呈惊厥持续状态；③意识障碍：精神萎靡、反应淡漠、嗜睡、昏睡、昏迷等；④运动障碍：单瘫、偏瘫、双侧瘫、多发性神经根炎、脑神经受损、小脑共济失调、不自主动作等；⑤精神障碍：躁狂、幻觉、失语以及定向力、计算力、记忆力障碍等；⑥病理征和脑膜刺激征：阳性。

3. 后遗症　少数遗留癫痫、肢体瘫痪、听力障碍及智力倒退等后遗症。

【实验室及其他检查】

1. 脑脊液检查　外观无色透明，压力正常或稍高，白细胞总数轻度增多（<300×10⁶/L），病程早期以中性粒细胞为主，后期以淋巴细胞为主；蛋白质大多数正常或轻度升高，糖和氯化物一般在正常范围。见表12-1。

2. 脑电图　病程早期脑电图以弥漫性或局限性异常慢波背景活动为特征，少数伴有棘波、棘-慢综合波。慢波背景活动只能提示异常脑功能，不能证实病毒感染性质。某些患儿脑电图也可正常。

3. 病原学检查　部分患儿脑脊液病毒分离及特异性抗体检查阳性。恢复期患儿血清特异性抗体滴度高于急性期4倍以上时具有诊断意义。

【治疗要点】

本病无特异性治疗，急性期及时给予支持与对症治疗是降低病死率和致残率的关键。

1. 抗病毒治疗　对疱疹病毒脑炎患儿可给予阿昔洛韦或更昔洛韦。由柯萨奇病毒或埃可病毒所致的病毒性脑炎，一般采用激素地塞米松控制炎症。

2. 控制脑水肿和颅内高压　严格限制入量；早期适量应用甘露醇及呋塞米。

3. 控制惊厥发作　给予地西泮、苯妥英钠等药物止惊。

4. 对症处理和支持治疗　卧床休息，维持体温正常及水、电解质平衡，合理供给营养。

【护理评估】

1. 健康史　询问患儿病前1~3周有无呼吸道及消化道感染史，有无接触动物或被昆虫叮咬史及流行病史，有无预防接种史。

2. 身体状况　评估患儿生命体征，尤其是体温、呼吸、脉搏，注意精神状态和有无头痛、呕吐、惊厥、脑膜刺激征，检查患儿运动和感觉情况。及时了解脑脊液检查、脑电图检查结果，分析其临床意义，以指导用药。

3. 心理、社会因素　评估家长及患儿对本病的认识程度、护理知识掌握程度、有无焦虑或恐惧。

【护理诊断及合作性问题】

1. 体温过高　与病毒感染有关。

2. 急性意识障碍　与脑实质炎症有关。

3. 营养失调：低于机体需要量　与摄入不足、机体消耗过多有关。

4. 躯体移动障碍　与昏迷、肢体瘫痪有关。

5. 潜在并发症：颅内压增高。

【护理措施】

1. 一般护理

（1）环境护理：保持病室内安静，空气新鲜，定时通风。

（2）饮食护理：神志清醒者给予高热量、高维生素、清淡、易消化的流质或半流质饮食；对昏迷或吞咽困难的患儿应尽早给予鼻饲。少量多餐，以减轻胃的饱胀，防止呕吐发生。频繁呕吐者，应观察呕吐情况并静脉输液。意识障碍者予静脉补液或予脂肪乳、氨基酸等高营养物质。

（3）休息、活动护理：尽量减少活动量，卧床休息，病情严重者，绝对卧床休息。

2. 对症护理

（1）发热护理：对发热的患儿，注意观察热型及伴随症状。做好口腔护理。采取适当降温措施，降低脑的耗氧量，防止发生惊厥。退热出汗后及时更衣，注意保暖。由于高热，体液消耗过多，应及时静脉补液。加强保护措施，防碰伤。

（2）用药护理：遵医嘱用药，注意观察各药物的疗效及副作用。

（3）病情观察：应密切观察患儿的生命体征及瞳孔变化，特别注意血压、呼吸频率、瞳孔大小和对光反射等，及早发现脑水肿、脑疝等并发症先兆，并通知医生及时处理。

（4）昏迷的护理：对昏迷的患儿注意保持呼吸道通畅，预防窒息。患儿取平卧位，一侧背部稍垫高，头偏向一侧，有利于呼吸道分泌物排出；上半身可抬高 20°～30°，利于静脉回流，降低脑静脉窦压力，而降低颅内压。每 2 小时翻身拍背 1 次，避免坠积性肺炎和压疮的发生。保持呼吸道通畅，痰液堵塞气道者，立即气管插管吸痰，必要时做气管切开或使用人工呼吸机。

（5）瘫痪的护理：卧床期间协助患儿洗漱、进食、大小便及个人卫生等。教会家长协助患儿翻身、拍背及皮肤护理的方法，适当使用气圈或气垫等，预防压疮。保持瘫痪肢体于功能位置，并进行按摩。待病情稳定后，及早督促患儿进行肢体的功能锻炼，活动时要循序渐进，加强保护措施，防碰伤。在每次改变锻炼方式时给予指导帮助和正面鼓励。

3. 心理护理　加强与患儿及家长的沟通，对患儿关心体贴，态度和蔼，加强心理支持，增强患儿自我照顾能力和战胜疾病的信心。

【健康教育】

让患儿及家长了解病情，向家长提供保护性看护和日常生活的护理常规。指导家长掌握智力训练和瘫痪肢体恢复期功能训练的方法。做好心理护理，增强患儿自我照顾能力，树立战胜疾病的信心。出院后患儿坚持进行功能训练，并定期随访。

案例分析

患儿，男，3 岁，因"发热 3 天，神昏，抽搐 1 小时"由急诊收入院。患儿入院时高热，处于中度昏迷状态，频繁抽搐，喉中痰鸣，大便秘结。查体：体温 39℃，脉搏 148 次 /min，呼吸 32 次 /min，血压 105/56mmHg，双侧瞳孔直径 3mm、对称，对光反射迟钝，各生理反射减弱，双侧巴宾斯基征阳性，脑膜刺激征阳性，双眼视乳头轻度水肿。实验室检查：脑脊液压力较高，外观清，糖、氯化物正常。

分析：

（1）该患儿最可能的医疗诊断是什么？

（2）该患儿的护理诊断有哪些？

（3）昏迷患儿的护理要点有哪些？

ER-12-5

案例分析
参考答案

第四节　惊　　厥

惊厥（convulsion）是指神经细胞异常放电导致全身或局部肌肉群突然发生的不自主收缩，以强直性或阵挛性运动发作作为主要表现，同时伴有意识障碍的一种神经系统功能暂时紊乱的状态。多见于婴幼儿，小儿惊厥发生率是成人的 10～15 倍，是儿科常见的急症。

【病因与发病机制】

1. 病因

（1）感染性疾病：①颅内感染，如细菌、病毒、寄生虫、真菌等引起的脑膜炎、脑炎和脑脓肿；

②颅外感染，各种感染造成的高热惊厥，败血症、重症肺炎、菌痢或其他传染病所致的中毒性脑病，破伤风等，以高热惊厥最常见。

（2）非感染性疾病：①颅内疾病，如原发癫痫、脑占位性病变（如肿瘤、囊肿、血肿），颅脑损伤，脑血管畸形、自身免疫性脑病等；②颅外疾病，如缺血缺氧性脑病、各类中毒、内分泌与代谢紊乱性疾病、阿-斯综合征、窒息、尿毒症、高血压等。

2．发病机制　小儿大脑皮质发育未成熟，抑制功能较差，神经纤维轴突髓鞘未完全形成，绝缘和保护作用差。较弱刺激即能在大脑皮质引起强烈的兴奋与扩散，使神经细胞突然异常放电引起惊厥。

【临床表现】

1．惊厥

（1）典型表现：突然发生全身或局部肌群的强直性或阵挛性收缩（图 12-2），眼球固定、上翻或凝视、斜视，头向后仰，同时伴不同程度的意识障碍，持续时间为数秒至数分钟或更长时间。可伴有呕吐、口吐白沫、牙关紧闭，面色青紫，部分患儿有大小便失禁。惊厥发作时可因呼吸道肌肉痉挛导致呼吸道狭窄，引起缺氧而发绀；并可伴有舌咬伤、跌倒摔伤、肌肉关节损伤等，发作停止后意识恢复，但乏力、嗜睡。典型表现常见于癫痫大发作。

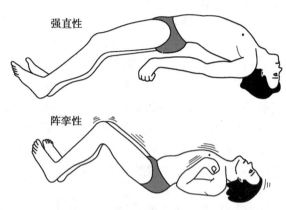

图 12-2　强直性和阵挛性惊厥发作

（2）不典型表现：新生儿或小婴儿惊厥发作不典型，多为微小动作，如呼吸暂停、不规则，双眼凝视，反复眨眼，阵发性苍白或发绀，面肌抽动似咀嚼、吸吮动作，单一肢体震颤、固定或四肢踩踏板或划船样动作。

2．热性惊厥　由单纯发热诱发，是儿童时期最常见的惊厥性疾病。常发生于上呼吸道感染或其他感染性疾病初期，其特点是：①多见于 3 个月至 5 岁小儿；②惊厥大多发生于急骤高热开始后的 12 小时内；③惊厥持续时间短暂，在一次热性疾病中很少连续发作多次，发作后意识恢复快，神经系统体征阴性；④排除小儿惊厥的其他病因（尤其是颅内病变）；⑤热退后 1 周查脑电图正常；⑥约有 50% 患儿在以后的热性疾病中再次或多次发作。

🌐　　　　　　　　　　　　　　　　知识链接

热性惊厥分类及临床特点

热性惊厥临床分为单纯型与复杂型，其临床特点见表 12-2。

表 12-2　热性惊厥分类及临床特点

	单纯型热性惊厥	复杂型热性惊厥
占热性惊厥比例	70%	30%
起病年龄	6 个月至 5 岁	<6 个月、>5 岁
发作形式	全身性发作	局灶性或全身性发作
持续时间	多短暂，<10 分钟	时间长，>10 分钟
发作次数	一次热程仅 1 次，偶有 2 次	24 小时反复多次发作
神经系统异常	阴性	可呈阳性
惊厥持续状态	少有	较常见

3. 惊厥持续状态　是指惊厥持续 30 分钟以上,或两次惊厥发作间歇期意识不能完全恢复者。为惊厥的危重型,多见于癫痫大发作、严重感染引起的脑炎、脑膜炎、中毒性脑病、破伤风及其他颅脑疾病,由于惊厥时间过长,可引起缺氧性脑损害、脑水肿甚至死亡。

【实验室及其他检查】

根据病情需要做血常规、尿常规、便常规、血糖、血钙、血钠、尿素氮测定及脑脊液检查。必要时可做眼底、脑电图、头颅 B 超、头颅 CT 及 MRI 等检查。

【治疗要点】

控制惊厥发作,寻找和治疗病因,预防惊厥复发。

1. 镇静止惊　地西泮为治疗惊厥的首选药,尤其适合于惊厥持续状态;如不能或者难以马上建立静脉通道的情况下,目前在国内,咪达唑仑肌内注射具有很好的止惊效果,而且操作简便、快速,可作为首选;苯巴比妥钠抗惊厥作用起效慢,但维持时间较长,一般不宜用于急救,常用于新生儿惊厥的初始治疗;10% 水合氯醛稀释后灌肠。

2. 对症治疗　高热者采用药物或物理方法降温,脑水肿者可静脉注射甘露醇、呋塞米或肾上腺皮质激素以降低颅内压,减轻脑水肿。必要时给予氧气吸入。

3. 病因治疗　不同年龄导致惊厥的病因存在明显差异,针对引起惊厥不同的病因,予以相应的治疗措施。

【护理评估】

1. 健康史　惊厥发作时,应先做紧急处理,待病情稳定后再重点了解患儿有关情况。询问患儿出生时有无产伤、窒息史;既往有无类似发作史和其他病史;发作前有无先兆;发作时的表现,如抽搐的方式、持续时间、有无意识丧失、有无大小便失禁以及有无发热、头痛、呕吐等。

2. 身体状况　评估患儿意识状态,密切监测体温、呼吸、心率、血压的变化,检查患儿前囟、瞳孔和肢体运动、神经反射、脑膜刺激征等。

3. 心理、社会因素　惊厥发作时多伴有意识丧失,较为凶险,家长恐惧感突出。年长儿可因担心惊厥再次发作而产生焦虑、自卑心理。应注意评估患儿及其家长对本病相关知识的了解程度。

【护理诊断及合作性问题】

1. 有窒息的危险　与惊厥导致喉肌痉挛和意识障碍、呕吐导致误吸有关。

2. 有受伤的危险　与抽搐、意识障碍有关。

3. 体温过高　与感染或惊厥持续状态有关。

4. 潜在并发症:脑水肿、颅内压增高。

5. 知识缺乏:家长缺乏有关惊厥的急救、护理及预防知识。

【护理措施】

1. 一般护理

(1)环境护理:保持病室内安静,空气新鲜,温、湿度适宜,定时通风。禁止一切不必要的刺激,如声、光及触动等,以防诱发惊厥。

(2)饮食护理:病初暂禁饮食,新生儿及不能进食者,给予静脉补液,年长儿给予清淡、易消化、营养丰富的食物,少量多餐,合理营养。

(3)休息、活动护理:有可能发生惊厥的患儿应尽量减少活动量,卧床休息。病情严重者,绝对卧床休息。

2. 对症护理

(1)病情观察:密切观察体温、脉搏、呼吸、血压、瞳孔和意识变化,发现患儿呼吸节律慢而不规则、血压升高、脉搏减慢、双侧瞳孔扩大,提示颅内压增高,应立即报告医生,采取降颅内压措施,以免发生脑疝。

（2）用药护理：遵医嘱谨慎给药，注意滴速。

（3）迅速控制惊厥，预防窒息：惊厥发作时，应就地抢救。立即将患儿平放，去枕仰卧，头偏向一侧，并松解患儿衣领，将舌轻轻向外牵拉，防止舌后坠；及时清除口鼻腔分泌物、呕吐物等，保证气道通畅；针刺人中、合谷、百会等穴位；抽搐时呼吸暂停，造成缺氧，应立即给予氧气吸入，防止缺氧性脑损伤。

（4）预防外伤：对有可能发生惊厥的患儿要有专人守护，拉上床栏防止坠床；将纱布放在患儿手心、腋下，防止皮肤摩擦损伤；移开一切可能伤害患儿的物品，惊厥发作时勿强行按压，防止骨折或脱臼；对已出牙的患儿在上下牙齿之间放置牙垫，防止舌咬伤。

（5）高热护理：及时采取物理或药物降温，如乙醇拭浴、温水拭浴、头部湿冷敷、冷盐水灌肠等，及时更换衣被，保持皮肤清洁。

3．心理护理　护理人员应具有高度的责任心，给患儿以安全感和信任感。关心、同情、安慰、鼓励患儿，消除患儿内心的恐惧。耐心倾听患儿及家长的倾诉，解答家长的询问，主动介绍患儿病情以及实验室检查结果、治疗用药等，减轻或消除家长的疑虑和不安，取得他们的合作。

【健康教育】

向家长讲解引起惊厥的病因、诱因及患儿的病情，教会家长在惊厥发作时应如何急救，指导家长掌握预防惊厥的措施。如对高热惊厥患儿，指导家长及时降温，必要时给予抗惊厥药物预防惊厥发作等；对有惊厥发作史者，指导家长学会观察其诱因或先兆，一旦发作，立即就地抢救，针刺（或指压）人中穴，保持安静，以免加重惊厥或造成机体损伤；发作缓解后迅速将患儿送往医院查明原因，防止再发作；帮助患儿合理安排生活作息，加强营养，保持充足睡眠；对癫痫患儿应嘱家长遵医嘱按时给患儿服药，不能随便停药，避免患儿去危险的地方，以免发作时出现危险。

案例分析

案例分析
参考答案

患儿，女，9个月。因"发热、流涕、咳嗽1天"就诊。查体：精神萎靡，体温40℃，双肺可闻少许湿啰音，心脏听诊无明显异常，白细胞计数 $17.5×10^9/L$，血红蛋白 114g/L。胸片提示：双肺感染性病变。门诊诊断"肺部感染"，予头孢类抗生素抗感染。在输液过程中患儿突然出现抽搐、颈项强直、双眼上视、烦躁、呕吐。

分析：

（1）引起患儿抽搐的主要原因是什么？

（2）为防止患儿窒息，护士应采取哪些护理措施？

（曲丽莉）

？　复习思考题

扫一扫，测一测

1．何谓化脓性脑膜炎？

2．化脓性脑膜炎常见的病原体有哪些？最常见的侵入途径是什么？

3．试比较化脓性脑膜炎与病毒性脑炎脑脊液检查结果的异同。

4．试述小儿惊厥发作的护理要点。

第十三章　内分泌疾病患儿的护理

课件

知识导览

学习目标

　　掌握儿童糖尿病的临床表现、诊断标准、护理措施及健康教育。熟悉先天性甲状腺功能减退症的临床表现和治疗要点。了解儿童内分泌特点。能够按照护理程序对先天性甲状腺功能减退症、儿童糖尿病开展整体护理。

第一节　儿童内分泌特点

一、儿童内分泌生理特点

　　人体的内分泌功能与胎儿器官的形成、分化与成熟以及青少年的生长发育、生理功能、免疫机制等相关，其功能障碍会导致儿童生长迟缓、性分化异常和激素功能异常，严重影响儿童体格和智能发育。如下丘脑-垂体是机体最重要的内分泌器官，可以分泌多种激素，控制甲状腺、肾上腺、性腺等内分泌器官的活动。在青春发育期开始前，下丘脑-垂体-性腺轴功能处于较低水平，而当青春发育启动后，促性腺激素释放激素（GnRH）的脉冲分泌频率和峰值逐渐增加，黄体生成素（LH）和卵泡生成素（FSH）的脉冲分泌峰也随之增高，因而出现第二性征和性器官发育。所以下丘脑-垂体-性腺轴功能异常的儿童就会出现性发育异常，如性发育迟缓或性早熟。

二、疾　病　特　点

　　儿童内分泌疾病的种类、临床特征、发病机制等与成人有较大区别，而且儿童内分泌疾病在不同的年龄阶段各有特点。整个儿童时期常见的内分泌疾病主要有生长迟缓、性早熟、甲状腺疾病、糖尿病等。若患儿在出生后即存在生化代谢紊乱和激素功能障碍，则会严重影响其智能和体格发育，若未能早期诊治，易造成残疾甚至夭折，如先天性甲状腺功能减退症等。

三、治　疗　特　点

　　儿童内分泌疾病一旦确诊，多数需要终身替代治疗，治疗及护理措施需要根据病情以及生长发育情况及时调整。患儿出院后需要积极随访，以保证其正常的生长发育。

第二节　先天性甲状腺功能减退症

　　先天性甲状腺功能减退症简称甲减，是因先天性或遗传因素引起甲状腺发育障碍、激素合成障碍、分泌减少，导致患儿生长障碍、智能落后，是儿童时期常见的内分泌疾病。

157

【病因与发病机制】

1. 散发性先天性甲减   是因先天性甲状腺发育不良或甲状腺激素合成途径中酶缺陷所致,临床较常见。

(1) 甲状腺不发育、发育不良或异位(亦称原发性甲减):是造成先天性甲状腺功能低下的最主要原因,约占90%。其原因可能与相关基因遗传缺陷和免疫介导机制有关。

(2) 甲状腺激素合成途径障碍(亦称家族性甲状腺激素合成障碍):是先天性甲状腺功能低下的第2位原因,大多数为常染色体隐性遗传病。

(3) 促甲状腺素(TSH)缺乏、促甲状腺激素释放激素(TRH)缺乏(亦称下丘脑-垂体性甲减或中枢性甲减):因垂体分泌TSH障碍而造成的甲状腺功能低下,常见于特发性垂体功能低下或下丘脑发育缺陷。

(4) 母亲因素(亦称暂时性甲减):母亲在妊娠期服用抗甲状腺药物或母体存在抗甲状腺抗体,均可通过胎盘影响胎儿,造成暂时性甲减。

(5) 甲状腺或靶器官反应性低下:为罕见病。

2. 地方性先天性甲减   多见于甲状腺肿流行的山区,由于该地区水、土和饮食中缺碘,致使胎儿在胚胎期即因碘缺乏导致甲状腺功能低下,从而造成不可逆的神经系统损害。

【临床表现】

1. 新生儿甲减   缺乏特异性,多表现为生理性黄疸时间延长达2周以上,同时伴有腹胀、便秘、脐疝、反应迟钝、哭声低、体温低、末梢循环差、四肢凉、皮肤出现斑纹或硬肿现象、吃奶少甚至不吃等。

2. 婴幼儿甲减   多数先天性甲状腺功能减退症患儿常在生后数月或1岁后因发育落后就诊,此时甲状腺激素已严重缺乏,因而症状常比较典型。

(1) 特殊面容:头大、颈短、表情淡漠、皮肤苍黄、毛发稀少而干燥、眼睑水肿、眼距宽、鼻梁宽平、舌大唇厚、舌常伸出口外。

(2) 生长发育迟缓:骨龄发育落后,身材矮小,躯干长而四肢短,囟门闭合延迟、出牙延迟。上部量/下部量>1.5,囟门关闭迟、出牙迟。说话、坐、立和行走均延迟,第二性征延迟等。

(3) 生理功能低下:精神、食欲差,嗜睡,少哭,懒动、体温低怕冷,脉搏与呼吸缓慢,心音低钝,腹胀,便秘。腹部膨隆,常有脐疝。

(4) 神经系统功能低下:智力低下,运动发育障碍,动作发育迟缓,记忆力和注意力降低,听力下降,感觉迟钝。

3. 地方性甲减   出生时就有明显的症状。因胎儿期缺碘而不能合成足量的甲状腺激素,以致影响中枢神经系统的发育。临床表现为两组不同的症候群,有时会交叉重叠。一种以神经系统症状为主,称"神经性"综合征,表现为共济失调、痉挛性瘫痪、聋哑和智力低下,而甲状腺功能低下的其他表现不明显。另一种以黏液性水肿为主,称"黏液水肿性"综合征,表现为显著的生长发育落后、黏液性水肿、智能低下等,而神经系统检查正常。约25%患儿甲状腺肿大。

【实验室及其他检查】

1. 甲状腺功能检查   测定血清T_3、T_4、TSH,以反映甲状腺功能。

2. 骨龄检查   可通过X线拍片观察手腕、膝关节骨化中心的出现及大小来判断。

3. TRH刺激试验   用于鉴别下丘脑或垂体性甲减。

4. 甲状腺素扫描   可检查甲状腺有无异位、结节及其发育情况等。

5. 基础代谢率测定   基础代谢率低下。

【治疗要点】

1. 一旦确诊要立即治疗。

2. 甲状腺发育异常导致的先天性甲减需终身治疗。

3. 新生儿疾病筛查诊断的先天性甲减，治疗剂量应一次给予足量。怀疑暂时性甲减者，可在治疗 2 年后减药或停药 1 个月复查甲状腺功能，功能正常者可停药，定期复查。

4. 常用药物有左甲状腺素钠（L-T_4）。

【护理评估】

1. 健康史 了解家族中是否有类似疾病；询问母亲孕期健康状况，是否服用过抗甲状腺药物、妊娠情况及饮食习惯等；了解患儿生后发育，是否有智力及体格发育落后情况。

2. 身体状况 观察患儿有无特殊面容，测量身高、体重、头围、囟门、牙齿、上部量与下部量，检查智力水平；分析血清 T_3、T_4、TSH 水平，手和腕部 X 线片、放射性核素检查、基础代谢率测定等检查结果。

3. 心理、社会因素 了解家长对疾病的认识程度、掌握与本病相关的知识特别是服药方法和副作用观察，以及对患儿智力、体力训练的方法等；经济和环境状况；父母的心理状态等。

【护理诊断及合作性问题】

1. 体温过低 与代谢率低有关。

2. 营养失调：低于机体需要量 与喂养困难食欲差有关。

3. 便秘 与肌张力低下、肠蠕动缓慢、活动量少有关。

4. 生长发育迟缓 与甲状腺素合成不足有关。

5. 知识缺乏：患儿父母缺乏疾病相关知识。

【护理措施】

1. 一般护理 由于患儿基础代谢低下，活动量少，体温低且怕冷，应注意保暖，避免受凉。对吸吮困难、吞咽缓慢等进食困难者，必要时可用滴管喂养或鼻饲。勤洗澡更衣。由于患儿机体抵抗力较差，适时进行预防接种。

2. 用药护理

（1）坚持终身用药。甲状腺制剂作用缓慢，用药 1 周左右方达最佳效力，注意观察药物的反应，观察患儿食欲、活动量及排便情况，定期测体温、脉搏、呼吸、体重及身高等。用药剂量过大可导致医源性甲亢，出现烦躁、多汗、消瘦、腹痛、腹泻、发热等症状。

（2）治疗过程中应定期随访复查，治疗开始时每 2 周随访 1 次；血清 TSH 和 T_4 正常后，每 3 个月随访 1 次；服药 1~2 年后，每 6 个月随访 1 次。

3. 保持大便通畅 ①每日早餐前喝一杯温开水，多吃水果、蔬菜，刺激肠道蠕动；②增加活动量；③每日顺肠蠕动方向按摩腹部数次；④必要时采用大便缓泻剂、软化剂或灌肠。

【健康教育】

及时与患儿和家长沟通，多鼓励，不歧视，使患儿树立信心，坚持终身治疗，不能随意中断用药。宣传新生儿筛查的重要性，早期发现、早期诊断、早期治疗。做好卫生宣教工作，在流行地区强调使用碘化食盐，孕妇注意补碘，多食海带等食物。母亲在妊娠期应避免使用抗甲状腺药物。

📋 **案例分析**

患儿，男，1 岁半。反应迟钝，少动，经常便秘、腹胀。查体：表情淡漠，唇厚、舌大，皮肤粗糙，毛发枯黄、稀疏，腹胀、肠鸣音弱。疑为先天性甲状腺功能减退症。

分析：

（1）应从哪些方面对患儿进行护理评估？

（2）根据该患儿的情况，应如何进行护理？

ER-13-3

案例分析
参考答案

第三节 儿童糖尿病

糖尿病（diabetes mellitus, DM）是由于胰岛素绝对或相对缺乏所造成的糖、脂肪、蛋白质代谢紊乱症，致使血糖增高、尿糖增加的一种病症。

我国的儿童 1 型糖尿病年发病率为 1.04/10 万，在世界上属低发病区。近年的流行病学研究表明，发病率逐年增高是世界的总趋势。4～6 岁和 10～14 岁为 1 型糖尿病的高发年龄。98% 的儿童糖尿病为 1 型糖尿病，2 型糖尿病甚少，但随儿童肥胖症的增多有增加趋势。本节主要介绍 1 型糖尿病。

【病因与发病机制】
1 型糖尿病的病因和发病机制尚未完全阐明。

1. 病因

（1）遗传易感性：根据同卵双胎的研究，1 型糖尿病的患病一致性为 50%，说明本病病因除遗传因素外还有环境因素作用，属多基因遗传病。

（2）环境因素：某些病毒感染（如风疹病毒、腮腺炎病毒、柯萨奇病毒等）、化学毒物（如链脲佐菌素、四氧嘧啶等）、食物中的某些成分（如牛乳蛋白中的 α- 酪蛋白、β- 酪蛋白、乳球蛋白等），可能与 1 型糖尿病的发病有关。

（3）自身免疫因素：约 90% 的 1 型糖尿病患儿在初次诊断时血中出现多种自身抗体，并已证实这些抗体在补体和 T 淋巴细胞的协同作用下具有对胰岛 B 细胞的毒性作用。

2. 发病机制　目前认为是在遗传易感性基因的基础上，在病毒感染或其他环境因素的作用下，引起自身免疫反应，而导致了胰岛 B 细胞的损伤和破坏，使其分泌胰岛素的功能降低，当胰岛素分泌减少到正常的 10% 时即出现临床症状，最终导致 1 型糖尿病发生。

【临床表现】
1 型糖尿病起病较急骤，多有感染或饮食不当等诱因。

1. 儿童糖尿病的一般表现

（1）典型症状：多饮、多尿、多食和体重下降（即"三多一少"）。但婴儿多饮、多尿不易被发觉，很快即可发生脱水和酮症酸中毒。儿童因夜尿增多可发生遗尿。年长儿还可出现消瘦、精神不振、倦怠乏力等体质显著下降症状。

（2）糖尿病酮症酸中毒：约 40% 糖尿病患儿在就诊时即处于酮症酸中毒状态，这类患儿常因急性感染、过食、诊断延误、突然中断胰岛素治疗等因素诱发，多表现为起病急、进食减少、恶心、呕吐、腹痛、关节或肌肉疼痛，皮肤黏膜干燥，呼吸深长，呼气中带有酮味，脉搏细速，血压下降，体温不升，甚至嗜睡、淡漠、昏迷。易被误诊为肺炎、败血症、急腹症或脑膜炎等。少数患儿起病缓慢，以精神呆滞、软弱、体重下降等为主。

（3）并发症：病程长，血糖控制不佳，可出现生长落后、智能发育迟缓、肝大，称为侏儒 - 肝大 - 肥胖 - 青年型糖尿病综合征（Mauriac 综合征）。晚期可出现蛋白尿、高血压等糖尿病肾病表现，最后致肾衰竭，还可出现白内障、视力障碍、视网膜病变，甚至双目失明。

2. 儿童糖尿病特殊的自然病程

（1）急性代谢紊乱期：从出现症状到临床确诊，多在 1 个月以内。约 20% 患儿表现为糖尿病酮症酸中毒；20%～40% 为糖尿病酮症，无酸中毒；其余仅为高血糖、糖尿和酮尿。

（2）暂时缓解期：约 75% 的患儿经胰岛素治疗后，临床症状消失、血糖下降、尿糖减少或转阴，即进入缓解期。此时胰岛 B 细胞恢复分泌少量胰岛素，少数患儿甚至可以完全不用胰岛素。这种暂时缓解期一般持续数周，可达半年以上。此期应定期监测血糖、尿糖水平。

（3）强化期：缓解期后，患儿出现血糖增高和尿糖不易控制的现象，胰岛素用量逐渐或突然增多，称为强化期。在青春发育期，由于性激素增多等变化，增强了对胰岛素的拮抗，因此该期病情不甚稳定，胰岛素用量较大。

（4）永久糖尿病期：青春期后，病情逐渐稳定，胰岛素用量比较恒定，称为永久糖尿病。

【实验室及其他检查】

1. 尿液检查　尿糖阳性。一般在治疗开始时分段收集晨 8 时至午餐前、午餐后至晚餐前、晚餐后至次晨 8 时的尿液，以了解 24 小时尿糖的变化。餐前 30 分钟排空膀胱，再留尿检查尿糖，所得结果可粗略估计当时的血糖水平，更利于胰岛素剂量的调整。有酮症酸中毒时尿酮体呈阳性。

2. 血液检查

（1）血糖：空腹全血血糖≥6.7mmol/L（120mg/dl）或血浆血糖≥7.8mmol/L（140mg/dl）。1 天内任意时刻（非空腹）血糖≥11.1mmol/L（200mg/dl）。

（2）血脂：血清胆固醇、甘油三酯和游离脂肪酸明显增加，适当的治疗可使之降低，故定期检测血脂水平，有助于判断病情控制情况。

（3）血气分析：血 pH<7.30，HCO_3^-<15mmol/L 时，即有代谢性酸中毒存在。

3. 葡萄糖耐量试验　仅用于无明显临床症状、尿糖偶尔阳性而血糖正常或稍增高的患儿。采血前禁食 8 小时，清晨一次饮完 200～300ml 葡萄糖液（1.75g/kg，最多不超过 75g）；口服前（0 分钟）及口服后 60、120、180 分钟，采集静脉血标本分别测血糖。结果：正常人 0 分钟血糖<6.2mmol/L，口服葡萄糖后 60 分钟和 120 分钟后血糖分别低于 10.0mmol/L 和 7.8mmol/L；糖尿病患儿 120 分钟血糖值>11.1mmol/L。

【治疗要点】

采用胰岛素治疗、饮食管理、运动治疗相结合的综合治疗方法。治疗目的：消除高血糖引起的临床症状；积极预防并及时纠正酮症酸中毒；纠正代谢紊乱，力求病情稳定；使患儿获得正常生长发育，保证其正常的生活活动；预防并早期诊断并发症。

1. 胰岛素治疗　酮症酸中毒迄今仍然是儿童糖尿病急症死亡的主要原因。对糖尿病酮症酸中毒必须针对高血糖、脱水、酸中毒、电解质紊乱和可能并存的感染等情况制订综合治疗方案。密切观察病情变化、血气分析和血、尿液中糖和酮体的变化，随时采取相应措施，避免医源性损害。酮症酸中毒时多采用小剂量胰岛素静脉滴注治疗。患儿若发生休克，需在休克恢复后方可使用胰岛素，以避免钾迅速从血浆进入细胞内导致心律失常。

2. 饮食管理　糖尿病的饮食管理是进行计划饮食而不是限制饮食，其目的是维持正常血糖和保持理想体重。每日进食应定时，饮食量在一段时间内应固定不变。每日所需能量（kcal）为 1 000+[年龄×（80～100）]，对年幼儿宜稍偏高。食物应富含蛋白质和纤维素，限制纯糖和饱和脂肪酸。饮食成分的分配为：蛋白质 20%、脂肪 30%、碳水化合物 50%。全日热量分三餐，早、中、晚餐分别占 1/5、2/5、2/5，每餐留少量食物作为餐间点心。游戏增多时可给少量加餐，或适当减少胰岛素的用量。每日进食应定时、定量，勿吃额外食品。饮食控制以能保持正常体重，减少血糖波动，维持血脂正常为原则。

3. 运动治疗　运动时肌肉对胰岛素的敏感性增高，从而增强葡萄糖的利用，有利于血糖的控制。运动的种类和剧烈程度应根据年龄和运动能力进行安排。运动时必须做好胰岛素用量和饮食调节，运动前减少胰岛素用量或加餐，固定每天的运动时间，避免发生运动后低血糖。

【护理评估】

1. 健康史　了解患儿有无糖尿病家族史，询问患儿发病前有无遗尿、乏力、消瘦等情况，既往是否诊断过此病，是否进行过糖尿病治疗及相应的用药情况。

2. 身体状况　了解患儿有无多尿、多饮、多食、体重下降的症状，评估患儿有无呼吸深长，呼吸中有无酮味等糖尿病酮症酸中毒的表现，有无皮肤弹性差、眼窝凹陷等脱水的表现。了解尿液检查、血糖检测、糖耐量试验等检查结果。

3. 心理、社会因素 评估患儿及家长是否了解本病治疗的长期性、艰巨性，以及家长是否因担心疾病预后、学习生活、经济情况等问题而有焦虑和恐惧情绪。评估患儿及家长对糖尿病的认识程度和需求。

【护理诊断及合作性问题】

1. 营养失调：低于机体需要量 与胰岛素缺乏所致代谢紊乱有关。

2. 潜在并发症：酮症酸中毒、低血糖。

3. 有感染的危险 与蛋白质代谢紊乱所致抵抗力低下有关。

4. 知识缺乏：患儿及家长缺乏糖尿病控制的知识和技能。

【护理措施】

1. 饮食管理 见治疗要点。

2. 胰岛素的使用 注射部位可选择双上臂前外侧、大腿前外侧、腹壁、臀部等处，每次注射须更换部位。

（1）胰岛素的注射：有注射针、注射笔、无针喷射装置、胰岛素泵等。胰岛素泵治疗，可以平稳有效地控制血糖，且有一定的优势。

知识链接

胰岛素泵

胰岛素泵是一个形状、大小如同 BP 机，通过一条与人体相连的软管向体内持续输注胰岛素的装置。泵内装有一个放短效胰岛素的储药器，外有一个显示屏及一些按钮，用于设置泵的程序，灵敏的驱动马达缓慢地推动胰岛素从储药器经输注导管进入皮下。输注导管长度不一，牢固地将泵与身体连接起来。胰岛素泵能够模拟人体健康胰腺分泌胰岛素的生理模式，有波峰、波谷，使血糖平稳、正常，故称"人工胰腺"。

（2）注意事项

1）防止胰岛素过量或不足：胰岛素过量会发生索莫吉（Somogyi）反应，即在午夜至凌晨时发生低血糖，随即反调节激素分泌增加，使血糖陡升，以致清晨血糖、尿糖异常增高，只需减少胰岛素用量即可消除。当胰岛素用量不足时可发生清晨现象，患儿不发生低血糖，却在清晨 5～9 时呈现血糖和尿糖增高，这是因为晚间胰岛素用量不足所致，可加大晚间胰岛素注射剂量或将注射时间后移。

2）胰岛素剂量的调整

①急性代谢紊乱期：自症状初现到临床确诊，约数日至数周，一般不超过 1 个月，除血糖增高、糖尿和酮尿症外，部分患儿表现为酮症酸中毒，需积极治疗。

②暂时缓解期：多数患儿经确诊和适当治疗后，临床症状消失、血糖下降、尿糖下降或转阴时，即出现暂时缓解期，此时胰岛 B 细胞恢复分泌少量胰岛素，患儿对外源性胰岛素的需要量减少，这种暂时缓解一般持续数周，最长可达半年以上。

③强化期：经过缓解期后，患儿出现血糖增高、尿糖不易控制的现象，须随时调整胰岛素用量，直至青春期结束为止。

④永久糖尿病期：青春发育期后，病情渐趋稳定，胰岛素用量亦较固定。

3. 运动锻炼 见运动治疗。

4. 防治并发症

（1）病情观察：监测血气、电解质以及血和尿液中糖和酮体的变化，及时发现糖尿病酮症酸中毒前期表现。

（2）纠正水、电解质、酸碱紊乱，保证出入量的平衡。

（3）监测血糖波动，协助胰岛素治疗。

5. 预防感染　避免皮肤的破损，坚持定期进行口腔、牙齿的检查；积极预防微血管继发损害所造成的肾功能不全、视网膜和心肌等病变。

知识链接

世界糖尿病日

世界糖尿病日是每年的 11 月 14 日，加拿大著名糖尿病专家班亭教授是第一位把胰岛素用于儿童糖尿病患者的医生，从而拯救了无数患有糖尿病儿童的生命，为了缅怀班亭教授，1991 年世界卫生组织和国际糖尿病联盟把他的生日 11 月 14 日定为世界防治糖尿病日，号召世界各国在这一天广泛开展糖尿病宣传、教育、防治工作，以推动世界糖尿病防治工作的开展。2022 年宣传主题是"教育保护明天"。糖尿病患儿们需要接受持续教育以了解他们的状况并进行日常自我保健，这对于保持健康和避免并发症至关重要。

【健康教育】

1. 糖尿病为终身性疾病，教会患儿将饮食控制、胰岛素治疗及运动疗法融入生活，帮助患儿及家长熟悉各项治疗及护理措施，并提供长期有效的心理支持。

2. 疾病知识的掌握对于预防并发症尤为重要。向患儿及家长详细介绍疾病知识，针对不同年龄发育阶段的特征，制订切实可行的治疗方案，帮助患儿保持良好的营养状态、安排适宜的运动量。树立坚定信心，使其能坚持有规律的生活和治疗，同时加强管理制度，定期随访复查。

案例分析

患儿，女，10 岁，因"多尿、多饮、多食、消瘦 2 个月"就诊。患儿近 2 个月多尿、多饮、多食、体重下降，近 3 天出现发热、恶心、呕吐、腹痛。查体：身高 130cm，体重 23kg，体温 38.2℃，脉搏 110 次 /min，呼吸 18 次 /min，血压 116/70mmHg。精神不振，皮肤干燥，疲乏无力，呼吸有酮味，脉搏细速。心、肺听诊未发现异常，腹部平软，肝、脾无肿大，无神经系统阳性体征。

尿常规：尿糖（++），酮体（—）；随机血糖：16mmol/L。

分析：

（1）该患儿的医疗诊断是什么？依据是什么？

（2）该患儿主要护理诊断有哪些？

（3）对患儿应采取哪些护理措施？

ER-13-4

案例分析
参考答案

（周　密）

复习思考题

1. 简述先天性甲状腺功能减退症的用药护理。

2. 儿童糖尿病由哪些原因引起？在治疗中胰岛素使用时应注意哪些事项？

ER-13-5

扫一扫，测一测

课件

第十四章 免疫缺陷病和结缔组织病患儿的护理

ER-14-1

ER-14-2

知识导览

学习目标

掌握风湿热、过敏性紫癜和皮肤黏膜淋巴结综合征患儿的临床表现、护理诊断和护理措施。熟悉风湿热、过敏性紫癜和皮肤黏膜淋巴结综合征患儿的病因及治疗原则。了解儿童免疫特点，风湿热、过敏性紫癜和皮肤黏膜淋巴结综合征患儿的发病机制和辅助检查。能够学会用护理程序对风湿热、过敏性紫癜和皮肤黏膜淋巴结综合征患儿实施整体护理。

第一节 儿童免疫特点

免疫（immunity）是机体的生理性保护反应，其本质是识别自身，排除异己；具体功能包括防御感染，清除衰老、损伤或死亡的细胞，识别和清除突变细胞。免疫功能失调可致异常免疫反应，即变态反应、自身免疫反应、免疫缺陷或发生恶性肿瘤。儿童出生时免疫器官和免疫细胞均已较成熟，其免疫功能低可能因其未接触抗原、未建立免疫记忆。

一、儿童非特异性免疫

非特异性免疫是机体在长期的种族进化过程中不断与各种病原体相互斗争而建立起来的防卫功能，是一种天然免疫力，与生俱来且可遗传给后代。

（一）屏障作用

1. 皮肤黏膜屏障 健康完整的皮肤和黏膜是阻止微生物向体内入侵的第一道防线。它通过体表上皮细胞的脱落或更新、局部分泌液的抗菌作用及正常菌群的拮抗作用来维护人体的健康。儿童年龄越小，屏障作用越差，尤其是新生儿皮肤黏膜易损伤，造成病原体侵入引起败血症。

2. 血 - 脑屏障 主要由软脑膜、脑毛细血管和包在血管壁外的由星状胶质细胞形成的胶质膜构成。这些组织结构致密，能阻止病原菌及大分子物质通过，保护中枢神经系统。儿童血 - 脑屏障发育尚未完善，易发生颅内感染。

3. 血胎屏障 由母体子宫内膜的基蜕膜和胎儿绒毛膜滋养层所组成，能防止母体内病原微生物通过。但在妊娠前 3 个月，该屏障尚未完善，若此时受到风疹病毒、巨细胞病毒等感染，可导致胎儿畸形、流产或死胎。

（二）吞噬作用

吞噬细胞包括中性粒细胞和单核 / 巨噬细胞。当病原体穿过体表屏障侵入机体后即被机体内的吞噬细胞所消灭。婴幼儿对病原微生物的滤过作用差，吞噬细胞活性较低，故易被感染且感染后易扩散。

（三）抗微生物物质

正常人体的体液和组织中存在多种抑菌、杀菌或溶菌的物质，其中主要有：

1. 补体 补体是一组激活后具有放大特异性免疫和吞噬作用的物质,但母体的补体不传输给胎儿。足月新生儿出生时血清补体含量低,其补体经典途径(CH50、C3、C4、C5)活性是成人的50%~60%,出生后3~6个月达到成人水平;旁路途径的各种成分发育更为落后。

2. 干扰素 干扰素能保护敏感的宿主细胞抵御病毒感染,抑制病毒在宿主细胞内复制。

3. 溶菌酶 溶菌酶具有杀菌、溶菌作用。中性粒细胞和巨噬细胞中均含有大量溶菌酶,对吞噬、杀灭细菌有重要意义。

二、儿童特异性免疫

特异性免疫是后天获得的,有针对某种抗原物质的特异性。特异性免疫包括体液免疫和细胞免疫。特异性免疫由免疫系统完成。

(一)细胞免疫(T细胞免疫)

胎儿的细胞免疫功能尚未成熟,对胎内病毒感染(如巨细胞病毒)不能产生足够的免疫力,可造成胎儿长期带病毒现象;出生时T细胞免疫功能已近完善,出生后随着与各种抗原反复接触,T细胞免疫功能更趋完善。新生儿CD4细胞不仅辅助功能较低,而且还有较高的抑制活性,导致B细胞产生免疫球蛋白受抑制,一般在出生后6个月CD4细胞辅助功能趋于正常。

(二)体液免疫(B细胞免疫)

B细胞免疫与T细胞免疫相比,B细胞免疫的发育较迟滞。B细胞需要抗原刺激和来自Th2的淋巴因子的诱导,虽终分化为产生免疫球蛋白(Ig)的浆细胞。Ig可分为IgG、IgM、IgA、IgD及IgE五类。

1. IgG 是唯一可以通过胎盘的免疫球蛋白,也是血清中主要的免疫球蛋白。越接近妊娠晚期,来自母体的IgG越多,来自母体的IgG对婴儿出生后防御白喉、麻疹、脊髓灰质炎等感染起着重要作用,在出生后随着代谢分解而逐渐下降,至6个月时全部消失,故此时小儿易患感染性疾病。婴儿自身产生IgG从3个月时才逐渐增多,到8~10岁时逐渐接近成人水平。

2. IgM 是个体发育过程中最早合成和分泌的抗体,在胎儿期已出现。正常情况下,因无抗原刺激,胎儿自身产生IgM甚微;如果脐带血中IgM增高,提示宫内感染。新生儿血清IgM水平低下是易患大肠埃希菌等革兰氏阴性菌感染的重要原因,1岁时IgM可达成人的75%。

3. IgA 发育最迟,可分为血清型和分泌型两种。脐带血中IgA升高同样也提示宫内感染;新生儿血IgA含量甚微,1岁时仅为成人的20%,12岁时达到成人水平。分泌型IgA不被水解蛋白酶破坏,是黏膜局部抗感染的重要因素,故新生儿、婴幼儿易患呼吸道、消化道感染,2~4岁达成人水平。

4. IgD和IgE 目前对IgD功能尚不清楚,IgD在5岁时达成人水平的20%。IgE的主要功能是参与I型超敏反应,此外还参与抗寄生虫感染,IgE约7岁时达成人水平。

第二节 风 湿 热

风湿热(rheumatic fever)是一种与A族β型溶血性链球菌感染密切相关的免疫性疾病,为常见的风湿性疾病。临床表现为发热,多伴有心脏炎、关节炎,较少出现舞蹈病、环形红斑及皮下小结,以心脏损害最为多见和严重,反复发作可导致慢性风湿性心脏瓣膜病变;好发年龄为5~15岁,3岁以下少见;一年四季均可发病,冬春季节、寒冷、潮湿地区发病率高;无性别差异。近年来风湿热的发病率有回升趋势,值得重视。

【病因与发病机制】

风湿热是 A 组乙型溶血性链球菌咽峡炎后的自身免疫性疾病,感染 1～4 周后发病。研究证明,链球菌感染后,机体产生抗链球菌抗体,与人体组织产生交叉免疫反应导致器官损害;另外链球菌抗原与链球菌抗体可形成循环免疫复合物,沉积于人体关节滑膜、心肌、心瓣膜后激活补体成分,产生炎性病变。

【临床表现】

主要表现为心脏炎、关节炎、舞蹈病、环形红斑和皮下结节。

1. 一般表现 发热,热型不规则,有面色苍白、食欲差、多汗、倦怠、鼻出血、腹痛等症状。

2. 心脏炎 40%～50% 的风湿热患儿累及心脏,是风湿热唯一的持续性器官损害,也是本病最严重的表现,以心肌炎及心内膜炎多见,亦可发生全心炎。

3. 关节炎 50%～60% 的风湿热患儿出现关节炎,典型表现为多发性、游走性大关节炎,常累及肘、腕、膝、踝等大关节,表现为关节红、肿、热、痛,功能障碍,不典型者仅表现关节痛。好转后不留关节畸形。

4. 舞蹈病 3%～10% 的风湿热患儿出现舞蹈病。以 8～12 岁女孩多见,表现为突发、不自主、无目的地快速运动,如皱眉、挤眼、歪嘴、伸舌、耸肩、缩颈、书写困难;语言障碍、细微动作不协调等,在兴奋和注意力集中时加剧,睡眠时消失,可累及全身肌肉,以面部和上肢肌肉为主。可单独存在或与其他症状并存,约 40% 伴心脏损害,伴关节炎者罕见。

5. 皮下结节 见于 5% 的风湿热患儿,常伴有严重心脏炎,好发于肘、腕、膝、踝等关节伸侧面,为圆形、质硬、无压痛、可活动的粟粒或豌豆大小结节,经 2～4 周自然消失。

6. 环形红斑 较少见,呈环形或半环形边界清楚的淡色红斑,时隐时现,常见于躯干及四肢屈侧,可反复出现,消退后不留痕迹。

【实验室及其他检查】

1. 寻找链球菌感染证据 咽拭子培养可发现 A 族 β 型溶血性链球菌,约 80% 的风湿热患儿血清抗链球菌溶血素 O(ASO)升高,同时测定抗链球菌激酶(ASK)、抗脱氧核糖核酸酶 B(Anti-DNase B)、抗透明质酸酶(AH),则阳性率可提高到 95%。

2. 风湿活动指标 白细胞计数增高、C 反应蛋白(CRP)阳性、血沉增快、黏蛋白增高等为风湿活动的重要标志,但对诊断本病无特异性。

3. 心电图检查 P-R 间期持续延长提示风湿活动。

【治疗要点】

1. 一般治疗 包括卧床休息、加强营养,注意保暖,避免潮湿和受寒。

2. 控制链球菌感染 大剂量青霉素静脉滴注,目前公认苄星青霉素是首选用药,持续 2～4 周。青霉素过敏者改用红霉素。

3. 抗风湿热治疗 心脏炎时早期使用糖皮质激素,总疗程 8～12 周,无心脏炎者使用阿司匹林,总疗程 4～8 周。

4. 对症治疗 有充血性心力衰竭时及时静脉给予大剂量糖皮质激素,必要时给予氧气吸入、利尿剂和血管扩张剂等。舞蹈病时可用苯巴比妥、地西泮等镇静剂,关节肿痛时应给予制动。

【护理评估】

1. 健康史 应询问患儿发病前有无上呼吸道感染的表现,有无发热、关节疼痛,是否伴有皮疹等,有无精神异常或不自主的动作表现。既往有无心脏病或关节炎病史。家族成员中有无类似的疾病,家庭居住环境、气候等。

2. 身体状况 评估时应测量患儿生命体征,注意心率加快与体温升高是否成比例,听诊有无心音减弱、奔马律及心脏杂音;检查四肢的大、小关节有无红、热、肿、痛表现,有无活动受限;有无皮疹,尤其应注意躯干和关节屈侧。

3.心理、社会因素　因风湿热常反复发作,产生心脏损害,易导致慢性风湿性心脏病,严重影响患儿的生命质量。应注意评估家长有无焦虑,对该病的预后、疾病的护理方法、药物的副作用、复发的预防等知识的认知程度。对年长儿还需注意评估有无因长期休学带来的担忧、由于舞蹈病带来的自卑等。了解患儿家庭环境及家庭经济情况,既往有无住院的经历。

【护理诊断及合作性问题】

1.心排血量减少　与心脏受损有关。

2.疼痛　与关节受累有关。

3.体温过高　与感染的病原体毒素有关。

4.焦虑　与发生心脏损害有关。

【护理措施】

1.一般护理　提供良好的休息环境,给予易消化,富含营养的高蛋白、高维生素食物。心力衰竭者适当限制水钠摄入,详细记录出入量,少量多餐,防止过饱;保持大便通畅。衣、被保持清洁干燥并经常更换。

2.对症护理

(1)急性期卧床休息2周,血沉接近正常时方可下床活动,活动量根据心率、心音、呼吸、有无疲劳而定,应逐渐增加。

(2)减轻关节疼痛,关节疼痛时,协助患儿取舒适的功能体位,避免患肢受压,操作时动作轻柔,局部关节可以用热水袋热敷减轻关节疼痛,注意患肢保暖,适当减少肢体活动。

(3)正确用药并观察其不良反应。

(4)密切观察体温变化,注意热型,高热时采用物理降温并遵医嘱治疗。

(5)若发现心力衰竭等表现及时处理。

3.心理护理　关心爱护患儿,以儿童能接受的方式耐心解释各项检查、治疗、护理措施的意义,争取合作。及时解除患儿的各种不适感,如发热、出汗、疼痛等,增强其战胜疾病的信心。长期应用糖皮质激素的患儿可引起向心性肥胖、满月脸等,应耐心给患儿及家长解释,告之停药后这些改变可逐渐恢复至正常。

【健康教育】

1.向患儿及家长讲解本病的防治知识和护理要点,使家长学会观察病情、预防感染和防止复发的各种措施,定期门诊复查。

2.合理安排日常生活,避免寒冷潮湿,劳逸结合。

3.风湿性心脏病患儿,在拔牙或行其他手术时,术前、术后应用抗生素以预防感染性心内膜炎。

案例分析

　患儿,男,8岁,因"四肢关节红肿、疼痛进行性加重伴体温升高1周"就诊。患儿1周前突发四肢关节红肿、疼痛,以膝、腕关节明显,同时伴有体温升高,最高达40℃,家长给予口服退热药物后,体温可降至正常,关节疼痛症状未见好转。此后,关节疼痛症状逐渐加重,波及至双膝、双腕关节,一直未予系统检查治疗。现为求明确诊治前来就诊。2周前曾患上呼吸道感染,就诊于当地诊所,给予抗感染治疗1周,症状有所好转。查体:体温39.7℃,双膝、腕关节红肿明显,活动受限。辅助检查:血沉增快,抗链球菌溶血素O增高,C反应蛋白增高。初步诊断:风湿热。

　分析:

(1)患儿的哪些症状提示为风湿热?

案例分析
参考答案

（2）该患儿主要的护理诊断/合作性问题有什么？

（3）应采取哪些相应的护理措施？如何对该患儿和家长进行健康教育？

第三节　过敏性紫癜

过敏性紫癜（anaphylactoid purpura）又称亨 - 舒综合征，是一种免疫介导的以全身小血管炎为主要病变的系统性血管炎。临床主要表现为非血小板减少性紫癜，常伴便血、血尿、腹痛和关节肿痛等。多发生于 2～8 岁儿童，男孩多于女孩，四季均可发病，但春秋季多见。

【病因与发病机制】

本病的病因尚未明确，食物过敏（蛋类、乳类、豆类等），药物（阿司匹林、抗生素等）、微生物（细菌、病毒、寄生虫等）、疫苗接种、麻醉、恶性病变等可能与过敏性紫癜发病有关，但均无确切证据。约 50% 的过敏性紫癜患儿有链球菌性呼吸道感染史，但研究尚未发现其明确相关。有报道 A 组溶血性链球菌感染是诱发过敏性紫癜肾炎的重要原因。另外研究发现本病患儿存在免疫功能异常。

过敏性紫癜可能的发病机制为：各种刺激因子，作用于具有遗传背景的个体，激发 B 淋巴细胞克隆扩增，导致 IgA 介导的系统性血管炎。本病有一定家族遗传倾向。

【临床表现】

急性起病，首发症状以皮肤紫癜为主，可伴有低热、乏力、精神萎靡、食欲不振等全身症状。

1. 皮肤紫癜　病程中反复出现皮肤紫癜为本病特点。多见于下肢伸侧和臀，对称分布，分批出现。初起为紫红色，逐渐变为暗紫色，最终呈棕褐色而消退，紫癜大小不等，高出皮肤，压之不褪色，可伴有荨麻疹和血管神经性水肿，重症者可融合成大疱伴出血性坏死。皮肤紫癜一般在 4～6 周后消退，部分患儿间隔数周至数月后又复发。

2. 消化道症状　约 2/3 患儿反复出现阵发性腹痛，位于脐周或下腹部，疼痛剧烈；可伴恶心，但呕血少；部分患儿有黑便及血便、腹泻或便秘。

3. 关节症状　约 1/3 患儿出现膝、踝、肘等大关节肿痛，活动受限，呈单发或多发，关节腔有积液，呈游走性和一过性，多在数日内消失，不遗留关节畸形。

4. 肾脏症状　30%～60% 病例有肾脏受损，是儿科最常见的继发性肾小球疾病，常发生于起病 1 个月内，少数则以肾炎为首发症状。多数患儿出现血尿、蛋白尿和管型，伴血压增高及水肿，称为紫癜性肾炎；少数呈肾病综合征表现。有些患儿的血尿、蛋白尿持续数月甚至数年，但大多愈后良好；少数发展为慢性肾炎，偶有死于慢性肾衰竭。

5. 其他　偶可发生颅内出血，导致失语、瘫痪、昏迷、惊厥。还可有鼻出血、牙龈出血、咯血、睾丸出血等。

【实验室及其他检查】

辅助检查常无特异性诊断检查，以下检查有助于了解病程和并发症。

1. 周围血象　白细胞计数正常或轻度增高，中性粒细胞和嗜酸性粒细胞可增高。血小板计数正常甚至升高，出血和凝血时间正常，血块退缩试验正常，部分患儿毛细血管脆性试验阳性。

2. 尿常规　部分患儿可有血尿、蛋白尿、管型尿。

3. 大便隐血　伴消化道出血时常呈阳性。

4. 血清学检查　血清 IgA 常升高，IgG、IgM 正常或轻度升高；C3、C4 正常或轻度升高；抗核抗体及类风湿因子阴性；重症血浆黏度增高。

【治疗要点】

1．一般治疗　卧床休息，积极寻找和去除致病因素。

2．肾上腺皮质激素和免疫抑制剂　急性期腹痛和关节痛时可应用泼尼松，每日 1～2mg/kg，分次口服，症状缓解后即可停药。重症过敏性紫癜肾炎可加用免疫抑制剂如环磷酰胺等。

3．抗凝治疗　应用阻止血小板凝集和血栓形成的药物，阿司匹林每日 3～5mg/kg；双嘧达莫每日 3～5mg/kg，分次服用。以过敏性紫癜性肾炎为主要病变时，可选用肝素治疗。

4．其他　钙通道阻滞剂和非甾体抗炎药有利于血管炎的恢复。中成药，如复方丹参片、银杏片可补肾益气，活血化瘀。

【护理评估】

1．健康史　应询问患儿发病前 1～3 周有无上呼吸道感染史，是否进食蛋类、乳类、鱼虾等，是否用药及药物种类，是否接种疫苗。既往有无类似发作。

2．身体状况　多为急性起病，各种症状可以不同组合，出现先后不一，首发症状以皮肤紫癜为主，少数病例以腹痛、关节炎或肾脏症状首先出现。约半数患儿伴有低热、乏力、精神萎靡、纳差等全身症状。

3．心理、社会因素　评估患儿及家长对疾病的认知程度和治病态度。患儿及家长对本病认识不足而焦虑、恐慌。病程迁延、合并有严重肾脏损害者，担心影响学业，给家庭带来精神上和经济上的负担而感到悲观。

【护理诊断及合作性问题】

1．皮肤完整性受损　与变态反应性血管内皮受损有关。

2．疼痛　与关节和肠道紫癜致腹痛、关节痛有关。

3．潜在并发症：消化道出血、紫癜性肾炎、颅内出血、肠套叠和肠穿孔等。

【护理措施】

1．皮肤护理　保持皮肤清洁，避免摩擦、碰伤、抓伤，如有破溃及时处理，防止出血和感染。衣着宽松、柔软，并保持清洁、干燥。被褥平整、清洁、柔软，防止紫癜受压、破损。尽量减少肌内注射；静脉注射操作轻柔，尽量一针见血，扎压脉带切勿太紧，拔针后延长进针部位的压迫时间。

2．腹痛、便血的护理　腹痛时应卧床休息，取舒适体位，遵医嘱使用肾上腺皮质激素，缓解腹痛。有肠道出血倾向者给予无渣半流质或流质饮食；呕血严重及便血者，应暂禁食；出血量多时要绝对卧床休息，给予静脉补液和输血；注意大便性状及隐血检查。

3．关节肿痛的护理　观察疼痛和肿胀情况，保持患肢功能位置；必要时使用热敷或冷敷，以减少疼痛。协助患儿选取舒适体位，做好日常生活护理。必要时遵医嘱用肾上腺皮质激素，缓解关节疼痛。

4．病情观察　观察紫癜的分布，有无消退或增多。腹痛者注意其部位和性质。出血量多时要准确记录出血量，监测脉搏、血压，以便早期发现失血性休克。观察尿量、尿色，定时查尿常规；若有血尿和蛋白尿，提示紫癜性肾炎，则按肾炎护理。

5．心理护理　过敏性紫癜往往病情反复，病程长，患儿及家长多有急躁情绪，应针对具体情况做好解释工作，消除不良情绪，树立战胜疾病的信心。

【健康教育】

向患儿及家长宣传在春、秋季节预防感冒的重要性，避免到人多的公共场所，防止受凉等。过敏性紫癜可反复发作或并发肾损害，给患儿和家长带来不安和痛苦，故应根据具体情况予以解释，帮助其树立战胜疾病的信心。并做好出院指导，教会家长和患儿观察病情，合理调配饮食；指导患儿和家长尽可能避免接触可能的过敏原，并定期来院复查。

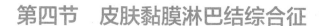

案例分析

　　患儿，女，5 岁，1 周前无明显诱因出现双下肢皮疹，且双侧对称，色鲜红，突出表皮，压之不褪色，不痒，伴双侧小腿疼痛，无发热，时有咳嗽，无犬吠声。

　　辅助检查：

　　血常规：白细胞计数 13.2×10^9/L，中性粒细胞 0.653，淋巴细胞 0.259，血小板计数 153×10^9/L，C 反应蛋白 14mg/L，大便隐血（+）。

　　腹部 B 超：肠系膜多发淋巴结肿大。

　　初步诊断：过敏性紫癜。

　　分析：

　　(1) 该患儿主要护理诊断/合作性问题是什么？

　　(2) 应采取哪些护理措施？

案例分析
参考答案

第四节　皮肤黏膜淋巴结综合征

　　皮肤黏膜淋巴结综合征（mucocutaneous lymphnode syndrome，MCLS）又称川崎病（Kawasaki disease，KD），是病因不明的急性自限性血管炎。表现为急性发热、皮肤黏膜病损和淋巴结肿大，15%～20% 未经治疗的患儿发生冠状动脉损害。本病常见于 5 岁以下儿童，发病率呈逐年上升趋势，男孩多于女孩。

　　【病因与发病机制】

　　病因不明，可能与感染有关，但未能证实。发病机制尚不清楚，推测可能是某些感染原的特殊成分触发的一种免疫介导的全身血管炎症。

　　【临床表现】

　　1. 主要表现

　　(1) 发热：39～40℃，呈稽留热或弛张热，持续 1～2 周，甚至更长，抗生素治疗无效。

　　(2) 皮肤表现：皮疹在发热或发热后出现，呈向心性、多形性，常见为斑丘疹、多形红斑样或猩红热样，无疱疹及结痂，躯干部多见，持续 4～5 天后消退；手足皮肤呈广泛性硬性水肿，手掌和足底早期出现潮红，恢复期指、趾端膜状脱皮，重者指、趾甲亦可脱落，此为川崎病的典型临床特点。肛周皮肤发红、脱皮。

　　(3) 黏膜表现：双眼球结膜充血，于起病后 3～4 天出现，但无脓性分泌物或流泪，热退后消散；口唇潮红、皲裂或出血，舌乳头明显突起、充血呈草莓舌。咽部弥漫性充血，扁桃体可有肿大或渗出。

　　(4) 颈淋巴结肿大：单侧或双侧，质硬有触痛，表面不红，无化脓，热退后消散。

　　2. 心脏表现　是本病最严重的表现，在病程的 1～6 周可出现心肌炎、心包炎及心内膜炎。80% 以上冠状动脉病变始于病程 10 天内，急性期冠状动脉快速扩张时，冠状动脉瘤破裂继发心肌梗死和心脏压塞的报道罕见。

　　3. 其他　可有间质性肺炎、无菌性脑膜炎、消化道症状（呕吐、腹泻、腹痛、肝大、黄疸等）、关节痛和关节炎。

　　【实验室及其他检查】

　　1. 血液检查　轻度贫血；白细胞计数升高，以中性粒细胞增高为主，伴核左移；血小板早期正常，第 2～3 周显著增高；血沉增快；C 反应蛋白阳性；血清转氨酶升高。

2.免疫学检查 血清 IgG、IgA、IgM、IgE 和血液循环免疫复合物升高。

3.心电图和超声心动图检查 心脏受损者可有改变。超声心动图可发现冠状动脉的异常，有助于随访观察。

4.冠状动脉造影 心电图检查有心肌缺血或超声心动图检查有多发性冠状动脉瘤者，应进行冠状动脉造影，可观察冠状动脉病变程度，确定其类型和部位，指导治疗。

【治疗要点】

主要采取减轻血管炎症和对抗血小板凝集治疗。

1.控制炎症

(1)阿司匹林：为首选药物，30～50mg/(kg·d)，分 3～4 次口服，热退 3 天后逐渐减量，2 周左右减至 3～5mg/(kg·d)，维持 6～8 周。如有冠状动脉病变时，用药时间可延长至冠状动脉病变恢复正常。

(2)静脉注射丙种球蛋白(IVIG)：可用 2g/kg 于 10～12 小时静脉缓慢输入，宜在发病早期(10 天以内)应用，同时联合使用阿司匹林，可迅速退热，有效预防冠状动脉病变发生。用过 IVIG 的患儿在 11 个月内不宜进行麻疹、风疹、腮腺炎等疫苗的预防接种。

(3)糖皮质激素：不宜单独使用，IVIG 无效时可考虑使用，也可与阿司匹林和双嘧达莫合并使用。用药 2～4 周。

2.抗血小板聚集 除阿司匹林外，可加用双嘧达莫。

3.其他治疗 根据病情予以对症支持治疗，如补液、保护肝脏、控制心力衰竭及纠正心律失常等，有心肌梗死时及时行溶栓治疗。

【护理评估】

1.健康史 评估患儿起病前有无感染史；口腔黏膜有无病损；皮肤是否出现皮疹，皮疹出现的时间、部位和特点；评估发热及发热的持续时间；有无患川崎病的家族史。

2.身体状况 评估患儿有无发热、热型及发热程度；皮肤有无皮疹，有无蜕皮；观察球结膜、口唇黏膜、舌乳头、咽部扁桃体有无充血；颈部淋巴结有无肿大；听诊心脏。

3.心理-社会支持状况 评估家长对疾病的认识程度；家长是否由于患儿的病情严重而出现焦虑、恐惧的心理；患儿的家庭经济状况。

【护理诊断及合作性问题】

1.体温过高 与感染、免疫反应等因素有关。

2.皮肤完整性受损 与小血管炎有关。

3.口腔黏膜受损 与小血管炎有关。

4.潜在并发症：心脏受损。

【护理措施】

1.维持体温正常

(1)急性期患儿应绝对卧床休息。保持病室内合适的温、湿度。密切观察体温的变化、热型及伴随症状，及时降温，警惕热性惊厥的发生。

(2)为患儿提供高热量、高维生素、高蛋白的流质或半流质饮食，鼓励患儿多饮水，必要时静脉补液。

(3)遵医嘱用药，并注意观察药物的副作用。

2.皮肤护理 保持患儿皮肤清洁；衣被应柔软、干净，减少对皮肤的刺激；便后应清洗臀部；勤剪指甲，避免抓伤和擦伤；半脱的痂皮应用消毒剪刀剪除，切忌强行撕脱，防止出血和继发感染；肛周红肿有蜕皮者，每次大小便后用温水清洗。

3.黏膜护理 在进食前后应漱口，保持口腔的清洁，当出现口腔黏膜充血、干燥、溃疡时，每日用 3% 过氧化氢溶液清洗口腔 2 次；嘴唇干裂者可涂护唇油；每日用生理盐水洗眼 1～2 次，保持眼部清洁,预防感染。

4.监测病情　密切观察患儿有无心血管损害的表现,如面色、精神状态、心率、心律、心音、心电图异常等,根据心脏损害程度采取相应的护理措施。

5.心理护理　家长因患儿心脏受损及可能发生猝死而产生焦虑的情绪,应及时向家长解释病情进展情况,给予心理支持,以便在进行治疗和护理时能取得家长的配合;协助患儿制订合理的休息与活动计划,减少不良刺激。

【健康教育】

向患儿及家长讲解本病的防治知识和护理要点,指导家长观察病情变化,定期带患儿复查。无冠状动脉病变的患儿,应在出院后 1 个月、3 个月、6 个月及 1 年全面检查 1 次;有冠状动脉损害者应密切随访。

（许　颖）

ER-14-5

扫一扫,测一测

？ 复习思考题

1. 简述对风湿热患儿减轻心脏损害的护理措施。
2. 简述过敏性紫癜的皮疹特点。
3. 风湿热患儿的护理诊断/问题有哪些?
4. 简述皮肤黏膜淋巴结综合征的主要表现。

第十五章 结核病患儿的护理

课件

第一节 概 述

知识导览

　　结核病(tuberculosis)是由结核杆菌引起的一种慢性感染性疾病。可累及全身各脏器,但以肺结核最常见。严重病例可引起血行播散,发生结核性脑膜炎,常为小儿结核病的主要死因。

【病因与发病机制】

　　结核菌属于分枝杆菌属,革兰氏染色阳性,抗酸染色呈红色。结核杆菌可分为4型:人型、牛型、鸟型和鼠型,其中人型是人类结核病的主要病原体。

　　儿童初次接触结核杆菌后是否发病,主要取决于细菌的毒力、数量和机体的免疫力,尤其与细胞免疫力强弱相关。结核杆菌菌体蛋白能使机体致敏,在机体初次感染结核菌4～8周后,通过致敏的T淋巴细胞产生迟发型变态反应(Ⅳ型变态反应)而致病。机体感染结核菌后,在获得免疫力的同时也产生变态反应,是同一细胞免疫过程的两种不同表现。免疫力能将结核菌杀灭或使病灶局限。若免疫力较强,感染的结核菌毒力较弱,可不发病;若儿童免疫力低下或感染的结核菌毒力较强可致病。

【儿童结核病的特点】

　　1. 发病急,病情进展快,全身中毒症状较重,易发生并发症。未经治疗可于短期内恶化;但如能早期发现及时治疗,病情恢复较快。

　　2. 对结核菌及代谢产物有较高的敏感性,如结核菌素试验多呈强阳性反应,可出现疱疹性结膜炎、结节性红斑等,这些表现较肺内病变早。

　　3. 易发生血行播散。原发性结核病变易发生全身血行播散,故儿童结核性脑膜炎多见。

　　4. 易侵犯淋巴系统。原发性结核病的原发病灶很容易通过淋巴管扩散,引起肺门淋巴结结核,甚至压迫和阻塞支气管。此外,儿童结核病时常可见肝脾肿大。

　　5. 早期发现,及时合理治疗,多能痊愈,愈合方式以钙化为主。

【实验室及其他检查】

　　1. 结核菌素试验 结核菌素试验可测定受试者是否感染过结核杆菌。受结核感染4～8周后,做结核菌素试验即呈阳性反应。结核菌素试验反应属于迟发型变态反应。

　　(1)试验方法:常用试验为皮内注射0.1ml含5个结核菌素单位的纯蛋白衍生物(protein purified derivative,PPD)。一般在左前臂掌侧中、下1/3交界处行皮内注射,使之形成直径为6～10mm的皮丘。若患儿结核变态反应强烈,如患疱疹性结膜炎、结节性红斑或一过性多发性结核过敏性关节炎等,宜用1个结核菌素单位的 PPD 试验,以防局部的过度反应及可能的病灶反应。

(2)结果判断:48~72 小时后,一般以 72 小时为准观察反应结果。测定局部硬结的直径,取纵、横两者的平均值来判断其反应强度。皮内结核菌素试验反应分度标准见表 15-1。

表 15-1　皮内结核菌素试验反应分度

反应	符号	反应性质和强度
阴性	-	无硬结,或有轻度红硬,平均直径＜5mm
阳性(弱)	+	红硬,平均直径在 5~9mm
阳性(中)	++	红硬,平均直径在 10~19mm(儿童 10~15mm)
阳性(强)	+++	红硬,平均直径≥20mm(儿童≥15mm)
阳性(极强)	++++	水疱、破溃、淋巴管炎及双圈反应(一般红硬＞20mm)

(3)临床意义

1)阳性反应见于:①接种卡介苗后。②年长儿无明显临床症状仅呈一般阳性反应,表示曾感染过结核杆菌,但不一定有活动病灶。③3 岁以下尤其是 1 岁以内,未接种过卡介苗的婴儿,中度阳性反应多表示体内有新的结核病灶。年龄越小,活动性结核的可能性越大。④强阳性和极强阳性反应者,表示体内有活动性结核病灶。⑤近期由阴性转为阳性,反应强度由＜10mm 增至＞10mm,且增幅＞6mm,表示有新近感染。

接种卡介苗后与自然感染阳性反应的主要区别见表 15-2。

表 15-2　接种卡介苗后与自然感染阳性反应的主要区别

鉴别点	接种卡介苗后	自然感染
硬结直径	多为 5~9mm	多为 10~15mm
硬结颜色	浅红	深红
硬结质地	较软、边缘不整	较硬、边缘清楚
阳性反应持续时间	较短,2~3 天即消失	较长,可达 7~10 天以上
阳性反应的变化	有较明显的逐年减弱倾向,一般于 3~5 年内逐渐消失	短时间内反应无减弱倾向,可持续若干年,甚至终身

2)阴性反应见于:①未感染过结核。②初次感染结核杆菌 4~8 周内。③假阴性反应,由于机体免疫功能低下或免疫反应受抑制所致,如重症结核病;麻疹、水痘、百日咳等急性传染病后;体质极度衰弱如重度营养不良、重度脱水、重度水肿等;原发或继发免疫缺陷病;糖皮质激素或其他免疫抑制剂使用期间等。④技术误差或结核菌素制剂失效。

2. 实验室检查

(1)结核菌检查:确诊的重要手段是从痰液、胃液、脑脊液、浆膜腔液中找到结核杆菌。

(2)免疫学诊断及分子生物学诊断:可用酶联免疫吸附试验、酶联免疫电泳技术、DNA 探针、聚合酶链反应等方法检测抗结核杆菌抗体及结核杆菌。

(3)血沉检查:结核病活动期血沉增快,可协助判断病灶的活动性。

3. X 线检查　胸部 X 线检查是筛查结核病的重要手段之一,能确定病灶范围、性质、类型及进展情况。定期复查可观察治疗效果,必要时可做 CT、MRI 检查。

4．其他检查　如纤维支气管镜检查、周围淋巴结穿刺液涂片检查、肺穿刺活检或胸腔镜取肺活检对特殊疑难病例诊断有帮助。

【防治要点】

1．预防

（1）控制传染源：结核菌涂片阳性患者是结核病的主要传染源，故早期发现、合理治疗结核菌涂片阳性患者，是预防结核病的根本措施。

（2）切断传播途径：注意呼吸道及消化道隔离，对患儿呼吸道分泌物、餐具、痰杯及污染的衣物等进行消毒处理，不与开放性结核患者共同进餐，养成勤洗手的习惯，室内每日进行空气消毒。

（3）保护易感人群，提高其免疫力。

1）普及卡介苗接种：是预防儿童结核病的有效措施，可降低发病率和死亡率。

2）加强锻炼，增强营养，积极防治各种急性传染病，增强机体抵抗力。

3）药物预防：给予异烟肼（isoniazid，INH）每日 10mg/kg（≤300mg/d），疗程 6～9 个月；或 INH 每日 10mg/kg（≤300mg/d）联合利福平（rifampin，RFP）每日 10mg/kg（≤300mg/d），疗程 3 个月。有下列指征者可预防性用药：①密切接触家庭内开放性肺结核者；②结核菌素试验新近由阴性转为阳性者；③ 3 岁以下婴幼儿未接种卡介苗而结核菌素试验阳性者；④结核菌素试验阳性伴结核中毒症状者；⑤结核菌素试验阳性，新近患麻疹或百日咳患儿；⑥结核菌素试验阳性需长期使用糖皮质激素或其他免疫抑制剂治疗者。

2．治疗要点　休息和营养疗法仅仅有辅助作用，而抗结核药物治疗对结核病的控制则起着决定性作用。用药原则：早期、适量、联合、规律、全程、分段治疗。

（1）常用抗结核药物

1）杀菌药物：①全杀菌药，异烟肼（INH）和利福平（RFP）；②半杀菌药，链霉素（streptomycin，SM）和吡嗪酰胺（pyrazinamide，PZA）。

2）抑菌药物：常用的有乙胺丁醇（ethambutol，EMB）和乙硫异烟胺（ethionamide，ETH）。

3）针对耐药菌株的几种新型抗结核药：①老药的复合剂型，如利福平和异烟肼合剂（rifamate，内含 INH 150mg 和 RFP 300mg）、卫菲特（rifater，内含 INH、RFP 和 PZA）等；②老药的衍生物，如利福喷丁（rifapentine），是一种半合成利福霉素类药物，对利福霉素以外的耐药结核杆菌有较强的杀菌作用；③氟喹诺酮类药物，如氧氟沙星、左氧氟沙星、莫西沙星等；④新的化学制剂，如力排肺疾（dipasic）。

儿童常用抗结核药物的使用情况及副作用见表 15-3。

表 15-3　几种常用抗结核药物使用情况

药物	每日剂量	给药途径	主要副作用
异烟肼（INH/H）	10～15mg（≤300mg/d）	口服或静脉滴注	肝毒性、末梢神经炎、过敏、皮疹和发热
利福平（RFP/R）	10～20mg（≤600mg/d）	口服	肝毒性、恶心、呕吐和流感样症状
吡嗪酰胺（PZA/Z）	30～40mg（≤0.75g/d）	口服	肝毒性、高尿酸血症、关节痛、过敏和发热
乙胺丁醇（EMB/E）	15～25mg	口服	皮疹、视神经炎
丙硫异烟肼（PTH）	10～15mg	口服	胃肠道反应、肝毒性、末梢神经炎、过敏、皮疹和发热
阿米卡星（AMK）	10～15mg	肌内注射	肾毒性、Ⅷ脑神经损害

（2）抗结核治疗方案

1）标准疗法：主要用于无明显自觉症状的原发型肺结核。每日服用 INH、RFP 和 / 或 EMB，疗程 9～12 个月。

2）两阶段疗法：用于活动性原发型肺结核、急性粟粒性结核病及结核性脑膜炎。①强化治疗阶段：联用 3～4 种杀菌药物，此为化疗的关键时期。长程疗法一般需要 3～4 个月；短程疗法时一般为 2 个月。②巩固治疗阶段：为防止复发，应联用 2 种抗结核药物。长程疗法达 12～18 个月；短程疗法一般为 4 个月。

3）短程疗法：可选用以下几种 6～9 个月短程化疗方案。①2HRZ/4HR（数字为月数，下同）；②2SHRZ/4HR；③2EHRZ/4HR。若无 PZA 则将疗程延长至 9 个月。

第二节　原发型肺结核

原发型肺结核（primary pulmonary tuberculosis）为结核杆菌初次侵入肺部发生的原发感染，是儿童肺结核的主要类型，包括原发综合征和支气管淋巴结结核。原发综合征病变由肺原发灶、局部淋巴结病变和与两者相连的淋巴管炎组成；支气管淋巴结结核以胸腔内肿大的淋巴结为主。两者除 X 线表现不同外，在临床上难以区别，故两者常并为一型，即原发型肺结核。

【发病机制及病理改变】

结核杆菌侵入肺部，引起结核性细支气管炎，而后形成结核结节或结核性肺炎。其基本病变为渗出、增殖与坏死。原发型肺结核预后良好，多数吸收好转，少数可进展为干酪性肺炎，甚至恶化导致结核性脑膜炎。

【临床表现】

原发型肺结核症状轻重不等。轻者可无症状，仅于 X 线检查时被发现。一般起病缓慢，可有低热、乏力、盗汗、食欲不振等结核中毒症状。婴幼儿及症状较重者，可突起高热达 39～40℃，但一般情况尚好，与发热不相称，持续 2～3 周后转为低热。若有胸内淋巴结高度肿大可出现压迫症状：如压迫气管分叉处出现类似百日咳样的痉挛性咳嗽；压迫支气管而出现喘鸣；压迫喉返神经引起声音嘶哑；压迫静脉导致胸部一侧或双侧静脉怒张。部分患儿可有疱疹性结膜炎、皮肤结节性红斑或多发性、一过性关节炎等结核变态反应表现。

查体可见周围淋巴结不同程度肿大，婴儿可伴肝脾肿大。

【实验室及其他检查】

1. 胸部 X 线检查　可同时做正、侧位胸片检查，必要时做胸部 CT 检查。儿童原发型肺结核在 X 线胸片上呈典型哑铃状双极影者已少见。支气管淋巴结结核是小儿原发型肺结核 X 线胸片最为常见者，分炎症型、结节型两种类型。

2. 结核菌素试验　呈强阳性或由阴性转为阳性。

【治疗要点】

一般治疗及治疗原则见概述。抗结核药物的应用如下。

1. 无明显症状的原发型肺结核　选用标准疗法。

2. 活动性原发型肺结核　宜采用直接督导下短程化疗。强化治疗阶段联用 3～4 种杀菌药：INH、RFP、PZA 或 SM，2～3 个月后开始巩固治疗，用 INH、RFP 或 EMB，常用方案为 2HRZ/4HR。

【护理评估】

1. 病史　应仔细询问患儿有无与开放性肺结核患者的接触史；儿童生后是否接种过卡介苗，接种的时间、次数及是否成功，亦可检查患儿双上臂有无接种的痕迹；既往健康状况如何，近期是否患过其他急性传染病（如百日咳、麻疹等）。

2. 身体状况　观察患儿热型，检查有无盗汗、午后低热、食欲欠佳、疲劳、消瘦等结核中毒症状；观察有无百日咳样的痉挛性咳嗽、疱疹性结膜炎、结节性红斑等表现。检查患儿有无浅表淋巴结肿大，尤其是颈部，有时可成为儿童结核病的首发症状。及时了解实验室及其他检查如PPD试验、X线胸片等结果。

3. 心理、社会因素　该病疗程较长，需长期坚持用药，且须隔离治疗，患儿可因活动受限、不能与小朋友玩耍、学习中断等产生焦虑、急躁情绪，难以坚持；家长因缺乏结核病的相关知识，会产生自责、怨恨等心理反应；因结核病有一定的传染性，友邻可有不同程度的恐惧、躲避和怜悯心理，给患儿及家长造成较大的心理压力。

【护理诊断及合作性问题】

1. 营养失调：低于机体需要量　与疾病消耗、食欲下降有关。

2. 活动无耐力　与结核杆菌感染、机体消耗增加有关。

3. 体温过高　与结核杆菌感染有关。

4. 潜在并发症：抗结核药物副作用。

5. 知识缺乏：患儿及其家长缺乏结核病防治的相关知识。

【护理措施】

1. 一般护理

（1）建立合理的生活制度：保持居室空气流通，阳光充足。保证患儿有充足的睡眠时间，适当进行户外活动，但避免劳累；发热或中毒症状重时应卧床休息。患儿出汗多时，应及时更换汗湿衣物，做好皮肤护理。

（2）保证营养供给：鼓励进食，应以高热量、高蛋白、高维生素、富含钙、易消化的清淡食物为宜，如牛奶、鸡蛋、瘦肉、鱼、豆腐、新鲜水果、蔬菜等，以增强抵抗力，促进机体修复和病灶愈合。服用抗结核药物常见胃肠道不良反应，应注意患儿食欲的变化。指导家长尽量提供患儿喜爱的食品，注意食物的制作，以增进患儿食欲。

2. 对症护理

（1）加强病情观察，促进舒适：定时测量体温，并准确记录。注意保暖，出汗适当饮水。注意观察咳嗽的性质，咽喉部有无充血、化脓等病变，保持呼吸道通畅，根据病情取合适体位。

（2）消毒隔离：结核病活动期应进行呼吸道隔离，对患儿呼吸道分泌物、痰杯、餐具等进行消毒处理。积极防治各种急性传染病，避免受凉引起上呼吸道感染。避免与其他急性传染病患者接触，以免加重病情。

（3）指导合理用药：根据医嘱对患儿进行药物治疗，掌握正确的给药方法，并督促患儿服药，密切观察用药后反应，不断评价用药的安全性。部分抗结核药物有肝、肾毒性，指导患儿定期检查尿常规、肝功能等。用链霉素期间注意患儿有无耳聋、耳鸣、眩晕等听神经损害的表现，发现异常及时报告医生。

3. 心理护理　结核病疗程长，婴幼儿产生惧怕心理，年长儿担心学业受到影响，家长担心疾病威胁儿童生命和自身的经济承受力等，都会使患儿及家长感到焦虑。护理人员应与患儿及家长多沟通，了解心理状态，有的放矢地说服、教育，减轻或消除他们的顾虑，使其配合治疗护理。

【健康教育】

1. 向家长和患儿介绍本病的病因、传播途径及消毒隔离的重要性，教会家长消毒及预防传染的方法与措施，指导家长对居室、痰杯、餐具等进行消毒处理。

2. 指导家长做好患儿的生活护理和饮食护理，加强锻炼，增强营养，积极防治各种急性传染病，增强机体抵抗力。

3. 指导家长观察患儿病情变化，监测体温，观察热型及热度。

4. 讲解并示范正确的给药方法，了解注意事项，防止不规范用药和过早停药。

案例分析

　　患儿，男，6岁。近2周发热、咳嗽、食欲减退、疲乏无力。查体：体温37.8℃，轻度营养不良，双侧颈部淋巴结肿大，两肺呼吸音增粗。胸部X线检查显示肺内可见哑铃状阴影。结核菌素试验呈强阳性。临床初步诊断为原发型肺结核。

　　分析：
　　(1) 该患儿的主要护理诊断有哪些？
　　(2) 针对该患儿应采取哪些护理措施？
　　(3) 如何对患儿和家长进行健康指导？

第三节　结核性脑膜炎

　　结核性脑膜炎（tuberculous meningitis）简称结脑，是结核菌侵入脑膜而引起的炎症，常为全身性粟粒性结核病的一部分，是小儿结核病中最严重的类型。

　　【病因与发病机制】
　　由于小儿神经系统发育不成熟，血-脑脊液屏障功能差，免疫功能低下，入侵的结核杆菌易经血行播散，多由肺或骨结核等播散而来。

　　病理改变如脑膜呈弥漫性特异改变，在大脑、小脑、脑底部及沿血管形成多发性结核结节；蛛网膜下腔积聚大量炎性渗出物，尤以脑底部最为明显，易引起脑神经损害和脑脊液循环受阻。脑血管亦呈炎性改变，严重者可致脑组织缺血软化出现瘫痪。

　　【临床表现】
　　典型结核性脑膜炎起病多较缓慢，但婴儿可骤起高热、惊厥发病，临床上大致分为3期。

　　1. 早期（前驱期）　1～2周。以性格改变为主，患儿表情淡漠、少言、懒动、易疲倦或烦躁、易怒、喜哭，可有发热、食欲不振、盗汗、消瘦、呕吐、便秘等。年长儿可诉头痛；婴儿则表现为嗜睡或发育迟缓等。

　　2. 中期（脑膜刺激期）　1～2周。因颅内压增高，出现剧烈头痛、喷射性呕吐、嗜睡或烦躁不安、惊厥等。患儿脑膜刺激征明显（颈项强直、克尼格征和布鲁津斯基征阳性）。婴幼儿则表现为前囟隆起、颅缝裂开。此期可出现脑神经障碍，最常见为面神经瘫痪，其次为动眼神经和展神经瘫痪。部分患儿出现脑炎体征。

　　3. 晚期（昏迷期）　1～3周。上述症状逐渐加重，由意识朦胧、半昏迷进入完全昏迷状态。频繁惊厥甚至可呈强直状态。患儿极度消瘦，呈舟状腹，常伴有水、电解质代谢紊乱。最终因颅内压急剧增高导致脑疝而死亡。

　　【实验室及其他检查】
　　1. 脑脊液检查　脑脊液压力增高，外观透明或呈毛玻璃状；白细胞增高，多为（50～500）×10⁶/L，蛋白量增加；糖和氯化物均降低是结核性脑膜炎的典型改变。脑脊液静置12～24小时后，可有蜘蛛网状薄膜形成，取之涂片检查，可查到抗酸杆菌。脑脊液结核菌培养阳性则可确诊。

　　2. 胸部X线检查　85%结核性脑膜炎患儿的胸片有结核病改变，其中90%为活动性病变。胸片证实有血行播散性结核病对确诊结核性脑膜炎有重要意义。

　　3. 结核菌素试验　阳性对诊断有帮助，但约50%的患儿可呈阴性反应。

　　4. 其他检查　眼底检查，可见脉络膜边缘有粟粒状结节；头颅CT检查可显示结核病灶的变化，对估计预后、指导治疗有意义，但一般不作为常规检查。

【治疗要点】

重点为抗结核治疗和降低颅内压。

1. 抗结核治疗　联合应用易透过血 - 脑脊液屏障的抗结核杀菌药物,分阶段治疗。

(1)强化治疗阶段:联合使用 INH、RFP、PZA 及 SM,疗程 3～4 个月。

(2)巩固治疗阶段:继续使用 INH、RFP 或 EMB。RFP、EMB 总疗程不少于 12 个月,或脑脊液恢复正常后继续治疗 6 个月。

2. 降低颅内压

(1)脱水剂:常用 20% 甘露醇,每次 0.5～1.0g/kg,于 30 分钟内快速静脉注入,4～6 小时一次。脑疝时可加大剂量至每次 2g/kg,2～3 天后逐渐减量,7～10 天后停用。

(2)利尿剂:一般于停用甘露醇前 1～2 天加用乙酰唑胺,每日 20～40mg/kg(<0.75g/d),分 2～3 次口服,可减少脑脊液产生而降低颅内压。

(3)其他:并发脑积水药物治疗无效者可行侧脑室穿刺引流。若炎症基本控制而梗阻性脑积水无改善者可考虑做脑室、脑池分流术等。

3. 早期使用糖皮质激素　减轻炎症反应,降低颅内压,并可减少粘连,防止或减轻脑积水的发生。一般使用泼尼松,每日 1～2mg/kg(<45mg/d),1 个月后逐渐减量,疗程 8～12 周。

【护理评估】

1. 健康史　询问患儿的卡介苗接种史,近 1 年内有无结核病史,有无使结核病恶化的诱因如麻疹、百日咳等急性传染病史。评估有无结核中毒症状,有无早期性格的改变,有无头痛、呕吐、惊厥等。

2. 身体状况　评估患儿热型,有无盗汗、消瘦及不明原因的呕吐等症状。重点评估患儿生命体征、神态、囟门张力、瞳孔情况,有无脑膜刺激征及脑神经受损和瘫痪等。积极配合医生做好腰穿,收集分析脑脊液、X 线胸片等检查结果。

3. 心理、社会因素　了解患儿家长对本病相关知识的了解程度,对治疗有无信心,评估家长的护理能力;结核性脑膜炎病情危重,需长期治疗且费用昂贵,评估家长的经济承受能力;患儿因惧怕打针、服药,年长儿担心影响学习等产生焦虑情绪;因该病具有一定的传染性,往往会遭到他人歧视、躲避或怜悯,而增加患儿及家长的心理压力,因此要评估他们的心理状态。

【护理诊断及合作性问题】

1. 潜在并发症:颅内压增高。

2. 营养失调:低于机体需要量　与摄入不足及消耗过多有关。

3. 有皮肤完整性受损的危险　与长期卧床、排泄物刺激有关。

4. 有感染的危险　与免疫力下降、呕吐物吸入等有关。

5. 焦虑　与病情重、病程长、预后差有关。

【护理措施】

1. 一般护理　保持病室安静,避免一切不必要的刺激,治疗、护理操作尽量集中进行。给予高热量、高蛋白质、高维生素、富含钙、易消化的清淡食物,如牛奶、鸡蛋、瘦肉、鱼、豆腐、新鲜水果、蔬菜等,少量多餐,耐心喂养。注意食物的营养及色、香、味、形的搭配,增进患儿食欲。

2. 对症护理　①合理使用抗结核药物,注意药物不良反应。②惊厥发作时,应在齿间置牙垫,以防舌咬伤。保持呼吸道通畅,给予吸氧,必要时吸痰或行人工辅助呼吸。③对病重及昏迷患儿,每日进行口腔护理 2～3 次。保持床单干燥整洁,用温水擦浴,按摩局部,每 2 小时翻身、拍背 1 次,促进血液循环,防止发生压疮。昏迷不能闭眼患儿,可涂眼膏,用纱布覆盖,保护角膜。④密切观察患儿生命体征、囟门、瞳孔、神志、尿量等变化。若出现剧烈头痛、喷射性呕吐、囟门膨隆、烦躁不安、惊厥等,提示颅内压增高。⑤出现瞳孔大小不等、对光反射减弱或消失、意识障碍加重、肌张力增高、呼吸不规则等则提示可能发生脑疝,应立即报告医生并配合抢救。必要时配合医生做好腰穿或侧脑室引流术,以减低颅内压,做好术后护理。

3. 心理护理　关怀体贴患儿及家长,了解其心理需求。诊疗操作时动作轻柔,及时解除患儿的不适。耐心解释、沟通,帮助患儿及家长克服焦虑,密切配合治疗护理。

【健康教育】

1. 向家长及患儿介绍本病及相关知识,强调全程、规律、合理用药的重要性,指导进行病情及药物毒副作用的观察。避免与开放性肺结核患者接触,定期门诊复查,停药后坚持随访观察3～5年。

2. 与患儿及家长一起讨论制订合理的生活制度,保证足够的休息时间,适当进行户外活动。注意饮食,供给充足的营养。

3. 指导家长对患儿呼吸道分泌物、餐具、痰杯等进行消毒处理。

4. 对失语、智力低下和有后遗症的患儿,指导家长进行语言训练、理疗、被动活动等功能训练。

📋 案例分析

患儿,女,2岁。因"不规则发热3周,间断抽搐、呕吐1周"入院。患儿3个月前患原发型肺结核,服用抗结核药1个月,症状好转后家长自行停药。查体:体温38.4℃,脉搏110次/min,呼吸32次/min,血压110/90mmHg。嗜睡,颈项强直,心肺无异常,脑膜刺激征(+)。入院后,医生诊断为"结核性脑膜炎"。

分析:

(1) 如何对患儿进行护理评估?

(2) 该患儿的主要护理诊断有哪些?如何护理?

(邹　华)

案例分析
参考答案

❓ 复习思考题

1. 试述 PPD 试验方法,简述其临床意义。

2. 如何对原发型肺结核患儿的家长进行健康教育?

3. 结核性脑膜炎早期有哪些临床表现?如何护理?

4. 结核性脑膜炎脑脊液有何改变?

扫一扫,测一测

第十六章 儿科护理技术

学习目标

　　掌握儿科给药法、体格测量、皮肤护理、人工喂养、婴儿抚触、静脉输液、温箱使用法、光照疗法的操作方法。熟悉股静脉穿刺法、婴幼儿灌肠法、换血疗法、心肺复苏的操作流程。了解儿科常用护理技术的操作注意事项。能熟练运用儿科常用护理技术对患儿实施临床护理。

第一节 给 药 法

一、儿童药物剂量计算

　　儿童用药剂量较成人应更准确,可按下列方法计算。医生会根据患儿具体情况进行调整,得出比较确切的药物用量。

(一)按体重计算

　　此法是最基本、最常用的计算方法,多数药物已给出每千克体重、每日或每次用药量,方便易行,故在临床应用广泛。公式为:

$$每日用药剂量 = 患儿体重(kg) \times 每日每千克体重所需药量$$
$$每次用药剂量 = 患儿体重(kg) \times 每次每千克体重所需药量$$
$$(或)每次用药剂量 = 每日用药剂量 / 每日给药次数$$

患儿体重应按实际测得值为准,若计算剂量超过成人剂量,则以成人剂量为限。

(二)按年龄计算

　　此法简单易行,用于剂量、适用幅度大,不需十分精确的药物,如营养类药物。公式为:

$$小儿剂量 = (年龄 + 2) \times 5\% \times 成人剂量$$

(三)按体表面积计算

　　此法较按体重、年龄计算更为准确,因其与基础代谢等生理活动的关系更为密切。公式为:

$$每日(次)剂量 = 每日(次)每平方米体表面积所需剂量 \times 患儿体表面积(m^2)$$
$$体重 \leqslant 30kg,儿童体表面积(m^2) = 0.035 \times 体重(kg) + 0.1$$
$$体重 > 30kg,儿童体表面积(m^2) = 0.02 \times [体重(kg) - 30] + 1.05$$

(四)从成人剂量折算

　　此法仅用于未提供儿童剂量的药物,所得剂量一般偏小,故不常用。

$$儿童剂量 = 成人剂量 \times 儿童体重(kg)/50$$

二、药物配制的原则

　　1. 配药及发药应精力集中。

2. 检查药物,以保证药物未变质及过期。

3. 核对药物名称、单位、剂量,在取药前,取药时及取药后均要核对,保证药物与服药单上所写一致。

4. 配药液时,将拇指按在所需量的刻度上,将药液从药瓶未贴标签的一侧倒出,以免弄脏药物标签,药液加至所需量的表面曲线最低处。

5. 配制药物时注意做到五个"正确",即患者、药物、剂量、给药时间与方法都要正确无误。

知识链接

儿童用药管理的八项 rights

1. 准确的药物(right medication)

2. 准确的患儿(right patient)

3. 准确的时间(right time)

4. 准确的用药途径(right route of administration)

5. 准确的剂量(right dose)

6. 准确的记录(right documentation)

7. 受教育的权利(right to be educated)

8. 拒绝的权利(right to refuse)

三、儿童给药方法

儿童给药的方法应以保证用药效果和安全为原则,综合考虑患儿的年龄、疾病、病情,决定适当的剂型、给药途径,以排除各种不利因素,减少患儿的痛苦。

(一)口服法

口服法是最常用的给药方法,对患儿身心的不良影响小,只要条件许可,尽量采用口服给药。

1. 婴幼儿通常选用糖浆、混悬剂、水剂或冲剂,也可将药片研碎加少量水或果汁(不超过一茶匙),但任何药物均不可混于奶中或主食哺喂,以免患儿因药物的苦味产生条件反射而拒绝进食。

2. 肠溶或时间缓释片剂、胶囊则不可研碎或打开服用,以免破坏药效。

3. 可选用滴管或去掉针头的注射器(注意避免与肌内注射和静脉推注的注射器相混淆,以减少用药途径错误给药)。

4. 用小药匙喂药,从婴儿口角处顺口颊方向慢慢倒入药液,待药液咽下后方将药匙拿开,以防患儿将药液吐出,每次量最多不超过1ml。此外,可用拇指和示指轻捏双颊,使之吞咽。

5. 婴儿喂药应在喂奶前或两次喂奶间进行,最好抱起婴儿或抬高其头部,避免让婴儿完全平卧或在其哽咽时给药,不可以捏住鼻子强行灌药,以防呛咳。如患儿在喂药中出现恶心,应暂停喂药,轻拍其背部或转移其注意力,待好转后再喂,防止呛咳、误吸。如呕吐不能避免时,应将头转向一侧,避免误吸入气管。

6. 幼儿及学龄前儿童服药时,可以使用药杯给药,应用坚定的语气以及患儿能听懂的语言,解释服药目的,给药后,及时表扬患儿的合作行为。

7. 5岁以上的年长儿,常用片剂或药丸,可鼓励和训练其自己服药,并给予患儿较多的自主性与控制感,可以选择吞药丸或磨成粉末。如选择吞药丸,可以协助患儿将药丸置于舌根,以利于吞咽。不可以欺骗患儿,将药物当成糖果,以免患儿不信任照顾者或造成误服的危险。

8. 青少年服药与成人相似,应尊重患儿隐私权,并说明服药的目的和药物副作用,须确定患儿服完药后才可以离开。

9. 如果患儿有使用鼻胃管或胃造瘘管，口服药物可通过管道注入，不过并非所有药物均适用直接注入十二指肠或空肠。另外，必须是液体或将药片研碎加少量水溶解后才可以通过管道注入，用药后冲洗以保持管道通畅。

10. 发药时，护士要帮助或看着患儿将药物服下后才能离开，以防患儿丢弃药物；若发药时患儿外出做检查，应将药物带回，待患儿回来再发药并协助服药。

（二）注射法

1. 皮内注射法 采用横刺进针法（其注射方式与前臂垂直）能减轻疼痛。尽量选用神经末梢分布较少的部位进行注射。如选取前臂掌侧中段做皮试，不仅疼痛轻微，更具有敏感性。

2. 肌内注射法 肌内注射法给药起效快，但对儿童刺激大，引起疼痛，且肌内注射次数过多可造成臀肌挛缩，影响下肢功能，非病情必需不宜采用。肌内注射常用的部位有股外侧肌、腹臀肌、背臀肌以及上臂三角肌。

（1）年龄小于2岁患儿首选股外侧肌注射；2岁至学龄期儿童首选腹臀肌注射；与成人不同的是，背臀肌建议5岁以上的患儿才考虑作注射部位，因为幼儿肌肉未完全发育而且坐骨神经占该区比例大，容易误伤；上臂三角肌则适用于3岁以上的儿童，作小剂量药物的注射部位。

（2）疫苗接种的注射部位通常选择腹臀肌和上臂三角肌，传统方法要回抽，以确保没有回血才注射，然而近年来研究显示不回抽能够减少疼痛不适感，而且股外侧肌和上臂三角肌没有大血管，不会出现并发症，因此美国疾病预防控制中心（Centers for Disease Control，CDC）已不推荐免疫接种注射时回抽。

（3）对不合作、哭闹挣扎的婴幼儿，可采取"三快"的特殊注射技术，即进针快、注药快及拔针快，以缩短时间，防止发生意外。

3. 静脉注射法 静脉注射可以分为静脉推注和静脉滴注。药效作用迅速。

（1）静脉推注多用于抢救。在推注时速度要慢，并密切观察，勿使药液外渗。

（2）静脉滴注不仅用于给药，还可以补充水分及营养、供给能量等。滴速应根据患儿年龄、病情进行调节，必要时应使用静脉输液泵或推注泵，以确保准确的液体入量，并注意保持静脉的通畅。

（三）外用法

以软膏为多，也可用水剂、混悬剂、粉剂、膏剂等。根据不同的用药部位，可对患儿手进行适当约束，以免因患儿抓、摸使药物误入眼、口而发生意外。

（四）其他方法

雾化吸入较常应用，但需有人在旁照顾。灌肠给药采用不多，可用缓释栓剂，例如常用肛门给药法，给予通便剂或退热药。含剂、漱剂在婴幼儿使用不便，年长儿可以使用。经耳道给药时，注意正确的拉耳方法：3岁以下，将耳垂往下往后拉；对3岁以上的儿童，则将耳垂往上往后轻拉。眼部用药时，牵拉下眼皮将药水滴在牵拉的下眼皮凹里边，注意不要将药水直接滴在黑眼珠上，滴完眼药按压泪小点、泪小管的地方3~5分钟，减少药液流入鼻腔的量。

第二节 体 格 测 量

一、体重测量法

（一）目的

评估儿童体格发育的情况，判断儿童的营养状况，并为临床输液量、给药量和乳量计算提供依据。

（二）准备

1. 护士准备　着装整齐，修剪指甲，洗手。

2. 环境准备　室内安静、清洁、温暖、光线明亮。

3. 用物准备　根据儿童年龄备好体重秤，如电子婴儿体重秤、儿童体重秤或成人体重秤，一次性垫巾、手消毒液、护理记录单。

（三）操作步骤

1. 婴儿体重测量法

（1）将电子婴儿体重秤接通电源，打开开关，确认功能正常。

（2）将一次性垫巾铺在体重秤上，去除婴儿衣服及尿布，将婴儿轻轻放于秤盘上，待体重秤的数值稳定后准确读数，并记录。

（3）如室温较低，可先称出衣服、尿布及包被的重量，然后给婴儿穿衣，包好包被后再测。后者重量减去前者重量，即为婴儿体重。

2. 儿童体重测量法

（1）调节儿童体重秤指针至零点。

（2）称重前确定空腹并排空膀胱，协助儿童脱下外套及鞋子，穿单衣进行测量。

（3）儿童稳站于体重秤的站板上（图 16-1），两手自然下垂，不可接触其他物体，待体重秤指定后，准确读数并记录。

（4）如儿童不能合作或病重不能站立，可用成人体重秤，由测量者（或家属）抱儿童一起称重后减去成人的体重，即为儿童体重。

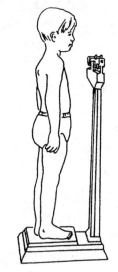

图 16-1　儿童体重测量法

（四）注意事项

1. 每次测量前对体重秤进行校对，测量时先调至零点，平衡后方可使用。

2. 电子婴儿体重秤适用于 3 个月以内婴儿。除新生儿记录体重以克（g）为单位外，其余均以千克（kg）记录。

3. 测量中注意安全及保暖，如为婴儿测体重时，操作者两手应守护在婴儿两侧，以确保安全。

4. 如需每日测量体重者，应用同一体重秤在每日的同一时间空腹进行。

5. 若测得的数值与前次差异较大，应重新测量。体重降低较多者应报告医生，查找原因。

二、身高（身长）、坐高（顶臀长）测量法

（一）目的

用于评估儿童体格发育的状况，为相关疾病的判断提供依据。

（二）准备

1. 护士准备　着装整齐，修剪指甲，洗手。

2. 用物准备　身高（坐高）测量器、身长（顶臀长）测量板或带有身高量杆的体重秤、清洁软布、手消毒液、护理记录单。

3. 环境准备　室内安静、清洁、温暖、光线明亮。

（三）操作步骤

1. 婴幼儿身长（顶臀长）测量法

（1）将清洁软布铺在测量板上，脱去帽子和鞋袜，使婴幼儿仰卧于量板的中线上。

（2）将婴幼儿头顶部轻触测量板顶端，头部扶正，双手自然伸平。

（3）测量者左手按住婴幼儿双膝，使两腿伸直。右手推动滑板贴至两足足底且两侧标尺刻度读数相同，读出身长厘米数（图 16-2）。

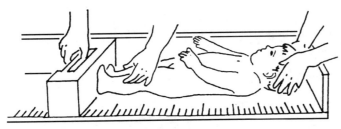

图 16-2　婴儿身长测量法

（4）将婴幼儿双腿抬起与底板垂直，推滑板至紧贴臀部，读出顶臀长厘米数（图 16-3）。

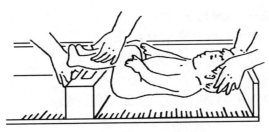

图 16-3　婴儿顶臀长测量法

2. 儿童身高（坐高）测量法

（1）脱去鞋、帽、袜，让儿童站立在立位测量器上或带有身高量杆的体重秤上。

（2）使儿童足跟、臀部、肩胛骨及枕部同时靠在量杆上，两眼正视前方，抬头挺胸收腹，两臂自然下垂，两足足跟并拢，足尖分开 60°。

（3）测量者移动测量器头顶板，与儿童头顶接触，头顶板与量杆成 90°，读出身高厘米数（图 16-4）。

（4）儿童坐于坐高测量器上，两大腿伸直与躯干成直角并与地面平行。头与肩部的位置与测量身高的要求相同。将头顶板与儿童头顶接触，头顶板与量杆成 90°，读出坐高厘米数（图 16-5）。

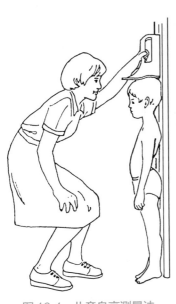

图 16-4　儿童身高测量法

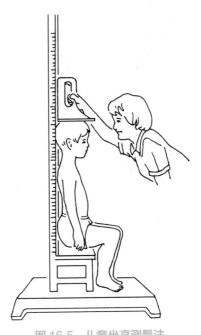

图 16-5　儿童坐高测量法

（四）注意事项

1．婴幼儿测量时，量板与婴幼儿足底垂直，推动滑板时动作应轻快。

2．3岁以下仰卧位测量身长，3岁以上立位测量身高。

3．读数要准确，精确至0.1cm。

三、头围测量法

（一）目的

评估儿童颅骨和大脑发育的情况，协助疾病诊断。

（二）准备

1．护士准备　着装整齐，修剪指甲，洗手。

2．用物准备　软尺、手消毒液、护理记录单。

3．环境准备　室内安静、清洁、舒适、光线明亮。

（三）操作步骤

1．测量者站于儿童的前方或右侧，协助儿童取坐位或立位。

2．测量者用左手拇指将软尺零点固定于儿童头部一侧眉弓上缘，左手中、示指固定软尺于枕骨粗隆，手掌固定儿童头部。右手持软尺紧贴头皮绕枕骨结节最高点至另一侧眉弓上缘，回至零点。

3．准确读出头围厘米数，记录（图16-6）。

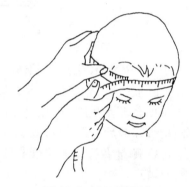

图16-6　头围测量法

（四）注意事项

1．测量用的软尺不能过于柔软，否则会增加测量误差。

2．脑积水、急性脑水肿患儿，应每日测量头围。

3．头发过多或有辫发者，应将其拨开。

4．测量结果要精确至0.1cm。

四、胸围测量法

（一）目的

评估儿童胸廓、胸背肌肉及肺发育情况，协助疾病诊断。

（二）准备

1．护士准备　着装整齐，修剪指甲，洗手。

2．用物准备　软尺、手消毒液、护理记录单。

3．环境准备　室内安静、清洁、舒适、光线明亮。必要时屏风遮挡。

（三）操作步骤

1．协助儿童取卧位或立位，两臂自然平放或下垂。

2．用软尺沿乳头下缘水平绕胸一周为胸围。测量者用左手将软尺零点固定于儿童一侧乳头下缘，右手将软尺紧贴皮肤，经背部两侧肩胛骨下缘绕胸一周回至零点。

3．取平静呼吸时的中间厘米数，或吸、呼气时的平均数。

（四）注意事项

1．3岁以上儿童取立位测量。

2．乳腺已发育的女孩测量胸围时，软尺应固定于胸骨中线第4肋间。

3．测量准确，读数精确至0.1cm。

第三节 皮 肤 护 理

一、更换尿布法

（一）目的

保持臀部皮肤清洁、干燥、舒适，防止尿液、粪便等因素对皮肤长时间的刺激，预防尿布皮炎的发生或使原有的尿布皮炎逐步痊愈。

（二）准备

1. 护士准备 评估婴儿情况，观察臀部皮肤状况；操作前洗手、戴口罩。

2. 环境准备 调节室温至 26～28℃，避免空气对流。

3. 婴儿准备 进食前或空腹。

4. 用物准备 尿布、尿布桶、必要时备面盆及温水、小毛巾，护臀霜；有尿布性皮炎者按臀部皮肤情况准备用物（棉签、弯盘、0.02% 高锰酸钾溶液、2%～5% 鞣酸软膏、氧化锌软膏、紫草油、咪康唑霜、烤灯等）。

（三）操作步骤

1. 携用物至床旁，核对婴儿信息，向家长解释更换尿布的目的。

2. 解开包被，拉高婴儿的上衣，避免被排泄物污湿。

3. 解开尿布，一只手抓住患儿双脚轻轻提起，另一只手用尿布的前半部分较洁净处从前向后擦拭婴儿的会阴部和臀部，并将此部分遮盖尿布的污湿部分后垫于婴儿臀下。

4. 用湿纸巾或蘸温水的小毛巾从前向后擦净臀部皮肤，注意擦净皮肤的皱褶部分并晾干。如果臀部皮肤发红，温水清洗后用小毛巾轻轻蘸干。

5. 将预防尿布炎或治疗尿布炎的软膏、药物涂抹于臀部，注意涂抹易于接触排泄物或皮肤发红的部位。

6. 一只手提起婴儿双脚，抬高臀部，另一只手撤去脏尿布。

7. 将清洁的尿布垫于腰下，放下婴儿双脚，系好尿布，大小、松紧适宜。新生儿脐带未脱落时，需将尿布前部的上端向下折，保持脐带残端处于暴露状态。

8. 拉平衣服，包好包被，再次核对患儿信息。

9. 观察排泄物性状，或根据需要称尿布重量。

10. 清理用物，盖好被子，洗手，记录观察内容。

技能要点

臀红护理要点

臀红是婴儿臀部皮肤受粪便、尿液及漂洗不净的湿尿布刺激、摩擦或局部湿热等引起皮肤潮红、溃破，甚至糜烂及表皮剥脱，又称为尿布性皮炎。临床根据皮损的程度分为轻度（表皮潮红）和重度，重度又分为三度：重Ⅰ度（局部皮肤潮红，伴有皮疹）、重Ⅱ度（除以上表现外，伴有皮肤破溃、剥脱）、重Ⅲ度（局部大片糜烂或表皮剥脱，有时可继发细菌或真菌感染）。

轻度臀红者，用温水清洁皮肤后局部涂护臀霜、鞣酸软膏或紫草油，也可使臀部暴露于空气或阳光下 10～20 分钟，之后再涂药，每日 2～3 次；重度臀红者，可用红外线灯或鹅颈灯照射，灯泡 25～40W，灯泡距臀部患处 30～40cm，照射 10～15 分钟，每日 2～4 次。烤灯时应有护士守护患儿，避免受伤，烤灯后局部涂紫草油或康复新溶液。继发细菌或真菌感染时，先用0.02%高锰酸钾溶液洗净吸干，然后涂硝酸咪康唑霜，每日2次，用至局部感染控制。

注意：禁用肥皂洗臀部，禁用塑料布或油布包裹臀部。

（四）注意事项

1. 用物携带齐全，避免操作中离开婴儿。
2. 禁止将婴儿单独留在操作台上，始终确保一只手与婴儿接触，防止婴儿翻滚坠落。
3. 注意保暖，换尿布时，动作要轻快，避免暴露上半身。
4. 尿布应透气性好、吸水性强，根据需要可选择一次性尿布或棉质尿布，并应做到勤更换。
5. 尿布包扎应松紧合适，大腿和腰部不能留有明显的缝隙，造成泄物外溢。
6. 男婴要确保阴茎指向下方，避免尿液从尿布上方漏出。

二、婴儿沐浴法

婴儿沐浴法

（一）目的

保持婴儿皮肤清洁、舒适，协助皮肤排泄和散热，促进血液循环，促进皮肤触觉发育，提高婴儿体温的自我调控能力、增进身体的舒适感和情感交流，沐浴也是全身体格检查的好时机。

（二）准备

1. 护士准备 评估婴儿病情，观察全身皮肤状况；操作前洗手，穿防水围裙。

2. 环境准备 关闭门窗，调节室温至26～28℃。

3. 婴儿准备 进食后1～2小时或进食前。

4. 物品准备

（1）平整的操作台、婴儿尿布及衣服、大毛巾、小毛巾、湿纸巾、包被、系带、浴巾（擦浴时再加浴毯一条）、浴盆、婴儿磅秤。

（2）护理篮内有无菌棉签、棉球、消毒液状石蜡、75%乙醇或碘伏消毒液、弯盘、护臀用品（根据需要准备护臀霜或鞣酸软膏等）、婴儿皂或婴儿沐浴露、水温计、梳子、指甲刀。

（3）每个浴盆内放2/3满或1/2满温热水（先放冷水，再放热水，使水温维持在38～40℃）。

（4）其他：必要时准备床单、枕套等。

（三）操作步骤

1. 将用品带至床旁，核对婴儿信息，向家长解释沐浴的目的。
2. 把准备更换的衣物按顺序摆好。
3. 用水温计测试水温。
4. 抱婴儿于操作台，脱去衣服及尿布，评估全身皮肤，用大毛巾包裹患儿全身，测量体重并记录。
5. 左臂及腋下夹住婴儿臀部及下肢，以左前臂托住婴儿背部，左手掌托住头颈部，拇指与中指分别将婴儿双耳廓折向前按住，防止水流入造成内耳感染，将婴儿抱至沐浴处。
6. 擦洗面部，用单层面巾擦眼（由内眦向外眦），更换面巾部位以同法擦另一眼，然后擦耳廓及耳后皮肤，最后擦面部，鼻孔用棉签清洁，禁用肥皂清洗面部。
7. 擦洗头部，右手将沐浴露挤于手上，洗头、颈、耳后，用清水冲洗擦干（图16-7）。
8. 盆底铺垫一块浴巾，以免婴儿滑跌入盆内，解开大毛巾和尿布，取下尿布放入尿布桶内，护士左手握住婴儿左臂靠近肩处，使其颈枕于护士手腕处，以右前臂托住婴儿左腿，用右手握住患儿左腿靠近腹股沟处使其臀部位于护士手掌上，轻放婴儿于水中（图16-8）。

9. 用右手抹沐浴露按顺序洗颈下、胸、腹、腋下、臂、手、会阴、腹股沟、腿、脚,随洗随冲净。

10. 左、右手交接婴儿,右手从婴儿前方握住其左肩及腋窝处,使婴儿头靠在操作者右手臂上(图 16-9),左手抹沐浴露清洗婴儿后颈、背、臀部,随洗随冲净。在清洗过程中,操作者始终保持一手握牢婴儿,注意观察皮肤情况,洗净皮肤皱褶处,如颈部、腋下、腹股沟、手指或足趾缝等。

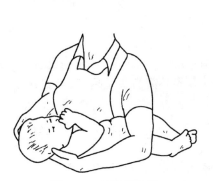 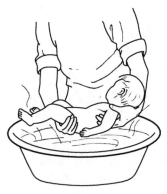 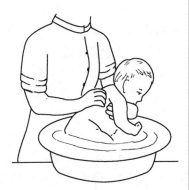

图 16-7　婴儿洗头法　　　　图 16-8　婴儿出入浴盆法　　　图 16-9　洗背部时扶持婴儿方法

11. 迅速将婴儿依照放入水中的方法抱出,用大毛巾包裹全身并吸干水分,检查全身各部位。脐带未脱落者,用无菌棉签蘸取 75% 乙醇或复合碘以脐根部慢慢向外擦拭脐窝,然后擦拭脐带残端和脐周,每个部位重复 2 遍。若脐部有渗血、渗液或酸性分泌物应及时通知医生并遵医嘱给予处理。头顶部有皮脂结痂时,可涂液状石蜡浸润,次日轻轻梳去结痂,再清洗之。擦干臀部,局部涂护臀用品,必要时用液状石蜡棉签擦净女婴大阴唇及男婴包皮处污垢。

12. 包好尿布,穿好衣服,检查婴儿眼、耳、口、鼻,根据实际情况给予清洁或处理,必要时修剪指 / 趾甲。

13. 将婴儿送回母亲身旁,再次核对腕带。

14. 整理用物,洗手,记录。

(四)注意事项

1. 沐浴于喂奶前或喂奶 1 小时后进行,以防呕吐或溢奶。

2. 动作轻快,注意保暖,避免受凉;注意水温,防止烫伤;不可将婴儿单独置于操作台上,以防坠落。

3. 勿使沐浴露或水进入耳、眼内。

4. 在沐浴过程中用温柔的语言与婴儿沟通。注意观察婴儿面色、呼吸、皮肤、肢体活动等,如有异常,停止操作,及时报告,遵医嘱给予处理。

5. 不可用力去除婴儿头部皮脂结痂,可涂油剂浸润,如液状石蜡、植物油等,待痂皮软化后清洗。

第四节　人工喂养

一、管饲喂养

(一)目的

吸吮吞咽困难、不能经口摄取食物的患儿,通过胃管灌注流质食物、水分和药物,以保证营养摄入和治疗需要。

（二）准备

1. 护士准备　评估患儿病情、鼻饲史、饮食过敏史、鼻腔情况、着装整洁，洗手，戴口罩。

2. 环境准备　室内清洁，光线充足，空气清新。

3. 患儿准备　更换尿布或上厕所，取舒适体位。

4. 物品准备　胃管、20ml 注射器、无菌手套、无菌棉签、治疗盘、纱布 2 块、治疗巾、听诊器、记号笔、手电筒、医用胶布、别针、生理盐水、一次性药碗、水杯（内装 38～40℃适量温开水）、管饲液或药物、镊子、管道标识贴、水温计、手消毒液。

（三）操作步骤

1. 携用物至床旁，核对医嘱与患儿信息，向家长解释管饲喂养的目的、过程，以取得配合。

2. 患儿半卧或平卧位，无法坐起者取右侧卧位，头偏向一侧，昏迷患者头稍后仰，抬高床头 30°～45°。

3. 置管法

（1）颌下铺治疗巾，将弯盘置于口角处，备好胶布。

（2）检查患儿鼻腔或口腔是否有畸形、破损、息肉等，棉签蘸温开水后清洁患儿鼻腔或口腔。

（3）戴手套，检查注射器，连接胃管，检查胃管是否通畅。

（4）测量胃管长度并做好标记。其中，经口插管长度为鼻尖 - 耳垂 - 剑突，经鼻插管长度为发际 - 鼻尖 - 剑突 +1cm。

（5）将生理盐水倒于纱布上，润滑胃管前端。

（6）一手持纱布托住胃管，一手持镊子夹住胃管前端沿患儿鼻腔或口腔轻轻插入，待插到咽喉部时嘱患儿深吸气并做吞咽动作（昏迷患儿或小婴儿插胃管时，将患儿头部托起，使下颌靠近胸骨柄以增大咽喉部通道的弧度），使胃管沿咽喉部徐徐送入。

（7）插至胃管标记处时，停止送管，检查口腔内有无胃管盘曲及胃管是否在胃内。判断胃管在胃内的方法包括：①注射器抽取有胃液；②胃管一端放在水中，无气泡逸出；③用注射器将少许空气打入胃管中，听诊有气过水声。用胶布固定胃管于患儿鼻翼及颊部，并在胃管的末端贴上标识贴，注明插管的日期、时间并签名。

（8）开口端连接注射器，先回抽，见有胃液抽出，缓慢注入少量温开水，用注射器抽取管饲流质，排尽空气，连接胃管接口，缓慢灌入。管饲速度及管饲量视管饲流质的浓度及患儿情况而定，新生儿及小婴儿管饲时，不宜推注，可撤去针栓，将管饲流质注入空针筒以自然引力灌入胃内。

（9）全部流质食物或者药物管饲完成后，再次注入少量温开水，以冲净胃管。

（10）管饲完毕，关闭胃管末端或将胃管开口反折、用纱布包好，用别针固定在患儿枕旁或患儿衣领处。

（11）核对医嘱与患儿信息，整理床单位，告诉患儿家属或患儿维持原卧位 20～30 分钟，有不适及时告知医护人员。

（12）清理用物，洗手，记录管饲流质的名称、液量及管饲时间。

4. 拔管法　用于患儿停止管饲或管饲期间需要更换胃管时。

（1）备齐用物至床旁，核对患儿信息。

（2）协助患儿取坐位或右侧卧位，将弯盘置于颌下，轻轻揭开胶布。

（3）用纱布包裹近鼻端胃管，边拔边用纱布擦拭胃管，到咽喉处时，用手捏紧胃管并快速拔出，以免胃管内液体反流入胃管，胃管拔除后放于弯盘内。

（4）清洁患儿口鼻部，协助年长儿漱口，取舒适体位，整理床单位和用物。

（四）注意事项

1. 插管过程中，若出现恶心，应暂停片刻，若出现咳嗽、呼吸困难、发绀等，表示误入气管，应立即拔出，休息片刻后重插；插入不畅时，应检查胃管是否弯曲在口中。

2．每次确定管饲前，均需证实胃管在胃内，方可注入。管饲前进行回抽，确定胃内是否有潴留，并记录潴留量。管饲时应根据患儿情况选择补足余量或继续喂养，潴留量大时，应通知医生是否暂停管饲。

3．根据患儿体重，选择型号合适的胃管。通常情况下，体重为2kg者，选择6F型号；3～9kg者，选择8F型号；10～20kg者，选择10F型号；21～30kg者，选择12F型号；31～50kg者，选择14F型号；>50kg者，选择16F型号。

4．勿使用液状石蜡润滑胃管，以免误入气管造成坠积性肺炎的危险。

5．管饲食物与药物须分开注入。管饲温度38～40℃，避免空气入胃引起腹胀。

6．长期管饲者，应每日做口腔护理2次，普通胃管每周更换，硅胶胃管每月更换，双侧鼻孔交替插入。

7．新生儿呼吸以鼻通气为主，鼻腔留置胃管会不同程度地影响呼吸功能，宜选择经口留置胃管。

二、奶瓶喂养

（一）目的
因某些原因不能母乳喂养，且有吸吮能力的婴儿提供足够的液体和营养，满足婴儿生长发育的需要。

（二）准备
1．护士准备　评估患儿口腔黏膜完整性、腹部的症状和体征，衣帽整洁，洗手，戴口罩。

2．环境准备　室内空气清新，温湿度适宜，保持安静。

3．患儿准备　更换尿布。

4．物品准备　适宜温度和量的奶液、奶瓶、孔径适宜的奶嘴、小毛巾、记录单。

（三）操作步骤
1．核对医嘱与患儿信息、奶液种类、量及时间，向家长解释奶瓶喂养的目的。

2．哺喂姿势　环抱婴儿，使其头部枕于操作者肘窝处，呈头高足低位。不能抱起者协助患儿取右侧卧位，抬高床头30°，将小毛巾围于患儿颌下。

3．将奶瓶倒转，先滴1～2滴于手腕内侧试温，以温热（40℃左右）不烫为宜。倾斜奶瓶，奶嘴内充满乳液，婴儿充分含住奶嘴吸吮。

4．喂奶完毕，用毛巾一角轻擦患儿口角旁乳液。

5．竖抱患儿，将患儿头部靠于操作者肩部，轻拍患儿背部以排出咽下的空气。

6．协助患儿取右侧卧位，并抬高床头30°。

7．清理用物，洗手，记录进乳量、时间及哺乳情况。

8．用清水冲洗奶瓶及奶嘴，煮沸消毒5～10分钟。

（四）注意事项
1．检查奶嘴孔大小是否合适，避免过大或过小。奶嘴孔过大，容易引起呛咳、窒息；奶嘴孔过小，患儿吸吮费力、能量消耗大。3～4个月内的婴儿用的奶嘴孔，以奶瓶倒置时两滴奶之间稍有间隔为宜。4～6个月的婴儿宜用奶液能连续滴出的奶嘴孔。6个月以上的婴儿可用奶液能较快滴出形成"一条直线"的奶嘴孔。

2．为了防止吸入空气引起腹胀或呕吐，喂哺时乳液要始终充满奶嘴。

3．奶瓶嘴不要压在婴儿唇上，以免妨碍吸吮和吞咽。

4．防止喂奶时奶液污染患儿衣服和颈部，避免引起皮肤炎症。

5．喂奶时注意力集中，耐心喂养，警惕患儿误咽的发生。故喂奶时应观察患儿吸吮力、面色、呼吸状态，以及有无呛咳、恶心、呕吐等。患儿有咳嗽、面色改变时应将乳头及时拔出，轻拍其背部,待其休息片刻后再喂。

6. 喂奶后观察有无溢乳、呕吐、腹胀等情况,防止呕吐后引起的误吸。

第五节 婴 儿 抚 触

婴儿抚触法

(一)目的

1. 促进婴儿血液循环和新陈代谢,增强机体免疫力,提高应激能力。

2. 改善婴儿呼吸系统、循环系统、消化系统功能,利于生长发育。

3. 使婴儿情绪稳定,减少哭闹,改善睡眠,增进与父母的情感交流。

(二)准备

1. 护士准备 评估婴儿身体情况,包括出生情况、体温、沐浴后情况,皮肤完整性。操作者修剪指甲,摘下首饰,洗手。

2. 环境准备 关闭门窗,调节室温至 26～28℃,舒适、安静,可播放柔和的音乐。

3. 婴儿准备 沐浴后或两次喂奶之间。

4. 物品准备 治疗盘、平整的操作台、温度计、润肤油、湿纸巾、婴儿尿布、衣服及包被。

(三)操作步骤

1. 核对婴儿信息,向家长解释抚触的目的。

2. 解开婴儿包被和衣服。

3. 将润肤油倒在双手中,揉搓双手温暖后进行抚触。抚触动作开始要轻柔,慢慢增加力度,每个动作重复 4～6 次。抚触的步骤:头面部→胸部→腹部→上肢→下肢→背部。

(1)头面部(舒缓脸部紧绷):两拇指指腹以眉间滑向两侧至发际;两拇指指腹从下颌部中央向两侧向上滑动呈微笑状;一手轻托婴儿头部,另一手指腹从婴儿一侧前额发际抚向枕后,避开囟门,中指停在耳后乳突部轻压一下;换手,同法抚触另一侧。

(2)胸部(顺畅呼吸循环):一手指腹以胸部的外下方(肋下缘)向对侧外上方滑行至肩部,避开新生儿的乳头。换手,同法抚触另一侧。

(3)腹部(有助于肠胃活动):双手指分别按顺时针方向按摩婴儿腹部,避开脐部。

(4)上肢(增强协调功能):两手呈半圆形交替握住婴儿的上臂向腕部滑行,在滑行过程中,从近端向远端分段挤捏上肢;双手挟着手臂,从近端向远端轻轻搓滚肌肉群至手腕;用拇指从手掌心按摩到手指,并轻轻提拉每个手指;同法抚触另一侧。

(5)下肢(增加运动协调功能):两手呈半圆形交替握住婴儿的大腿向脚踝部滑行,在滑行过程中,从近端向远端分段挤捏下肢;双手挟着下肢,从近端向远端轻轻搓滚肌肉群至脚踝;双拇指指腹从脚掌心抚触到脚趾,从脚趾两侧轻轻提拉每个脚趾;同法抚触另一侧。

(6)背部(舒缓背部肌肉):使婴儿取俯卧位,以脊柱为中线,两手掌分别于脊柱两侧由中央向两侧滑行,从背部上端开始逐渐下移到臀部,最后由头顶沿脊椎抚触至臀部。

4. 核对婴儿信息,包好尿布、穿衣。

5. 清理用物,洗手。

(四)注意事项

1. 保持环境安静,室内温度适宜,抚触时注意与婴儿进行语言和目光的交流。

2. 婴儿抚触最好在婴儿沐浴后进行,时间为 10～15 分钟。注意用力适当,避免过轻过重;避免在饥饿和进食后 1 小时内进行。

3. 抚触过程中注意观察婴儿的反应,如果出现哭闹、肤色改变、兴奋性增加、肌张力提高等,应暂停抚触,反应持续 1 分钟以上应停止抚触。

第六节　静　脉　输　液

儿童静脉输液根据使用工具和置入部位不同,分为外周静脉输液、中心静脉输液、植入式静脉输液港等。外周静脉输液最为常用,包括头皮针静脉输液、留置针静脉输液,临床穿刺部位首选手臂部静脉,如手背静脉、上臂静脉等。如果以上静脉条件不好,可选择头部静脉,不能行走的小儿也可以选择下肢静脉。

一、头皮针静脉输液法

（一）目的

1. 使药物快速进入体内。

2. 补充液体、营养,维持电解质平衡。

（二）准备

1. 护士准备　评估患儿病情、年龄、意识状态、合作程度、药物过敏史;评估穿刺部位的皮肤及血管状况;着装整洁,修剪指甲,洗手,戴口罩。

2. 环境准备　室内清洁、宽敞,光线明亮。

3. 患儿准备　协助患儿排尿或更换尿布。

4. 用物准备

（1）治疗盘:输液器、头皮针、注射器、输注药物、安尔碘、无菌棉签、无菌敷贴、弯盘、输液卡。

（2）其他物品:备皮刀、砂轮、肥皂、纱布、便盆、输液架,必要时备小夹板及绷带。

（三）操作步骤

1. 在治疗室检查并核对药液及输液器,消毒输液瓶口,按医嘱加入药物,连接输液器。

2. 携用物至床旁,再次核对患儿,查对药液,无误后挂输液袋于输液架上,排尽空气,备好胶布。

3. 头部静脉穿刺

（1）患儿取仰卧位,助手固定患儿肢体和头部,操作者立于或坐于患儿头端,选择静脉,根据情况剃去穿刺部位头发,擦净备皮区皮肤,清晰暴露血管,常规消毒,再次核对。

（2）操作者左手拇指、示指分别绷紧血管两端皮肤,右手持针柄,在距离静脉最清晰点后移约0.3cm处,将针头与皮肤呈15°~20°角刺入皮肤,沿血管徐徐进针,见回血固定针头,打开调节器,滴注通畅后用无菌敷贴固定。

4. 根据患儿病情、年龄、药物性质调节输液速度。再次核对,告知家长输液过程中的注意事项。

5. 协助患儿取舒适体位,整理床单位。

6. 整理用物,洗手,记录等。

（四）注意事项

1. 严格执行查对制度和无菌原则,注意药物配伍禁忌。

2. 针头刺入后,如无回血可用注射器轻轻抽吸,仍无回血时试推少量液体,若通畅无阻,皮肤无隆起、无变色,说明穿刺成功;如皮肤变白表明进入动脉,应立即拔出针头重新穿刺。

3. 穿刺过程中要密切观察患儿面色和病情变化,以免发生意外。

4. 加强巡视,观察液体流入是否通畅、穿刺部位是否肿胀、患儿有无不适等,出现异常及时处理。

ER-16-5

小儿头皮静脉
输液法

5. 长期输液者,要注意保护和合理使用静脉,可选择静脉留置针或经外周穿刺的中心静脉置管。

知识链接

静脉输液穿刺部位选择

1. 新生儿及婴幼儿最常用头皮静脉作为穿刺部位。其特点是易于固定、体位舒适,不影响其他诊疗和护理工作,便于保暖;一般多为额上静脉、颞浅静脉、耳后静脉等(图 16-10)。

2. 年长儿童常用四肢静脉,除上肢的桡静脉、手背静脉、肘正中静脉,小儿由于下肢的静脉窦发育尚不完善,也可以选用踝静脉及足背静脉。

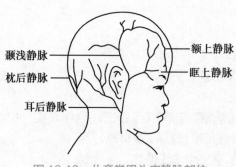

图 16-10 儿童常用头皮静脉部位

二、留置针静脉输液法

(一)目的
1. 保持静脉通道通畅,便于抢救、给药等。
2. 减少静脉穿刺次数,减轻患儿痛苦,有利于保护血管。

(二)准备
1. 护士准备 评估患儿病情、年龄、意识状态,合作程度,药物过敏史,穿刺部位皮肤及血管状况,着装整洁,修剪指甲,洗手,戴口罩。

2. 患儿准备 选择头部静脉时应剃去穿刺部位头发,洗净并擦干穿刺部位。协助患儿排尿,为小婴儿更换尿布。

3. 环境准备 室内清洁、宽敞,光线明亮,保持安静,必要时屏风遮挡。

4. 用物准备

(1)治疗盘:治疗巾、输液器、头皮针或输液连接器(肝素帽或三通接头或无针输液接头)、复合碘消毒棉签或消毒液、无菌棉签、液体及药物、静脉留置针、封管液(0.9% 氯化钠溶液或依据病情选择肝素溶液)、透明敷贴、弯盘、止血带、胶布、手表、输液卡。

(2)其他物品:根据需要备剃刀、砂轮、纱布、输液架、便盆,必要时备小夹板及绷带。

(三)操作步骤
1. 在治疗室检查药液和输液器,消毒输液瓶口,按医嘱加入药物,将输液器针头插入输液瓶塞内,关闭调节器。

2. 携用物至床旁,核对患儿信息与医嘱单,向家长解释静脉留置的目的并取得配合。

3. 查对药液,无误后将输液瓶挂于输液架上,排尽空气,备好胶布。

4. 检查留置针包装,取出留置针,将输液针头刺入肝素帽至针头根部(或使用 0.9% 氯化钠封管液连接无针连接器,再连接留置针),排尽留置针内气体。

5.　选择穿刺血管,以穿刺点为中心,由内向外螺旋式消毒,面积大于贴膜面积,不小于8cm×8cm,待干。扎止血带,以同样方法反向消毒第二次,待干,再次核对。

6.　去除留置针护针套,查看针尖和套管尖端完好,旋转针芯、松动外套管,左手拇指绷紧穿刺部位皮肤固定静脉,右手拇指、示指持留置针针柄,针尖斜面向上,使针头与穿刺部位皮肤呈15°～30°角进针,进针速度宜慢,见回血后放小角度(5°～15°)顺静脉再进针少许,确保套管尖端进入血管后撤针芯(2～3mm),将外套管及针芯全部送入静脉内,松止血带、打开输液调节阀,确定液体滴入通畅后,撤出针芯,放于锐器收集器中。

7.　取出无菌透明敷贴,以穿刺点为中心,采用无张力固定方法对留置针做密闭式固定,记录穿刺日期和时间,将记录胶条粘贴在Y形连接座上。用胶布固定插入肝素帽内的输液器针头及输液管。

8.　调节滴速,再次核对,签字并向患儿及家长交代注意事项。

9.　输液完毕,拔出输液器针头,常规消毒肝素帽胶塞或无针连接器,使用封管液脉冲式正压冲封管,冲封管液量=(留置针容量+头皮针/无针连接器容量)×2,边推注边夹闭留置针,后边退边拔针。

10.　再次输液时,常规消毒肝素帽胶塞或无针连接器,连接注射器,抽吸回血,用生理盐水冲管,确认通畅后,将输液针头或无针连接器连接肝素帽,打开调节器,调节滴速。

11.　输液完毕,关闭调节器,去除胶布与贴膜,拔出留置针,局部按压至不出血为止,告知患儿或家属穿刺点24小时勿沾水。

12.　整理床单位,整理用物,洗手并记录。

(四)注意事项

1.　选用相对粗直、有弹性、血流丰富、无静脉瓣、易于固定且避开关节的血管。首选手背静脉、足背静脉、大隐静脉、前臂贵要静脉等,也可选择额上静脉、颞浅静脉等。对外周静脉条件不好者可选择胸腹壁或腋下静脉。

2.　穿刺前,仔细检查套管尖端是否有分叉破损、针头有无倒钩,套管有无断裂、开叉等情况。

3.　在满足治疗前提下选用最小型号、最短的留置针。

4.　严密观察是否有输液并发症发生,并及时处理。一般情况下,留置针可留置到治疗结束。特殊情况下,可依据温度、湿度及是否存在感染征象等缩短留置时间,如穿刺部位导管堵塞,应拔管重新穿刺,切忌用力推注;如敷贴有潮湿、渗血应及时更换,发生留置针相关并发症,应拔管,并做好局部处理(表16-1)。

5.　妥善固定,告知患儿及家长注意不要抓挠留置针,护士应注意观察。

6.　不应在穿刺肢体一侧上端使用血压袖带和止血带。

表 16-1　静脉输液常见并发症及处理

并发症	临床表现	常见原因	预防及处理
外渗/渗出	输液部位疼痛并逐渐加剧;局部肿胀;静脉推注时感觉有阻力;滴注过程中溶液速度突然变慢;浸润部位周围皮肤发白、发凉	1.穿刺部位或血管选择不当 2.固定不当 3.患儿烦躁不安 4.置入技术不当	1.停止输液,回抽所有液体,拔除留置针 2.根据外渗药物种类选择处理方法 3.选择适当的穿刺部位、血管、型号适宜的留置针 4.妥善固定留置针,必要时对患儿加强固定 5.避免反复穿刺同一血管

续表

并发症	临床表现	常见原因	预防及处理
导管堵塞	回抽无回血或回血不畅；输液时滴速缓慢；输液部位出现渗出/外渗或肿胀/渗液；电子输液装置多次发出堵塞警报	1. 输注黏稠性药液后导管冲洗不彻底 2. 多种药物混合时未注意药物配伍禁忌，造成不溶性颗粒 3. 封管液种类、用量及封管方法不对 4. 患儿凝血机制异常	1. 根据堵塞物的种类及性质进行处理。不溶性微粒堵塞应立即拔针。新鲜血栓可用 10ml 注射器轻轻回抽凝块 2. 正确配置药液 3. 正确冲封管
静脉炎	局部组织发红、肿胀、疼痛，沿静脉走向出现条索状红线，有时伴有畏寒、发热等全身症状	1. 无菌技术不到位 2. 输注高渗液体 3. 某些药物刺激 4. 置管时皮肤消毒剂未完全待干 5. 导管过大、移位，置入时损伤、导管材质过硬 6. 患儿因素如感染、免疫缺陷等	1. 热敷 2. 拔除导管 3. 抬高肢体 4. 药物干预（如抗生素、止痛药） 5. 有计划地更换输液部位，保护血管

第七节 股静脉穿刺法

（一）目的

采集静脉血标本，为诊断及治疗疾病提供依据。

（二）准备

1. 护士准备 评估患儿病情、年龄、意识状态、心理状态，检查项目和穿刺部位皮肤情况；根据患儿的年龄做好解释工作。操作前洗手，戴口罩。

2. 环境准备 室内清洁、宽敞，操作前半小时停止扫地及更换床单，保持安静。

3. 患儿准备 排空大小便或更换尿布。

4. 用物准备 复合碘消毒棉签或消毒液、采血管、弯盘、治疗盘、无菌棉签、无菌棉球、胶布、注射器或采血针、根据检验目的选择试管。

（三）操作步骤

1. 携用物至床旁，核对患儿信息和医嘱单，向家长解释股静脉穿刺的目的并取得配合。

2. 协助患儿取仰卧位，使患儿大腿外展、膝关节屈曲呈"蛙形"，暴露腹股沟穿刺部位，用尿布包裹好会阴部，以免排尿时污染穿刺点（图 16-11）。

3. 助手站在患儿穿刺对侧，用两前臂约束患儿躯干及上肢或用约束法约束之，使穿刺侧髋部外展 45° 并屈膝约 90°，助手左手及前臂压住患儿左下肢，右手固定患儿的右膝关节处。

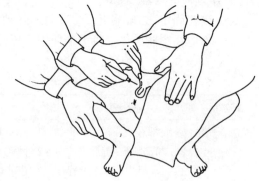

图 16-11 股静脉穿刺

4. 操作者站在患儿足端或穿刺侧，消毒操作者左手示指（包括甲沟）及患儿穿刺部位皮肤，再次核对患儿信息及医嘱单。

5. 在患儿腹股沟中、内 1/3 交界处，用左手示指触及股动脉搏动点，右手持注射器于股动脉搏动点内侧 0.3～0.5cm 垂直穿刺（或在腹股沟中、内 1/3 交界处的下方 0.5～1cm 处以 30°～45°

向搏动点内侧穿刺），进针深度依据患儿腹股沟皮下脂肪厚度而定。然后慢慢向上提针，边提边抽回血，有回血时固定针头，抽取所需血量后，拔出针头。

6. 压迫穿刺点 5 分钟预防出血，可更换棉球按压，并贴胶布固定。

7. 取下针头，将血液沿采血管壁缓慢注入，按检验目的放置血液，再次核对。

8. 整理患儿衣服，清理治疗室用物，及时送检标本。

9. 洗手，记录。

（四）注意事项

1. 有出血倾向或凝血功能障碍者严禁股静脉穿刺，以免引起内出血。

2. 若穿刺失败，不宜在同侧反复多次穿刺。

3. 如抽出鲜红色血液，提示穿刺误入股动脉，应延长加压时间，压迫穿刺处 5～10 分钟至不出血为止。

4. 穿刺后应观察局部有无活动性出血。

5. 因腹股沟处易被大小便污染，因此穿刺前应充分进行皮肤消毒。

第八节　婴幼儿灌肠法

（一）目的

1. 促进肠道蠕动，解除便秘，减轻腹胀。

2. 清洁肠道，为检查或手术做准备。

3. 清除肠道有害物质，减轻中毒。

4. 使用镇静剂。

（二）准备

1. 护士准备　评估患儿身体，了解腹胀和排泄情况。操作前洗手，戴口罩。

2. 环境准备　保持适宜的环境温度（26～28℃），保持安静。

3. 患儿准备　排便。

4. 物品准备　治疗盘、灌肠筒、玻璃接头、各种型号的肛管、血管钳、橡胶单、垫巾、弯盘、卫生纸、手套、润滑剂、量杯、水温计、输液架、便盆、尿布，屏风，灌肠液（溶液温度为 39～41℃）。

（三）操作步骤

1. 携用物至床旁，核对患儿信息，向家长解释灌肠的目的，关闭门窗，遮挡患儿。

2. 协助患儿取左侧卧位，双腿屈膝，脱裤至膝下，臀部移至床沿，将橡胶单与垫巾置于臀下，弯盘置于臀旁，适当遮盖患儿保暖。保留灌肠时需抬高臀部 10cm。

3. 挂灌肠筒于输液架上，液面距肛门 40～60cm（小量不保留灌肠用注洗器抽吸灌肠液，若使用小剂量灌肠筒，液面距肛门不超过 30cm）。

4. 再次核对患儿信息，戴手套，连接肛管，排尽空气，用止血钳夹管。

5. 润滑肛管前端，分开臀部，显露肛门，将肛管缓缓插入肛门，插入深度根据灌肠目的以及儿童年龄而定，用手固定。不保留灌肠时，<1 岁者插入 2.5cm，1～4 岁者插入 5cm，4～10 岁者插入 7.5cm，≥11 岁者插入 10cm。保留灌肠时，插入 10～15cm。

6. 松开止血钳，使液体缓缓流入，观察灌肠液下降速度和患儿情况。若患儿有便意，嘱其深呼吸，适当放低灌肠筒。

7. 灌肠后夹紧肛管，用卫生纸包裹后轻轻拔出，放入弯盘内。药液保留时间因灌肠目的而定。不保留灌肠时，患儿需保留 5～10 分钟后再排便；保留灌肠时需尽量保留药液 1 小时以上。如果患儿不能配合，可用手夹紧患儿两侧臀部。

8. 擦净臀部,取下弯盘,撤去橡胶单与垫巾,安置患儿,整理床单位。

9. 核对患儿信息,清理用物,洗手,记录。

（四）注意事项

1. 婴幼儿需使用等渗液灌肠,灌肠液量遵医嘱而定,一般小于 6 个月的婴儿约为每次 50ml；6 个月至 1 岁者约为每次 100ml；1～2 岁者约为每次 200ml；2～3 岁者约为每次 300ml。

2. 灌肠过程中注意保暖,避免受凉。

3. 选择粗细适宜的肛管,动作应轻柔,如溶液注入或排出受阻,可协助患儿更换体位或调整肛管插入的深度,排出不畅时可以按摩腹部,促进排出。

4. 灌肠过程中及灌肠后,应注意观察病情,发现面色苍白、异常哭闹、腹胀或排出液为血性时,应立即停止灌肠,并遵医嘱给予处理。

5. 准确测量灌入量和排出量,达到出入量基本相等或出量大于注入量。

第九节　温箱使用法

（一）目的

1. 需要裸露观察或进行医疗、急救的新生儿。

2. 出生体重 <2 000g 的低出生体重儿。

3. 体温偏低或不升者,为其创造温度和湿度均适宜的环境,保持患儿体温恒定。

4. 需要保护性隔离者,如剥脱性皮炎等。

（二）准备

1. 护士准备　评估患儿,了解诊断、孕周、体重、日龄、生命体征、有无并发症等。操作前洗手。

2. 环境准备　调节室温 24～26℃,湿度 55%～65%,减少辐射散热。温箱避免放置在阳光直射、有对流风或取暖设备附近,以免影响箱内温度。

3. 患儿准备　穿单衣,裹尿布。

4. 物品准备　温湿度表、预先清洁消毒的温箱（图 16-12）,检查其性能是否完好,灭菌注射用水、干净包被、洗手液,必要时准备手足保护套、水垫、皮肤保护贴如水胶体敷料。

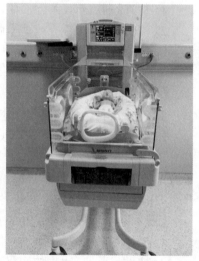

图 16-12　婴儿温箱

（三）操作步骤

1. 入箱前准备

（1）携用物至床旁,核对患儿信息,向家长解释使用温箱的目的。

（2）将温箱铺好包被,打开注水槽,加入蒸馏水至水位指示线,将温湿度计水槽注满蒸馏水（需要时）。

（3）接通电源,打开电源开关、温箱开关,调预热温度和湿度,一般温箱的温度应根据患儿出生体重及日龄而定（表 6-2、表 16-2）,维持在适中温度,温箱的湿度一般为 55%～80%。如果患儿体温不升,温箱设置的温度应比患儿体温高 1～2℃。预热时间需 30～60 分钟。

2. 入箱后护理

（1）温箱达到预定温度,核对患儿医嘱、腕带、床头卡,将患儿仅包裹尿布或单衣,裸体放置温箱内,根据体温调节箱温,如果使用温箱的肤控模式调节箱温时,应将温度探头置患儿腹部较平坦处,通常用胶布固定探头于上腹部,一般设置控制探头肤温在 36～36.5℃。

表 16-2　超低出生体重早产儿出生后不同日龄的温箱温度和湿度

日龄/天	温箱温度/℃	温箱湿度/%
1～10	35	100
11～20	34	90
21～30	33	80
31～40	32	70

（2）在最初 2 小时,应 30～60 分钟测量体温 1 次,体温稳定后,1～4 小时测体温 1 次,记录箱温和患儿体温。

（3）一切护理操作均在箱内进行。如喂奶、换尿布、清洁皮肤、观察病情及检查等,可从边门或袖孔伸入进行,以免箱内温度波动。

3．患儿出箱

（1）患儿达到出箱条件时,再次核对患儿,为患儿穿好衣物后出温箱。

（2）关闭温箱开关、电源开关,切断电源,清理用物,对温箱进行终末清洁消毒处理,使温箱处于备用状态。

4．入温箱条件　体重<2 000g 者;体温偏低或不升者;需要保护性隔离者等。

5．出温箱的条件

（1）患儿体重达 2 000g 或以上,体温正常者。

（2）在不加热的温箱内,室温维持在 22～24℃时,患儿能保持正常体温,一般情况良好,吸吮力良好者,可予出温箱。

（3）患儿在温箱内时间超过 1 个月,体重虽不足 2 000g,但一般情况良好者,遵医嘱灵活掌握。

（四）注意事项

1．使用中的温箱应每天更换湿化水并清洁,温箱内壁用清水擦拭,外壁擦拭消毒。

2．使用时间达 1 周时需更换温箱,定期进行细菌监测。患儿出箱后行终末消毒处理,彻底拆卸温箱各部件,用一次性医用消毒湿巾擦拭或 500～1 000mg/L 含氯消毒剂彻底清洁、消毒。组装好温箱后张贴已消毒的标识备用。

3．掌握温箱性能,严格执行操作规程,定期检查有无故障,保证安全。

4．观察患儿情况和温箱状态,如温箱报警,应及时查找原因,妥善处理,严禁骤然提高温箱温度,以免患儿体温上升造成不良后果。

5．护理、治疗集中操作,避免过多开启温箱侧门、端门,以免影响箱温的恒定。

6．打开温箱门进行操作时需注意安全,操作后及时关闭,避免患儿坠落。

7．工作人员入箱操作、检查、接触患儿前,必须洗手,防止交叉感染。

8．使用肤控模式时应注意探头是否脱落,造成患儿体温不升的假象,导致箱温调节失控。

（五）常见故障及处理

1．无法开机　检查电源线是否正确连接电源插座和主机电源插座是否断电。

2．显示屏无显示　检查显示屏连接电缆是否正确连接主机和显示屏。

3．箱内空气温度不升　检查温箱空气温度设置是否过低,风扇是否损坏或变形,温箱门是否关闭;治疗窗密封条是否连接正确。

4．箱内空气温度过高　检查温箱空气温度设置是否过高;是否放在阳光直射处或受到附近加热装置的影响;空气进气口是否被尿不湿、纱布等障碍物堵塞;是否使用光疗设备。

5．湿度不上升　检查温箱空气出气口是否被尿不湿、纱布等障碍物堵塞;水槽中是否装有足量的湿化水;温箱门是否关闭;治疗窗密封条是否连接正确。

6. 湿度过高　检查相对湿度是否因雨季或其他原因而升高。

7. 称重不准确　检查电缆是否放在称重板上；床垫平台上的仪器是否靠在温箱内壁上。

8. 及时处理温箱故障　温箱的工作状态关系着患儿生命安全,当温箱报警时,需及时处理。对于不能处理的故障,应立即停止使用,将患儿转移至安全的保温环境,并通知工程师维修,待故障排除后再使用。

ER-16-6

案例分析
参考答案

 案例分析

患儿,男,2天,因"吃奶差、呼吸急促"入院。患儿胎龄 35^{+2} 周,出生体重 1.9kg,体温 35.2℃,听诊双肺呼吸音低。

分析:

(1) 如果该患儿需要使用温箱保暖,其温箱温度应该设置多少? 为什么?

(2) 如果该患儿需要管饲喂养,宜选择经口还是经鼻留置胃管? 为什么?

第十节　光照疗法

光照疗法(phototherapy)又称光疗,是一种降低血清未结合胆红素简便易行的方法,主要通过一定波长的光线使新生儿血液中脂溶性的未结合胆红素转变为水溶性异构体,易于从胆汁和尿液中排出体外,从而降低胆红素水平。其中波长 450nm 的蓝光最为有效,绿光、日光灯或太阳光也有此效果。光疗按照射时间可分为连续光疗和间断光疗,对于黄疸较重的患儿,一般照射时间较长,但以不超过 4 天为宜。光疗的不良反应有发热、腹泻、皮疹、核黄素(维生素 B_2)缺乏、低血钙、贫血、青铜症等,应注意观察。

 知识链接

青铜症

青铜症是指患儿照射光疗后数小时,皮肤、尿液、泪液呈青铜色。目前发现当血清结合胆红素高于 68.4μmol/L,并且血清谷丙转氨酶、碱性磷酸酶升高时,光疗可使皮肤呈青铜色。

青铜症的原因可能是由于胆汁淤积,胆红素化学反应产物经胆管排泄障碍导致。患儿的铜卟啉浓度明显升高,铜卟啉光疗后容易形成棕褐色物质,患儿的皮肤、血浆、肝、脾呈青铜色,但脑脊液和大脑并不受影响,所以无神经系统损害。

青铜症患儿在光疗前就有肝功能损害,光疗并不损害肝功能,当光疗停止后,青铜症可逐渐消退,没有明显的后遗症,但消退时间较长,需 2~3 周。对于高结合胆红素血症和胆汁淤积症的患儿不宜进行光疗,出现青铜症后应停止光疗,关注患儿肝功能变化,积极治疗原发病,促进肝功能恢复及光氧化产物的排泄。

(一)目的

通过荧光照射治疗新生儿高胆红素血症的辅助治疗方法,主要作用是使未结合胆红素转变为水溶性异构体,易于从胆汁和尿液中排出体外。

(二)准备

1. 护士准备　评估患儿诊断、出生体重、日龄、生命体征、黄疸的范围和程度、胆红素检查结果、精神反应等。操作前戴墨镜、洗手。

2. 环境准备　光疗最好在空调病室中进行。冬天注意保暖，夏天则要防止过热。保持安静。

3. 患儿准备　清洁皮肤，剪短指甲。

4. 物品准备　遮光眼罩，尿布，袜子，手套，护目眼镜，光疗箱或光疗毯，光疗灯管和反射板应清洁无灰尘。光疗箱：光源常采用20W或40W的蓝色荧光灯，其有效波长为420～470nm，也可用绿光、冷光源、日光灯或太阳光，双面光优于单面光（图16-13）。灯管与患儿皮肤距离33～50cm。

（三）操作步骤

1. 光疗前准备　清洁光疗箱，特别注意清除灯管及反射板的灰尘。接通电源，检查线路及灯光亮度，使箱温升至患儿适中温度28～32℃，相对湿度55%～65%。

2. 沟通解释　携用物至床旁，核对患儿信息与医嘱，向家长解释光照疗法的目的。

3. 患儿准备　患儿入箱前须进行皮肤清洁，禁忌在皮肤上涂粉和油类；剪短指甲；双眼佩戴遮光眼罩；用光疗专用尿布遮盖会阴部，尿布应尽量缩小面积，男婴注意保护阴囊；戴护手套、护脚套，用透明薄膜保护四肢骨隆突处，防止患儿烦躁引起皮肤蹭伤或抓伤。光疗箱或光疗灯附近如有其他患儿，也应遮挡设备，避免对其他患儿造成影响（图16-14）。

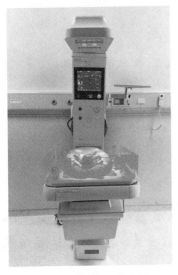

图16-13　单面光疗箱

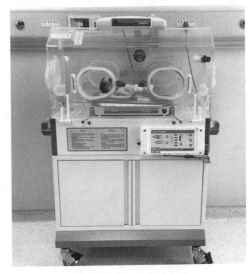

图16-14　双面光疗箱

4. 入箱　将患儿放入已预热好的光疗箱中，关上光疗箱箱门，连接心电监护仪，持续进行监护，及时发现病情变化，记录开始照射时间。

5. 光疗　使患儿皮肤均匀受光，并尽量使身体广泛照射。若使用单面光疗箱一般每2小时更换体位一次，可以仰卧、侧卧、俯卧交替更换。俯卧照射时要有专人巡视，以免口鼻受压影响呼吸。

6. 监测体温　光疗时应根据病情、体温情况随时测量，使体温保持在36～37℃，若光疗时体温超过38.5℃，要暂停光疗。

7. 加强巡视　观察患儿精神反应、呼吸、脉搏、皮肤颜色和完整性、大小便，四肢肌张力有无变化及黄疸进展程度并记录。保持光疗箱的清洁，以免影响患儿的舒适度和光疗效果。

8. 出箱　一般情况下，血清胆红素＜171μmol/L（10mg/dl）时可停止光疗。出箱前，先将包裹患儿用的衣服预热，再切断电源，去除护眼罩、手套及袜套，清洁全身皮肤，检查皮肤黄染消退的情况。出箱后测体温、体重，包裹好抱患儿至床单位，安置患儿。做好各项记录。

9. 整理记录　记录出光疗箱时间及灯管使用时间。切断光疗箱电源，布类物品统一消毒处理，清洁消毒光疗设备，标记清洁消毒时间与日期。

（四）注意事项

1. 保证水分及营养供给。光疗过程中，应按医嘱静脉输液，按需喂奶，保证水分及营养的供给，记录出入量。

2. 严密观察病情。监测血清胆红素变化，以判断疗效；观察患儿精神反应及生命体征；注意黄疸的部位、程度及其变化，有无皮肤发红、干燥、皮疹，有无呼吸暂停、烦躁、嗜睡、高热、呕吐、拒奶、腹泻及脱水等症状，若有异常及时与医生联系，及时处理。

3. 保持灯管及反射板的清洁，并及时更换灯管。

4. 光疗箱的维护与保养。光疗结束后，关闭电源，拔掉电源插座，将湿化器水箱内水倒尽，消毒光疗箱备用。

技能要点

光照疗法

1. 光照疗法是治疗新生儿高胆红素血症的辅助治疗方法，主要作用是使未结合胆红素转变为水溶性异构体，易于从胆汁和尿液中排出体外。

2. 蓝色荧光灯有效波长为 420～470nm。

3. 灯管与患儿皮肤距离 33～50cm。

4. 患儿入箱前须进行皮肤清洁，禁忌在皮肤上涂粉和油类；佩戴遮光眼罩；全身裸露，尿布遮盖会阴、肛门部，男婴注意保护阴囊。

5. 使用单面光疗箱时，协助患儿每 2 小时更换体位一次。

6. 血清胆红素 <171μmol/L（10mg/dl）时可停止光疗。

7. 蓝光灯管累积使用 1 000 小时须更换。

案例分析

患儿，男，4天，因"皮肤黄染2天"入院。患儿胎龄36⁺²周，出生体重2.4kg，体温36.3℃，听诊双肺呼吸音正常，需要光疗4小时。

分析：

（1）患儿光疗时需要全身裸露吗？

（2）患儿在光疗过程中可能会出现哪些不良反应？

第十一节 换 血 疗 法

（一）目的

1. 换出血中的未结合胆红素、抗体和致敏红细胞，减轻溶血，防止胆红素脑病的发生。

2. 纠正贫血，防止心力衰竭。

3. 用于有重症感染的高胆红素血症，可以换出致病菌及其毒素。

4. 新生儿红细胞增多症患儿换血的目的是减少红细胞数量，改善临床症状。

（二）准备

1. 护士准备 评估患儿身体状况，了解病史、诊断、胎龄、日龄、体重、生命体征、胆红素水平、动静脉血管条件等情况。操作前洗手、戴口罩、戴圆帽、穿隔离衣。

2．环境准备　在手术室或经消毒处理的操作室进行，预热远红外线辐射床，室温保持在24～26℃。

3．患儿准备　根据医嘱持续加强光疗；换血前暂禁食一次或抽空胃内容物（遵医嘱），以防止换血过程中呕吐和误吸；持续监测生命体征；若患儿烦躁，予以安抚，或遵医嘱镇静。

4．用物准备

（1）药物准备：肝素3支、苯巴比妥1支、10%葡萄糖水1瓶、10%葡萄糖酸钙10ml＋生理盐水10ml、生理盐水2瓶（1瓶输血用、另1瓶稀释肝素）、20%鱼精蛋白苯巴比妥、地西泮（安定），其他：肾上腺素、碳酸氢钠等抢救药品。

（2）物品准备：隔离衣或手术衣、口罩、帽子、无菌手套、洞巾1个、治疗巾2张、纱布4～6张、留置针3～4套、头皮针或无针接头3～4颗、三通接头2～3个、输血器2副、抽血气注射器2副、各型号注射器若干、换血塑料导管或硅胶导管2根。

（3）仪器准备：推注泵2台（1台输肝素液用、1台输液用）、输血泵2台，输液泵1台（抽血用）、心电监护仪1台、辐射抢救台1台、输液架、血糖仪、血糖试纸。

（4）其他：棉签、胶布、绷带、夹板、消毒液、采血试管数支、500ml废血瓶1～2个（内注入50ml灭菌注射用水＋2支肝素＋2ml"84"消毒液）、弯盘、急救器材（吸痰器、常规备氧气装置、复苏器）、换血记录单等。

5．血源选择　Rh血型不合应采用Rh血型与母亲相同，ABO血型与患儿相同，或抗A、抗B效价不高的O型供血者；ABO血型不合者可用O型的红细胞加AB型血浆或用抗A、抗B效价不高的O型血。根据换血情况决定换血量，新生儿溶血换血量为150～180ml/kg，约为患儿全身血量的2倍，应尽量选用新鲜血，库血不应超过3天。

（三）操作步骤

1．换血开始前

（1）将患儿置于远红外线辐射床上，适当进行约束。

（2）建立动静脉通道：建立1个动脉通道（抽血）和2个静脉通道（用药、输血）。可选择脐静脉插管脐动、静脉或外周动、静脉同步换血。

1）脐动、静脉插管换血：协助医生消毒皮肤置管，上至剑突，下至耻骨联合，两侧至股中线，铺巾，将硅胶管插入脐静脉。

2）外周动、静脉换血：选择合适的动静脉穿刺，动脉首选桡动脉，常规消毒后穿刺。

（3）血液复温：使用输血加温器对取回的血液进行复温，禁止超过37℃，防止溶血。

（4）计算换血量（遵医嘱）：单倍换血量75～90ml/kg，双倍换血量以150～180ml/kg为宜。

（5）换血前、中、后进行检验：换血前、换血一半及换血后分别抽取动脉血进行血糖、电解质、血气分析、血清胆红素、血常规等检验。

（6）核对：由2名医护人员核对交叉配血报告单及血袋标签各项内容，检查血袋有无破损渗漏，血液颜色是否正常，在床旁核对患儿姓名、性别、日龄、病案号/住院号、血型等，确认与配血报告相符。

2．换血过程中

（1）输入：按输血常规进行，红细胞和血浆各使用输血泵，通过三通管与静脉通道连接。

（2）输出：将输血器连接三通管，使用肝素液10U/ml润滑输血器及三通管，连接动脉通道。

（3）调整泵速，并在泵上设置好换血总量：根据患儿体重、病情等调节输入通道及输出通道泵速（输入红细胞通道泵速＋输入血浆通道泵速＋肝素液通道泵速＝输出通道泵速，红细胞与血浆速度比一般为2:1～3:1），遵循先慢后快原则，观察输入血液后有无不良反应，无不良反应者将速度调至2～4ml/min，即120～240ml/h。

（4）持续监测呼吸、心率、体温、血氧饱和度，每隔5分钟监测一次血压，记录抽血量。

（5）固定动脉通道：适度固定患儿肢体，注意安抚患儿，减少躁动以固定动脉出血端肢体。

（6）保持出血通路通畅：每抽出50ml血，用1U/ml肝素生理盐水溶液0.5ml间断正压冲洗动脉留置针，观察血袋、出血通路及三通内有无凝血来调节肝素浓度。

（7）严格无菌技术操作：整个操作过程中需穿隔离衣，戴口罩、帽子、手套，防止感染发生。

3．换血结束后

（1）拔出动脉通道：换血完毕后拔出动脉通道，加压按压，观察有无出血和血肿。

（2）整理用物，洗手并记录，包括累积出入量、生命体征等。

（3）继续光疗：将患儿送入重症监护室，继续光疗和监护。

（4）合理喂养：外周同步双管换血后禁食6～8小时，以后根据患儿情况喂养，在喂养过程中严密观察有无呕吐、腹胀等喂养不耐受的表现。

（四）注意事项

1．脐静脉换血可测定静脉压以决定换血速度，换血开始每次10ml，逐渐增加到每次20ml，以2～4ml/（kg·min）速度匀速进行。

2．输入的血液要置于室温下预温，保持在27～37℃，可使用血液加温器控制输入血液的温度，过低的库血温度可能会导致心律失常，温度过高则会导致溶血。

3．密切监测心率、呼吸、血压、血氧饱和度及胆红素、血气、血糖变化，换血过程中患儿如有激惹、心电图改变等低钙症状时，应给予10%葡萄糖酸钙1～2ml/kg缓慢静推。

4．确保患儿安全，根据操作标准正确有效执行查对、无菌原则、消毒隔离，输入管路、输出管路连接无误，换血量计算准确。

5．注意保暖，非营养性吸吮安抚，体现人文关怀。

（五）换血并发症及防范

1．心律失常或心力衰竭　严格控制换血速度，保持出入量平衡。尽量使用3天内的血并适当预热。

2．内环境变化　高钾、低钾、低钠、低钙、酸碱失衡。换血前后监测电解质、血气、血糖，及时纠正酸碱失衡和电解质紊乱。

3．感染　严格遵守无菌操作原则；换血室定时进行空气消毒；血液从血库取出后在4小时内输入；尽量采取全自动换血。

4．输血反应　不同献血者之间的血液输注时用生理盐水冲管，防止过敏；输血时密切观察病情，并对症处理。

5．血液系统变化　血小板降低导致出血、白细胞降低导致感染、贫血等。按要求准备新鲜血和血浆，肝素用量不宜过大，及时纠正酸碱平衡，有出血倾向的可用止血药；根据血常规结果遵医嘱适当少抽血以减少贫血机会。

知识链接

新生儿外周双管同步换血

有研究表明通过脐静脉换血会增加坏死性小肠结肠炎的发病率，并有可能使血栓进入全身循环，而外周静脉-外周动脉双管同步换血使新生儿血容量能保持稳定，无血流动力学的不良影响，对早产儿、极低体重儿有良好的耐受性，临床治疗效果好，副作用少，可作为新生儿换血的最佳选择途径。

随着智能输液泵/输血泵的临床应用，可以实现多台输液泵建立全自动双管末梢血管换血，使换血过程在全封闭回路中全自动进行，操作变得更简单、无污染、并发症更少、效果好。

第十二节 心肺复苏术

（一）目的

使心搏、呼吸骤停者在最短的时间内建立有效呼吸，恢复全身血液的供应。

（二）评估

迅速评估和启动急救医疗服务系统，包括快速评估患儿的反应、呼吸，检查大血管搏动（婴儿触摸肱动脉，儿童触摸颈动脉），10秒内做出判断；迅速评估环境对抢救者和患儿的安全性，决定是否需要心肺复苏。

（三）操作方法

婴儿（不包括新生儿）和儿童的基础生命支持程序为C→A→B方法，即胸外按压（chest compressions, /circulation, C）、开放气道（airway, A）、建立呼吸（breathing/ventilations, B）；由于新生儿心搏骤停主要为呼吸因素所致（已明确为心脏原因者除外），其基础生命支持程序为A→B→C方法。

1. 胸外按压 为达到最佳效果，应将患儿仰卧于硬板上。按压深度至少为胸部前后径的1/3（婴儿约4cm，儿童约5cm，青春期至少5cm，但不超过6cm），按压频率100～120次/min，每次按压后让胸廓完全回弹，以保障心脏血流的充盈。常用的按压方法如下。

（1）双指按压法和双手环抱拇指按压法适用于新生儿和婴儿。①双指按压法：急救者一手示指和中指置于患儿两乳头连线中点下方按压胸骨（图16-15）。②双手环抱拇指按压法：急救者双手环抱患儿胸廓，两拇指重叠或并列放置于胸骨下1/3处，其余手指托住患儿背部起支撑作用，垂直按压胸骨（图16-16）。

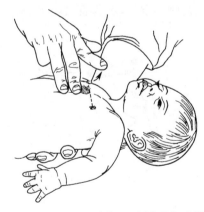

图16-15 双指按压法（用于新生儿和小婴儿）

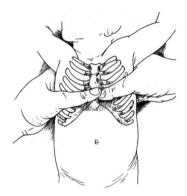

图16-16 双手环抱拇指按压法（用于新生儿和小婴儿）

（2）单手按压法：适用于儿童。急救者一手固定患儿头部，以利于通气，另一手掌根部按压患儿胸骨平乳头水平处（图16-17）。

（3）双手按压法：适用于年长儿。急救者一手重叠放于另一手背上，十指相扣，下方的手指抬起，手掌根部垂直按压患儿胸骨中、下1/3处（图16-18）。注意不要按压到剑突和肋骨。

2. 开放气道 首先清除口、咽、鼻分泌物、异物或呕吐物。

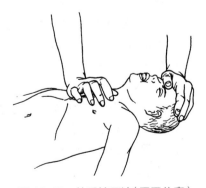

图16-17 单手按压法（用于儿童）

（1）仰头抬颏法：急救者一手掌小鱼际部位置于患儿前额，另一手示指和中指将下颌骨上提，使下颌角和耳垂的连线与地面垂直（图16-19）。注意手指勿压颏下软组织，以免阻塞气道。

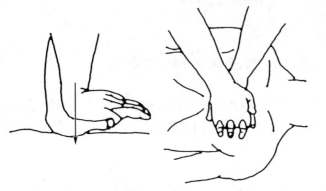

图16-18　双手按压法（用于儿童和成人）

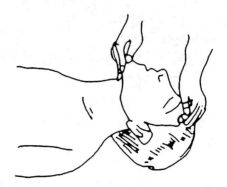

图16-19　仰头抬颏法开放气道

（2）托颌法：适用于疑有颈椎损伤者，急救者双手置于患儿头部两侧，握住下颌角向上托下颌，使头部后仰，下颌角和耳垂连线与地面成30°（婴儿）或60°角（儿童）（图16-20）。

（3）建立呼吸：气道通畅后，患儿可能会出现自主呼吸；如仍无自主呼吸，应采用人工辅助通气，以维持气体交换。

1）口对口人工呼吸：此法适用于现场急救。急救者口对口封住，拇指和示指捏紧患儿鼻孔，掌根部保持患儿头后仰，将气吹入，此时患儿胸廓抬起，然后放开鼻孔，使肺内气体自然排出，避免过度通气。如患儿为不足1岁的婴儿，采用口对口鼻吹气。每次人工呼吸3～5秒，吹气与排气的时间之比为1∶2。

2）复苏气囊面罩通气：条件允许可采用辅助呼吸的方法，选择合适的复苏气囊面罩，急救者采用C-E手法固定面罩（图16-21），使其罩住患儿口鼻形成密闭的空间，并保证气道通畅，一手有节律地挤压，放松气囊。此法只用于短时间内的辅助通气。

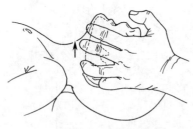

图16-20　托颌法开放气道

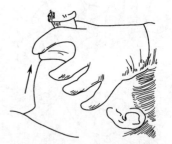

图16-21　C-E手法面罩通气

3）胸外按压与人工呼吸的协调：单人为婴儿和儿童复苏时，胸外按压与人工呼吸比为30∶2，即在胸外按压30次和开放气道后，立即给予2次有效的人工呼吸；若双人复苏则为15∶2。

复苏有效的标志：扪及大动脉搏动；出现自主呼吸；扩大的瞳孔缩小，对光反射恢复；口唇、甲床等处颜色转红；肌张力增强。

（四）注意事项

1. 呼吸、心搏骤停一经确定，应分秒必争积极抢救，因心脏搏动、呼吸停止4～6分钟，大脑即发生不可逆转的损害，即使复苏成功，也会留有不同程度的神经系统后遗症。

2. 胸外心脏按压时部位要准确，用力要适宜，以防发生骨折或心肺损伤，按压放松时用力的手指抬起，但不离开胸壁皮肤，避免反复定位而延误抢救时间。按压中应保持连续性，中断时间不得超过5～10秒。

3．人工呼吸时，吹气应均匀，不可用力过猛，以免肺泡破裂；应观察患儿的胸廓起伏情况，以了解通气效果，如胸廓无抬起或抬起不明显，应考虑气道不通畅。

（何华云）

❓ 复习思考题

1．简述臀红的分度及预防措施。
2．简述婴儿入温箱后的护理及出温箱的条件。
3．简述光照疗法的原理、适应证及注意事项。

ER-16-8

扫一扫，测一测

实 训 指 导

实训一 儿童体格发育指标测量

【实训内容】

1. 测量儿童体重、身高（长）、头围、胸围、囟门等体格生长指标。

2. 根据相关指标测量值，评估儿童体格发育状况。

【实训目的与要求】

1. 掌握儿童生长发育的各项具体指标（测量方法）。

2. 熟悉生长发育的规律。

3. 了解生长发育在实际工作中的意义。

4. 完成儿童体重、身高（长）、坐高、头围、胸围和腹围的测量，观察牙齿的情况。

5. 实训中态度认真，工作严谨，衣帽整洁，能与小儿有较好的沟通。

【实训学时】

2学时。

【实训地点】

幼儿园、儿科示教室。

【实训方法】

1. 用物准备　盘式杠杆秤、坐式杠杆秤、站式杠杆秤、卧式量板、身高计、皮尺、坐高计。

2. 操作步骤

（1）体重：校正体重计 0 点。在晨起空腹排空大小便，脱去衣帽、鞋袜后进行。新生儿及婴儿用载重 10～15kg 盘式杠杆秤，精确读数到 10g；1～3 岁的幼儿用载重 20～30kg 坐式杠杆秤测量，精确读数到 50g；3 岁以上用载重 100kg 站式杠杆秤测量，精确读数不超过 100g。

（2）身高（长）：3 岁以下用量板卧位测量身长，脱去鞋、帽、袜和外衣，仰卧于量板中线，头顶接触头板，测量者一手按直婴幼儿膝部，使两下肢伸直紧贴底板，另一手移动足板使其紧贴婴幼儿足底，并与底板相互垂直，读数刻度至 0.1cm；3 岁以上用身高计或将皮尺固定在平直的墙上测量身高，脱鞋、帽，直立，正视前方，抬头挺胸，收腹，足跟靠拢，脚尖分开 60°，使足跟、臀部及肩胛部同时接触立柱或墙壁，测量者移动身高计头顶板与儿童头顶接触，板呈水平位时读立柱上数字（cm），读数记录至 0.1cm。

（3）坐高：3 岁以下儿童仰卧位测量顶臀长，3 岁以上儿童使用坐高计测量。

（4）头围：将皮尺 0 点固定于儿童头部一侧眉弓上缘，将皮尺紧贴头皮绕枕骨结节最高点，经另一侧眉弓上缘回到 0 点，环绕头一周时注意皮尺左右对称，读数记录至 0.1cm。

（5）胸围：儿童取卧位或立位，在平静呼吸状态下，双手自然下垂，双眼平视，用软尺前经乳头下缘（乳腺已经发育的女孩，固定于胸骨中线第 4 肋间），后绕双肩胛骨下缘一周，注意取呼、吸气的平均值，读数记录至 0.1cm。

（6）腹围：儿童取卧位，将软尺 0 点固定于剑突与脐连线中点，经同一水平线绕腹一周至 0 点，读数记录至 0.1cm。

3．注意事项

（1）测量前排空大小便（晨起空腹或进食后 2 小时最佳），调整室温，脱去衣裤、鞋、帽和袜，矫正体重计指针为"0"。

（2）3 岁以下儿童立位测量不准确，故无论合作与否，均应取仰卧位用卧式量板测量，3 岁以上儿童可用身高计或固定于墙上的软尺进行测量。

（3）皮下脂肪的厚薄反映小儿营养状况的好坏。婴儿期脂肪比肌肉多，1～7 岁皮下脂肪逐渐变薄，10 岁以后，女孩的脂肪高于男孩 2 倍。测量时用小卡尺，测量者拇指及示指将测量部位皮肤及皮下脂肪捏起，用钳板插入捏起的皮褶两侧至底部并卡住，测量厚度，读数至 0.5mm。常测部位为上臂肱二头肌、背部和腹部。

4．教学方法

（1）学生每 3～5 人为一组，由带教老师带到幼儿园，每组分配一名幼儿，先与幼儿交流后，带到示教室测量该儿童的体重、身长、头围、胸围和腹围，并了解其神经系统发育情况。

（2）如无条件到幼儿园，可在模拟示教室利用模型讲解并示范小儿各项测量方法，组织学生操作。

（3）带教老师指导学生对测量结果进行评估并小结。

【实训目标检测】

1．老师在现场检查、提问，学生回答。

2．课后完成实训报告。

实训二　儿科一般护理技术

【实训内容】

婴儿沐浴法、更换尿布法、人工喂养、婴儿抚触法。

【实训目的与要求】

1．掌握婴儿沐浴法、更换尿布法、人工喂养、婴儿抚触法的操作方法。

2．熟悉婴儿沐浴法、更换尿布法、人工喂养、婴儿抚触法的用物及注意事项。

3．了解婴儿沐浴法、更换尿布法、人工喂养、婴儿抚触法的目的。

4．操作时态度认真，动作轻稳，有爱心，注意保暖。

【实训学时】

2 学时。

【实训地点】

医院儿科病房或护理模拟示教室。

【实训方法】

1．学生每 10～12 人为一组，由带教老师选择一位典型的患儿，分别对患儿进行沐浴、更换尿布、婴儿抚触、人工喂养，一边示教、一边讲解。

2．如无条件到医院儿科病房见习，教师可在模拟示教室利用小儿护理模型进行婴儿沐浴法、更换尿布法、人工喂养、婴儿抚触法操作指导，并指导学生进行实训练习。

3．老师小结。

【实训目标检测】

1. 婴儿沐浴法、更换尿布法、人工喂养、婴儿抚触法的操作用物包括哪些？

2. 如何为婴儿正确进行沐浴法、更换尿布法、人工喂养、婴儿抚触法的操作？

3. 婴儿沐浴法、更换尿布法、人工喂养、婴儿抚触法操作的注意事项？

实训三　协助诊断的护理技术

【实训内容】

婴儿体格测量、股静脉穿刺法。

【实训目的与要求】

1. 掌握体格测量、股静脉穿刺法的操作方法。

2. 熟悉体格测量、股静脉穿刺法的用物及注意事项。

3. 了解体格测量、股静脉穿刺法的目的。

4. 操作中严格遵守无菌技术操作原则，动作轻稳，实施人文关怀、注意保暖。

【实训学时】

2学时。

【实训地点】

护理模拟示教室或医院儿科病房。

【实训方法】

1. 学生每10～12人为一组，由带教老师示范身高（身长）、坐高（顶臀长）、头围、胸围测量方法；带教老师选择一位需要进行股静脉穿刺的患儿进行操作示范。

2. 如无条件到医院儿科病房见习，可在模拟示教室通过先观看录像，再组织学生在护理模型上对体格测量、股静脉穿刺法进行实训练习。

3. 老师小结。

【实训目标检测】

1. 体格测量、股静脉穿刺法的用物准备包括哪些？

2. 为小儿正确进行体格测量、实施股静脉穿刺法。

3. 说出进行体格测量、股静脉穿刺法操作中的注意事项。

实训四　协助治疗的护理技术

【实训内容】

婴儿给药法、头皮针静脉输液法、留置针静脉输液法、婴幼儿灌肠法、温箱使用法、光照疗法、换血疗法、心肺复苏术。

【实训目的与要求】

1. 掌握婴儿给药法、头皮针静脉输液法、留置针静脉输液法、婴幼儿灌肠法、温箱使用法、光照疗法、换血疗法、心肺复苏术的操作方法。

2. 熟悉婴儿给药法、头皮针静脉输液法、留置针静脉输液法、婴幼儿灌肠法、温箱使用法、光照疗法、换血疗法、心肺复苏术的用物及注意事项。

3. 了解婴儿给药法、头皮针静脉输液法、留置针静脉输液法、婴幼儿灌肠法、温箱使用法、光照疗法、换血疗法、心肺复苏术的目的。

4. 操作中严格遵守无菌技术操作原则,态度认真,关爱患儿,注意保暖。

【实训学时】

4学时。

【实训地点】

护理模拟示教室或医院儿科病房。

【实训方法】

1. 学生每 10～12 人为一组,由带教老师在小儿模型上进行婴儿给药法、静脉输液法、婴幼儿灌肠法、心肺复苏术的示教,按要求进行温箱使用法、光照疗法、换血疗法的护理。

2. 如无条件到医院儿科病房见习,可在模拟示教室通过先观看录像,再组织学生利用护理模型对静脉输液法、婴幼儿灌肠法、心肺复苏术进行实训练习。

3. 老师小结。

【实训目标检测】

1. 说出为婴儿进行静脉输液常选择的静脉,说出婴儿心肺复苏术按压手法、按压部位、按压深度、按压频率及按压与呼吸的比例。

2. 正确进行婴儿头皮针静脉输液、留置针静脉输液穿刺,正确实施婴幼儿灌肠法、心肺复苏术操作。

3. 正确进行婴儿给药法、温箱使用法、光照疗法、换血疗法的护理技术操作。

4. 说出为婴儿给药、静脉输液、婴幼儿灌肠法、温箱使用、光疗箱使用、换血疗法、心肺复苏术操作的注意事项。

实训五　营养与营养障碍疾病患儿的护理

【实训内容】

1. 儿童喂养、营养评估。

2. 儿童常见营养障碍性疾病:蛋白质 - 能量营养不良、儿童单纯性肥胖症、维生素 D 缺乏性佝偻病、维生素 D 缺乏性手足搐搦症。

【实训目的与要求】

1. 掌握婴儿三种常用的喂养方法。

2. 熟悉乳量计算和乳品配制。

3. 掌握儿童常见营养障碍性疾病的临床表现和护理要点,熟悉其病因、治疗要点、健康教育。

4. 操作时态度认真,细心,对患儿有爱心。

【实训学时】

2学时。

【实训地点】

医院儿科病房或模拟示教室。

【实训方法】

1. 学生每 4～6 人为一组,由带教老师讲述并示教乳量计算和乳品配制过程以及不同喂养方式的小儿护理。

2. 如无条件到医院儿科病房见习,可在模拟示教室结合典型病例,小组讨论,先提出护理问题,制订护理计划和护理措施,接下来分组进行情景模拟演练。

3. 带教老师指导学生对儿童营养状况进行评估及其对家长进行健康指导。

4. 开展小组自评和组间互评,最后教师总结。

【实训目标检测】

1. 带教老师根据儿童喂养与营养护理的相关问题进行线上测试,了解学生知识和技能的掌握情况。

2. 课后完成实训报告。

实训六　新生儿与新生儿疾病患儿的护理

【实训内容】

新生儿与新生儿常见疾病患儿的护理。

【实训目的与要求】

1. 掌握新生儿的分类,熟悉正常足月儿与早产儿的特点,掌握其护理措施。

2. 掌握新生儿常见疾病的临床表现和护理措施,熟悉其病因、治疗要点、健康教育。

3. 操作中工作严谨,态度认真,衣着整洁,对患儿有爱心。

【实训学时】

1～2时。

【实训地点】

医院新生儿室或模拟示教室。

【实训方法】

1. 学生每 10～12 人为一组,由带教老师选择典型病例进行护理评估的过程演示、观察与讲解,组织讨论,请同学们提出护理诊断,制订护理计划。

2. 如无条件到医院儿科病房见习,可在模拟示教室利用典型病例或观看电教录像,组织学生对新生儿典型案例进行讨论,提出护理诊断,制订护理计划,列出健康教育要点。

3. 老师小结。

【实训目标检测】

1. 带教老师根据新生儿常见疾病的护理相关问题进行提问,学生回答。

2. 课后完成实训报告(护理病历)。

实训七　婴幼儿腹泻与液体疗法的护理

【实训内容】

1. 婴幼儿腹泻的护理评估和护理措施。

2. 儿童液体疗法的护理。

【实训目的与要求】

1. 掌握婴幼儿腹泻的病因、临床表现、护理评估、护理措施和液体疗法的护理要点,熟悉腹泻的健康教育。

2. 能够正确判断分析小儿脱水情况,合理补液,正确配制各种液体。

3. 完成婴幼儿腹泻与液体疗法的护理病历书写。

4. 拓展:液体疗法的新进展。

5. 操作中工作严谨,态度认真,衣着整洁,对患儿有爱心。

【实训学时】

2学时。

【实训地点】

医院儿科病房或模拟示教室。

【实训方法】

1. 学生每6~8人为一组,由带教老师选择典型案例进行病例分析,护理评估过程演示、观察与讲解,组织学生讨论,请同学们提出护理诊断,制订护理计划,在病例分析、谈论过程中鼓励学生多角度、多途径、多方向的思考,提高思考积极性,灵活分析并解决临床问题。

2. 如无条件到医院儿科病房见习,可在模拟示教室利用典型案例或观看电教录像,组织学生对婴幼儿腹泻典型案例进行护理讨论,学生学会独立思考、分析病例,提出护理诊断,制订护理计划,解决临床问题,列出健康教育要点。

3. 老师小结。

【实训目标检测】

1. 带教老师根据婴幼儿腹泻与液体疗法的护理相关问题进行提问,学生问答,老师讲评。

2. 课后完成实训报告(护理病历)。

实训八　呼吸系统疾病患儿的护理

【实训内容】

上呼吸道感染、肺炎患儿的护理。

【实训目的与要求】

1. 掌握上呼吸道感染、肺炎的临床表现和护理要点。

2. 熟悉上呼吸道感染、肺炎的健康教育。

3. 了解上呼吸道感染、肺炎的病因、病理生理和治疗要点。

4. 完成肺炎的护理病历书写。

5. 具备工作严谨,态度认真,衣着整洁,对患儿有爱心的职业素养。

【实训学时】

1~2时。

【实训地点】

医院儿科病房或模拟示教室。

【实训方法】

1. 学生每6~8人为一组,由带教老师选择典型病例进行护理评估的过程演示、观察与讲解,组织小组讨论,请同学们提出护理诊断,制订护理计划。

2. 如无条件到医院儿科病房见习,可在模拟示教室利用典型病例或观看电教录像,组织学生对小儿肺炎典型案例进行讨论,提出护理诊断,制订护理计划,列出健康教育要点。

3. 小组汇报讨论结果,小组之间补充。

4. 老师点评,总结。

【实训目标检测】

1. 带教老师根据上呼吸道感染、肺炎的护理相关问题进行提问,学生问答。

2. 课后完成实训报告(护理病历)。

实训九 循环系统疾病患儿的护理

【实训内容】

1. 儿童常见先天性心脏病（室间隔缺损、房间隔缺损、动脉导管未闭、法洛四联症）、病毒性心肌炎、充血性心力衰竭患儿的护理。

2. 到医院见习吸氧的操作方法及操作中注意事项。

【实训目的与要求】

1. 掌握儿童常见先天性心脏病（室间隔缺损、房间隔缺损、动脉导管未闭、法洛四联症）、病毒性心肌炎、充血性心力衰竭患儿的临床特点和护理要点。

2. 熟悉儿童常见先天性心脏病（室间隔缺损、房间隔缺损、动脉导管未闭、法洛四联症）、病毒性心肌炎、充血性心力衰竭患儿的健康教育要点。

3. 了解吸氧操作方法及操作中注意事项。

4. 观察并学习医护人员在工作中严肃、认真、沉着的态度及医护人员密切协作、争分夺秒、竭尽全力地抢救患儿生命的作风。对急症患儿及家长同情、关爱。

【实训学时】

1～2学时。

【实训地点】

医院儿科病房或模拟示教室。

【实训方法】

1. 学生每8～10人为一组，由医院带教老师选择典型病例进行护理评估的过程演示，边观察、边讲解，组织讨论，请同学们提出护理诊断、制订护理计划。

2. 如无条件到医院儿科病房见习，可在模拟示教室利用典型病例或观看录像，组织学生对儿童常见先天性心脏病（室间隔缺损、房间隔缺损、动脉导管未闭、法洛四联症）、病毒性心肌炎、充血性心力衰竭患儿典型案例进行讨论，提出护理诊断，制订护理计划，列出健康教育要点。

3. 老师小结。

【实训目标检测】

1. 根据儿童常见先天性心脏病（室间隔缺损、房间隔缺损、动脉导管未闭、法洛四联症）、病毒性心肌炎、充血性心力衰竭患儿护理有关问题进行提问，学生回答。

2. 课后完成实训报告（护理病历）。

实训十 泌尿系统疾病患儿的护理

【实训内容】

急性肾小球肾炎、肾病综合征、泌尿道感染患儿的护理。

【实训目的与要求】

1. 掌握急性肾小球肾炎、肾病综合征、泌尿道感染的临床表现、护理诊断和护理措施。

2. 熟悉急性肾小球肾炎、肾病综合征、泌尿道感染的病因、治疗要点及健康教育。

3. 完成急性肾小球肾炎、肾病综合征、泌尿道感染的护理病历书写。

4. 操作中态度认真，工作严谨，衣着整洁，同情和关爱患儿。

【实训学时】

1~2学时。

【实训地点】

医院儿科病房或模拟示教室。

【实训方法】

1. 学生每10~12人为一组，由带教老师选择典型病例进行护理评估的过程演示、观察与讲解，组织讨论，请同学们提出护理诊断、制订护理计划。

2. 如无条件到医院儿科病房见习，可在模拟示教室利用典型病案或观看录像，组织学生对急性肾小球肾炎、肾病综合征、泌尿道感染典型案例进行讨论，提出护理诊断，制订护理计划，列出健康教育要点。

3. 老师小结。

【实训目标检测】

1. 老师根据急性肾小球肾炎、肾病综合征、泌尿道感染护理有关问题进行提问，学生回答。

2. 课后完成实训报告（护理病历）。

实训十一　神经系统疾病患儿的护理

【实训内容】

化脓性脑膜炎、病毒性脑炎、惊厥患儿的护理。

【实训目的与要求】

1. 掌握化脓性脑膜炎、病毒性脑炎、惊厥的临床表现和护理措施。

2. 熟悉化脓性脑膜炎、病毒性脑炎、惊厥的治疗要点及健康教育。

3. 了解化脓性脑膜炎、病毒性脑炎、惊厥的病因。

4. 能熟练地对儿童进行护理体检，并对化脓性脑膜炎、病毒性脑炎、惊厥患儿进行护理评估，提出护理诊断，制订护理计划，列出健康教育。

5. 操作中态度认真，工作严谨，衣着整齐，同情和关爱患儿。

【实训学时】

1~2学时。

【实训地点】

医院儿科病房或模拟示教室。

【实训方法】

1. 学生每10~12人为一组，由带教老师选择典型病例进行护理评估的过程演示、观察与讲解，组织讨论，请同学们提出护理诊断、制订护理计划。

2. 如无条件到医院儿科病房见习，可在模拟示教室利用典型病例或观看录像，组织学生对化脓性脑膜炎、病毒性脑炎、惊厥典型病例进行讨论，提出护理诊断，制订护理计划，列出健康教育要点。

3. 老师小结。

【实训目标检测】

1. 老师根据化脓性脑膜炎、病毒性脑炎、惊厥患儿护理的相关问题进行提问，学生回答。

2. 课后完成实训报告（护理病历）。

附　录

附录一　正常儿童临床检验参考值

（一）儿童血液细胞成分正常值

见附表1。

附表1　儿童血液细胞成分正常值

项目	新参考值	旧参考值
红细胞计数	男：$(4 \sim 5) \times 10^{12}/L$	$(4 \sim 5) \times 10^{6}/mm^3$
	女：$(3.5 \sim 4.5) \times 10^{12}/L$	$(3.5 \sim 4.5) \times 10^{6}/mm^3$
血红蛋白	男：$120 \sim 150g/L$	$12 \sim 15g/dl$
	女：$105 \sim 135g/L$	$10.5 \sim 13.5g/dl$
白细胞计数	$(4 \sim 10) \times 10^{9}/L$	$(4 \sim 10) \times 10^{3}/mm^3$
中性粒细胞	$0.5 \sim 0.7$	$50\% \sim 70\%$
嗜酸性粒细胞	$0.005 \sim 0.05$	$0.5\% \sim 5\%$
嗜碱性粒细胞	$0 \sim 0.007\ 5$	$0 \sim 0.75\%$
淋巴细胞	$0.20 \sim 0.40$	$20\% \sim 40\%$
单核细胞	$0.01 \sim 0.08$	$1\% \sim 8\%$
嗜酸性粒细胞计数	$(50 \sim 300) \times 10^{6}/L$	$50 \sim 500/mm^3$
网织红细胞计数	$0.005 \sim 0.015$	$0.5\% \sim 1.5\%$
血小板计数	$(100 \sim 300) \times 10^{9}/L$	$(100 \sim 300) \times 10^{3}/mm^3$

（二）儿童血液化验正常值

见附表2。

附表2　儿童血液化验正常值

项目	新参考值	旧参考值
钠	$135 \sim 143mmol/L$	$135 \sim 143mEq/L$
钾	$3.5 \sim 5.1mmol/L$	$3.5 \sim 5.1mEq/L$
钙	$2.2 \sim 2.7mmol/L$	$9 \sim 11mg/dl$
无机磷	$1.3 \sim 1.9mmol/L$	$4 \sim 6mg/dl$

续表

项目	新参考值	旧参考值
铁	9～32μmol/L	50～180μg/dl
铁结合力	45～72μmol/L	250～400μg/dl
铜	14～19.5μmol/L	90～124μg/dl
镁	0.74～0.99mmol/L	1.8～2.4mg/dl
锌	10.7～22.9μmol/L	70～150μg/dl
铅	<1.45μmol/L	<30μg/dl
氯	96～106mmol/L	96～106mEq/L
葡萄糖	4.4～6.7mmol/L	80～120mg/dl
尿素	3.2～7.0mmol/L	19～42mg/dl
尿素氮	2.5～5.4mmol/L	7～15mg/dl
非蛋白氮	17.8～28.5mmol/L	25～40mg/dl
尿酸	120～357μmol/L	2～6mg/dl
肌酐	44～133μmol/L	0.5～1.5mg/dl
肌酸	230～534μmol/L	3～7mg/dl
丙酮酸	80～135μmol/L	0.7～1.2mg/dl
氨	29～59μmol/L	50～100μg/dl
总胆红素	3.4～13.7μmol/L	0.2～0.8mg/dl
1分钟胆红素	0.5～3.4μmol/L	0.03～0.2mg/dl
胆固醇	3.4～5.7mmol/L	130～220mg/dl
	婴儿2.1～3.2mmol/L	80～125mg/dl
磷脂	1.7～3.2mmol/L	130～250mg/dl
甘油三酯	0.23～1.24mmol/L	20～110mg/dl
总蛋白	60～80g/L	6～8g/dl
白蛋白	34～54g/L	3.4～5.4g/dl
球蛋白	20～30g/L	2～3g/dl
纤维蛋白	2～4g/L	0.2～0.4g/dl
免疫球蛋白		
G	6～16g/L	600～1600mg/dl
A	0.2～5.0g/L	20～500mg/dl
M	0.6～2.0mg/L	60～200mg/dl
D	1～4mg/L	0.1～0.4mg/dl
F	0.1～0.9mg/L	0.01～0.09mg/dl
甲胎蛋白	0～30μg/L	0～30μg/ml
碱性磷酸酶	5～15布氏单位	12～20金氏单位
	新生儿68～580U/L	
铜氧化酶	>0.15～0.6光密度	
淀粉酶	<32U（温氏单位）	
	新生儿160～450U/L	

续表

项目	新参考值	旧参考值
乳酸脱氢酶	婴儿 100～250U/L	
	儿童 60～170U/L	
二氧化碳结合力	18～27mmol/L	40～60vol%
淋巴细胞转化	60%～80%	
T 花环	65%±5%	
B 花环	40%	
补体 3（C3）	0.9～1.3g/L	
血清黏蛋白	13～53mg/L	1.3～5.3mg/dl
抗链球菌溶血素 O	≤500U	
C 反应蛋白	阴性	
冷凝集试验	1:32 以下	
嗜异体凝集试验	1:28 以下	
类风湿因子	阴性	
抗核抗体	阴性	
抗心肌抗体	阴性	
血清铁蛋白	3～31μg/L	
铜蓝蛋白	160～330mg/L	16～33mg/dl
蛋白结合碘	0.32～0.63μmol/L	4～8μg/dl
谷氨酸氨基转移酶（ALT）	<40U	
天冬氨酸氨基转移酶（AST）	<40U	
脑磷脂胆固醇絮状试验（CCFT）	阴性→+	
出血时间	1～3 分钟	
凝血时间	3～8 分钟	
血块收缩时间	30～60 分钟开始收缩，	
	18～24 小时完全收缩	
凝血酶原时间	（12±1）秒	
凝血酶时间	16～18 秒,新生儿 19～44 秒	
红细胞沉降率	男：0～15mm/h，女：0～20mm/h	

（三）儿童尿液检查正常值

见附表 3。

附表 3　儿童尿液检查正常值

项目	新参考值	旧参考值
尿常规	色淡黄，pH 4.8～7.8，比重 1.010～1.080	
	红细胞 0～3 个 /HP，白细胞 0～3 个 /HP	
	管型无或偶见,蛋白质阴性,尿糖阴性	
尿蛋白定量	<40mg/24h	
尿糖	定性: 阴性,定量: ≤0.3g/24h	

续表

项目	新参考值	旧参考值
尿醋酮	阴性	
尿胆红素	阴性	
尿胆原	1:20 阴性	
尿胆素	阴性	
尿爱迪氏计数	红细胞 $<10\times10^5/12h$	
	红细胞 $0\sim5\times10^5/12h$	
	管型 $0\sim5\,000/12h$	
尿酸	$1.18\sim11.8mmol/24h$	$200\sim2\,000mg/24h$
尿肌酐	$6.16\sim13.2mmol/24h$	$0.7\sim1.5g/24h$
尿肌酸	$0\sim1\,520\mu mol/24h$	$0\sim0.2g/24h$
醛固酮	$1\sim5\mu g/24h$	
儿茶酚胺	$<180\mu g/24h$	
VMA 定量	$1\,000\sim3\,500\mu g/24h$	
尿淀粉酶	<64U（温氏单位）	$2\sim6mg/24h$

附录二　儿童针灸常用穴位表

见附表4。

附表4　儿童针灸常用穴位表

穴名	位置	针法	主治
百会	头顶正中线与两耳尖连线交叉处	向前、后、左、右横刺 0.5～1 寸	头痛、晕眩、癫痫、脱肛
印堂	两眉毛内侧连线的中点	向下斜刺 0.5～1 寸	头痛、惊风、鼻渊
人中	人中沟上 1/3 与下 2/3 交界处	向上斜刺 0.2～0.5 寸	惊风、昏迷、牙关紧闭、癫痫、头痛、眩晕
颊车	下颌角前上方一横指	直刺或向地仓横刺 0.3～0.5 寸	齿痛、口眼歪斜、牙关紧闭、急惊风或慢惊风
中脘	剑突与肚脐的中点，脐上 4 寸	直刺 0.5～1 寸	胃痛、呕吐、腹胀、肠鸣、食欲缺乏
神阙	脐孔中	禁针，只用灸法	泄泻、脱肛、腹痛、肠鸣、水肿
天枢	脐旁 2 寸	直刺 1～1.5 寸	腹痛、腹胀、痢疾、泄泻、便秘
气海	脐下 1.5 寸，腹正中线上	直刺 0.5～0.8 寸，或向下斜刺 1～1.5 寸	小腹痛、遗尿、泄泻、痢疾、脱肛
关元	脐下 3 寸，腹正中线上	直刺 0.3～0.8 寸，或向下斜刺 1～1.5 寸	遗尿、尿频、小腹痛、痢疾
大椎	第 7 颈椎棘突下	直刺 0.5～1 寸	热病、感冒、痢疾、骨蒸盗汗
肺俞	第 3、4 胸椎棘突间旁开 1.5 寸	向内斜刺 0.5～1 寸	咳嗽、气喘、咳血、盗汗
心俞	第 5、6 胸椎棘突间旁开 1.5 寸	向内斜刺 0.5～0.8 寸	心痛、心烦、健忘、心悸、盗汗、不寐、癫痫

穴名	位置	针法	主治
肝俞	第9、10胸椎棘突间旁开1.5寸	向内斜刺0.5~0.8寸	黄疸、目赤、目眩、雀目、胸胁痛
胆俞	第10、11胸椎棘突间旁开1.5寸	向内斜刺0.5~0.8寸	黄疸、口苦、胸胁痛、肺痨潮热
脾俞	第11、12胸椎棘突间旁开1.5寸	向内斜刺0.5~0.8寸	腹胀、泄泻、痢疾、脾胃虚弱
胃俞	第12胸椎与第1腰椎棘突间旁开1.5寸	向内斜刺0.5~0.8寸	胃脘痛、胸胁痛、呕吐
肾俞	第2、3腰椎棘突间旁开1.5寸	直刺0.5~1寸	耳聋、耳鸣、目昏、遗尿
大肠俞	第4、5腰椎棘突间旁开1.5寸	直刺0.5~1寸	腰痛、肠鸣、腹胀、腹泻、便秘
曲池	半屈肘,肘横纹桡侧端凹陷处	直刺0.8~1.2寸	热病、瘾疹、腹痛、吐泻、癫痫、上肢麻痛
外关	腕背横纹上2寸,桡骨与尺骨之间	直刺0.5~1寸	热病、头痛、目赤、肿痛、耳聋、手臂痛
尺泽	微屈肘时,在肘横纹上,肱二头肌腱桡侧缘凹陷处	直刺0.5~1寸	咳嗽、咳血、咽喉肿痛、小儿惊风、潮热
合谷	第1、2掌骨间,近第2掌骨中点	直刺0.5~0.8寸	发热、头痛、目痛、齿痛、咽喉肿痛、牙关紧闭、鼻炎、腮腺炎
少商	拇指桡侧端,距指甲角旁1分	点刺出血	高热抽风、昏迷、癫狂
少泽	小指尺侧,指甲角旁1分	点刺出血	热病、惊厥、昏迷、咽喉肿痛、目翳
十宣	两手十指尖端,距爪甲1分	点刺出血	发热昏厥、惊风、咽喉肿痛
四缝	第2、3、4、5指中节横纹正中	三棱针点刺	疳积、百日咳
阳陵泉	小腿外侧,腓骨小头前下方凹陷处	直刺2寸	下肢痿痹、麻木、胆囊炎、胆道蛔虫、惊风
足三里	外膝眼下3寸,胫骨外侧一横指	直刺2寸	胃痛、呕吐、腹胀、呃逆、食欲缺乏、泄泻、水肿
阴陵泉	胫骨内侧缘凹陷中	直刺1.5~2寸	腹胀、水肿、黄疸、膝痛、小便不利
三阴交	内踝尖直上3寸,胫骨后缘	直刺0.5~1寸	肠鸣、泄泻、腹胀、腹痛、尿闭、遗尿
涌泉	足底前1/3,足趾趾屈呈凹陷处	直刺0.5~1寸	惊风、昏迷、头痛、目眩、癫狂

附录三　儿童推拿疗法

　　儿童推拿一般用于治疗5岁以下儿童的某些疾病。年龄越小,治疗效果越好。

　　儿童推拿手法应轻快柔和,有的手法虽与成人推拿相同,但手法动作及操作方法却不一样。治疗穴位有时与成人不同。

（一）常用手法

1. 推法　用拇指面(正、侧两面均可)或示、中指面,在选定的穴位上做直线推动,称直推法。用双手拇指面在同一穴位起,向两端分开推,称分推法。

2. 揉法　用指端(示、中、拇指均可)或掌根,在选定穴位上贴住皮肤,带动皮肉筋脉做旋转回环活动,称揉法。治疗部位小的用指端揉,大的用掌根揉。

3. 捏脊法　用双手的中指、环指和小指握成半拳状，示指半屈，拇指伸直对准示指前半段，然后顶住患儿皮肤，拇、示指前移，提拿皮肉。自尾椎两旁双手交替向前，推至大椎两旁，算作捏脊一遍（附图1）。此法多用于小儿疳积，故又称"捏积"。

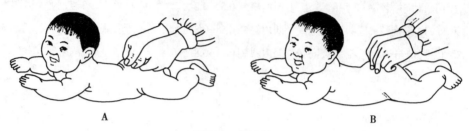

附图1　捏脊法

A. 拇指前位捏脊法；B. 拇指后位捏脊法。

4. 推脊法　用示、中指（并拢）面自病儿大椎起循脊柱向下直推至腰椎处，称推脊法。此法适用于高热。

（二）常用穴位

1. 儿童推拿的常用穴位图（附图2～附图4）

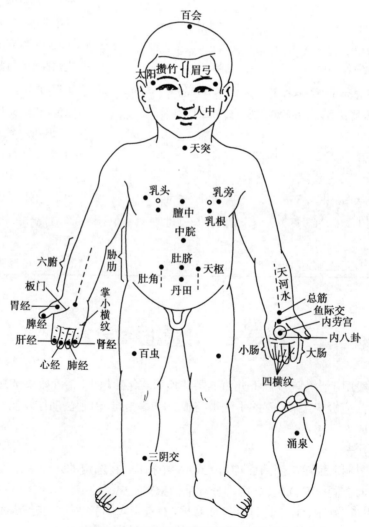

附图2　儿童推拿的常用穴位（正面穴位）

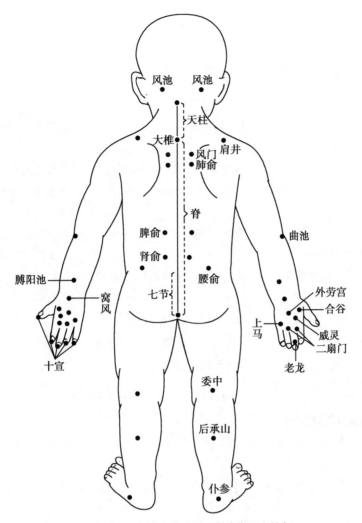

附图3　儿童推拿的常用穴位（背面穴位）

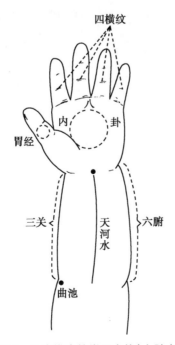

附图4　儿童推拿的常用穴位（上肢穴位）

2. 儿童推拿常用穴位(附表5)

附表5　儿童推拿常用穴位

穴位	位置	主治	操作
脾土穴	拇指罗纹面	腹泻、呕吐	用推法,推200~500次
大肠穴	自示指端桡侧边缘至虎口,成一直线	食积、腹泻	用推法,推200~300次
板门穴	大鱼际隆起处	胸闷、呕吐、食积腹满、食欲缺乏	用推法或揉法,操作50~200次
三关穴	前臂桡侧边缘,自腕横纹直上至肘横纹成一直线	外感、怕冷、无汗、营养不良	用推法,自腕部向上推至肘部,推200~500次
六腑穴	前臂尺侧边缘,自腕横纹直上至肘横纹成一直线	发热、多汗。虚证忌用	用推法,自肘部向下推至腕部,推100~500次
七节穴	第4腰椎至尾骶骨成一直线	腹泻、痢疾、食积腹胀、肠热便秘	用推法,自上而下或自下而上均可,推200~500次
龟尾穴	尾椎骨处	腹泻、脱肛、便秘	用揉法,揉300~600次
丹田穴	脐下2寸	少腹痛、遗尿、脱肛、小便赤涩	用摩法或揉法,操作3~5分钟
天河水穴	前臂掌侧正中,自腕横纹中点至肘横纹中点成一直线	身热烦躁,外感发热	用推法,自腕部向上推自肘弯处,推100~500次

(三)几种常见病症的治疗

1. 腹泻　推脾土500次,推大肠200次,摩腹5分钟,揉脐3分钟,推七节300次,揉龟尾500次,吐乳小儿加揉板门50次。

2. 疳积　又称小儿营养不良。推脾土500次,推大肠200次,推三关400次,摩腹5分钟,捏脊5遍。

3. 外感发热　推天河水300次,推六腑300次,推脊椎500次,拿风池、肩井各数次,发热无汗加推三关400次。

4. 脱肛　揉丹田5分钟,摩腹3分钟,揉龟尾500次,推七节300次。

主要参考书目

[1] 崔焱, 张玉侠. 儿科护理学 [M]. 7版. 北京: 人民卫生出版社, 2021.

[2] 周乐山, 崔文香. 儿科护理学 [M]. 3版. 北京: 人民卫生出版社, 2020.

[3] 胡亚美, 江载芳. 诸福棠实用儿科学 [M]. 8版. 北京: 人民卫生出版社, 2015.

[4] 张琳琪, 王天有. 实用儿科护理学 [M]. 北京: 人民卫生出版社, 2018.

[5] 石小毛. 儿科护理手册 [M]. 北京: 人民卫生出版社, 2016.

[6] 马宁生, 周良燕. 儿科护理学 [M]. 北京: 中国医药科技出版社, 2018.

[7] 王卫平, 孙锟, 常立文. 儿科学 [M]. 9版. 北京: 人民卫生出版社, 2018.

[8] 崔焱, 仰曙芬. 儿科护理学 [M]. 6版. 北京: 人民卫生出版社, 2017.

[9] 张玉兰, 王玉香. 儿科护理学 [M]. 4版. 北京: 人民卫生出版社, 2018.

[10] 范玲. 新生儿护理规范 [M]. 北京: 人民卫生出版社, 2019.

[11] 范玲, 张大华. 新生儿专科护理 [M]. 北京: 人民卫生出版社, 2020.

[12] 艾学云. 儿科护理 [M]. 3版. 北京: 人民卫生出版社, 2018.

[13] 张玉侠. 实用新生儿护理学 [M]. 北京: 人民卫生出版社, 2015.

[14] 张玉兰, 王玉香. 儿科护理学 [M]. 4版. 北京: 人民卫生出版社, 2018.

[15] 熊磊, 肖臻. 中医儿科学 [M]. 4版. 北京: 人民卫生出版社, 2022.

复习思考题答案要点

模拟试卷

《儿科护理》教学大纲